名贵道地中药材研究与应用系列丛书

鲜龙葵果的
研究与应用

梅全喜　张锦超◎主编

中国中医药出版社
·北　京·

图书在版编目（CIP）数据

鲜龙葵果的研究与应用 / 梅全喜，张锦超主编 . —北京：
中国中医药出版社，2020.7
（名贵道地中药材研究与应用系列丛书）
ISBN 978 – 7 – 5132 – 6093 – 0

Ⅰ.①鲜…　Ⅱ.①梅…②张…　Ⅲ.①龙葵—研究
Ⅳ.① R282.71

中国版本图书馆 CIP 数据核字（2020）第 011472 号

中国中医药出版社出版

北京经济技术开发区科创十三街 31 号院二区 8 号楼
邮政编码　100176
传真　010-64405750
保定市西城胶印有限公司印刷
各地新华书店经销

开本 710×1000　1/16　印张 15　字数 259 千字
2020 年 7 月第 1 版　2020 年 7 月第 1 次印刷
书号　ISBN 978 – 7 – 5132 – 6093 – 0

定价　59.00 元
网址　www.cptcm.com

社 长 热 线　010-64405720
购 书 热 线　010-89535836
维 权 打 假　010-64405753

微信服务号　zgzyycbs
微商城网址　https://kdt.im/LIdUGr
官 方 微 博　http://e.weibo.com/cptcm
天猫旗舰店网址　https://zgzyycbs.tmall.com

如有印装质量问题请与本社出版部联系（010-64405510）

为"名贵道地中药材研究与应用系列丛书"而题

名贵道地中药材是我国中医药的宝贵资源，应当认真开展研究，积极推广应用！

己亥年秋月

金世元

鲜药应用
大有可为

丙申年
冬月　金世元

国医大师、北京中医药大学客座教授、全国
著名中药专家金世元教授题词

鲜药应用是中医药传统
用药经验的精华之一，
应当继承、发扬，加以
提高！

周岱翰

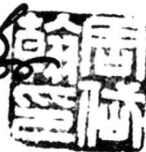

二〇一七年元旦于广州

中华中医药学会肿瘤分会名誉主任委员、广州中医药大
学首席教授、全国著名中医肿瘤专家周岱翰教授题词

前　言

　　中医药学是我国劳动人民几千年来同疾病做斗争的经验总结，是中华文明的瑰宝，也是打开中华文明宝库的钥匙。中药是中医药学的重要组成部分，是我国历代人民在漫长的岁月里与疾病做斗争的重要武器。我国地域辽阔，拥有丰富的中药资源，据全国第四次中药资源普查结果表明，我国现有中药资源品种达到13000多种，其中在中医临床上常用的有600多种，而能称之为名贵道地中药的有200种左右。

　　一般常见常用的中药价格都不是很贵，但也有些非常珍贵的中药材品种，这些药材疗效显著，但资源极少，难以种植（养殖），物以稀为贵，因此它们的价格是十分昂贵的，有些珍品的价格甚至超过黄金的价格，这一类药材称为名贵中药。1990年上海中医药大学出版社（现上海浦江教育出版社）出版的《中国名贵药材》收载常用名贵中药材50种。我国目前常用的名贵中药材有人参、西洋参、冬虫夏草、灵芝、雪莲、三七、番红花、沉香、石斛、天麻、重楼、蛤蚧、鹿茸、阿胶、海马、燕窝、哈士蟆、血竭、麝香、羚羊角、牛黄、珍珠等，其中许多的名贵药材都是道地药材。道地药材，又称地道药材，是一个约定俗成的中药标准化的概念，是指一定的中药品种在特定生态条件（如环境、气候）、独特的栽培和炮制技术等因素的综合作用下，所形成的产地适宜、品种优良、产量较高、炮制考究、疗效突出、带有地域性特点的药材。1989年黑龙江科技出版社出版的由胡世林教授主编的《中国道地药材》一书收载常用道地药材159种。我国常见常用的道地药材有"四大怀药"（怀地黄、怀菊花、怀牛膝、怀山药）、"浙八味"（杭麦冬、杭菊花、浙玄参、延胡索、白术、温郁金、杭白芍、浙贝母）、"粤八味"（化橘红、广陈皮、阳春砂、广藿香、巴戟天、沉香、广佛手、何首乌）及甘肃岷县的岷当归、山西长治的潞党参、江西清江的江枳壳、宁夏中宁的枸杞、山东东阿的阿胶、湖北蕲春的蕲艾等，这些都是闻名遐迩的道地药材。这些名贵道地中药一直是中医药防病治病的中坚力量，它们在治疗某些疑难杂症及危急重症方面疗效显著，深受古今医家、患者的欢迎，在中医临床上享有较高声誉。

　　为积极推动这些名贵道地药材的研究、应用与产业发展，进一步挖掘整理其古今研究与应用的历史与经验，继承、发扬和推动名贵道地药材在防治疾病、养生保健等方面的应用，笔者团队与相关单位及团队合作，决定在自己研究成果的基础上全面收集名贵道地中药材古今应用及现代研究资料，编写这套反映其本草记载、研究与应用历史及现代研究与应用情况的学术丛书《名贵道地中药材研究与应用系列丛书》。本套丛书初定 50 种，选择的都是国内外著名的名贵道地药材品种，每种药材独立成书，全面系统地介绍该名贵道地药材的相关研究与应用成果，包括它们的药用历史、本草学概述、生药学研究、化学成分、药理作用、炮制与制剂、临床应用及产业发展现状等内容，其中不少内容是笔者团队的研究成果。这是国内第一套专门介绍全国名贵道地药材的丛书，相信本套丛书的出版对于指导医药人员和普通老百姓深入研究及合理应用名贵道地药材，推动中医药在全民健康事业上发挥重要作用，以及推动相关产业发展都具有重要的意义。同时也期待全国各地有更多的单位、团队与笔者合作开展当地名贵道地药材的研究与资料整理工作，将其纳入这套丛书中出版，为推动各地名贵道地中药的研究与应用、推动中药产业的发展做出积极贡献。

本套丛书在编写出版过程中得到了诸多单位和个人的帮助和支持，深圳市宝安纯中医治疗医院独家支持本套丛书的出版，国医大师金世元教授应邀担任本套丛书的编委会名誉主任委员，并为丛书出版题词。在此一并致谢！

本套丛书出版工作量大、出版周期较长，书中若有考虑不周及遗漏之处，敬请广大读者批评指正，以便再版时修订提高。

梅全喜
2020 年元旦

编写说明

　　鲜药治病是中医学的特色之一，也是中医药传统用药经验的精华。中医临床应用鲜药治病具有悠久的历史，几千年来，鲜药作为中医药防病治病的重要手段，为中华民族的生存繁衍发挥了重要的作用。一种药物，不论是西药还是中药，其对人体的药效作用首先与其所含的物质基础，即活性成分直接相关。而鲜药的活性成分含量高，药理作用比相应的干品好，且多数鲜药含有丰富的抗氧化物质，能提高人体免疫功能，抑制细胞癌变和癌细胞转移等，应用于多种常见疾病、疑难杂症等均有较好的效果，这是人们选用鲜药的重要依据。近年来，鲜龙葵果在多种肿瘤疾病治疗上取得显著疗效是鲜药应用的一个典型范例。

　　龙葵为茄科植物龙葵、少花龙葵等带果实的全草，广泛分布于我国南北各省区，鲜龙葵果则是其未成熟的新鲜果实。其味苦、酸、微甘，性寒，有小毒，具有清热解毒、消肿散结、消炎利尿、生津止渴之功效。龙葵及龙葵果的药用历史悠久，最早记载见于唐代的《药性论》，其后《新修本草》、《本草图经》、《证类本草》及《本草纲目》等古代本草医籍均有记载，现代中药专著如《中药大辞典》、《中华本草》、《中华人民共和国药典》（1977年版）、《广东地产药材研究》等也都有记载及论述。龙葵及龙葵果无论是在古今医药专著还是在民间都有治疗多种肿瘤的记载。现代国内外药理研究也表明，龙葵、龙葵果及其所含的龙葵碱有显著的抗肿瘤作用，对多种实体肿瘤及白血病等具有较好的防治作用。其作用机制主要是通过抑制肿瘤细胞增殖、诱导肿瘤细胞凋亡、对细胞膜的影响、抑制基质金属蛋白酶（MMP-9）基因mRNA的表达作用、抗肿瘤转移作用、细胞毒作用及增强免疫功能而发挥抗肿瘤作用的。澳大利亚Solbec公司已研制开发出Coramsine（即龙葵总碱）抗肿瘤产品，I期临床试验已经在澳大利亚查尔斯盖尔德纳医院完成，II期临床试验也相继在欧美多个研究中心进行。美国FDA（食品药品管理局）也批准龙葵总碱（澳洲茄碱和澳洲茄边碱）用于间皮瘤、黑色素瘤及转移性肾癌的治疗。目前正在进行龙葵总碱肺癌治疗（非小细胞肺癌）的II期临床研究。

　　据《中药大辞典》记载，龙葵全草含有多种生物碱（龙葵总碱），其中澳洲茄边碱、澳洲茄碱在全草中含量分别为 0.20% 和 0.25%，而其在果实中含量可达 4.2%，且新鲜果实的含量比干果要高，未成熟果实的含量比成熟的果实要高。因此，近年来国内有很多医疗单位应用鲜龙葵果治疗多种肿瘤，包括肝癌、肺癌、胃癌、大肠癌、乳腺癌、鼻咽癌、宫颈癌、食道癌等多种恶性肿瘤，均取得了较好疗效，引起了国内外学者的广泛关注。

21 世纪初，笔者在开展广东地产药材研究时，从一则治疗鼻咽癌的民间验方中发现其以龙葵为主药，从此便开始关注这个药物。《广东地产药材研究》和《广东地产清热解毒药物大全》两本专著中均详细收载了龙葵，其中笔者主编的《广东地产药材研究》中收载的龙葵应用附方中有超过 70% 的方剂是应用鲜的龙葵全草或龙葵果实。2010 年经人介绍，笔者认识了正在开展鲜龙葵果种植、生产与推广应用的吉林创岐生态农业技术开发有限公司张锦超总经理，确定了合作开展鲜龙葵果基础研究的发展方向与分工。在这个鲜龙葵果的科研协作大团队里，笔者的团队负责研究质量标准、药化与药理及产品研发，管静教授的团队负责临床疗效观察研究，李明慧博士的团队负责产品工艺与研发，张锦超总经理负责选种、种植、加工研究。近八年来，我们在鲜龙葵果的种植、加工、产品质量、质量标准及控制、药理药化及临床观察研究等方面做了大量工作，取得显著成绩，先后在国内外医药杂志上公开发表学术论文 20 多篇，在各级学术会议、培训班上做过 10 多次鲜龙葵果研究与应用的学术讲座，起草制订了鲜龙葵果的药材质量标准，为推动鲜龙葵果的应用发挥了积极作用。

为了挖掘和整理古代医药学家和本草医籍在鲜龙葵果研究和应用上所取得的宝贵经验，回顾和总结现代医药工作者对鲜龙葵果研究和应用所取得的成果，我们在总结自己团队研究成果的基础上，汇集古今中外的研究成果，整理编写了本书。全书共分 4 章，即鲜龙葵果的药用历史与生药学研究、鲜龙葵果的化学成分、鲜龙葵果的药理作用和鲜龙葵果的临床应用。本书是国内外第一本全面、系统总结和论述鲜龙葵果的研究应用最新成果的专著，相信它的出版对于推广鲜龙葵果研究、应用和开发，以及推动鲜药的应用将会起到积极而重要的作用。

本书在编写过程中参考应用了许多同道的研究资料（参考文献附后），国医大师、北京中医药大学客座教授、全国著名中药专家金世元教授，全国著名中医肿瘤专家、广州中医药大学首席教授、中华中医药学会肿瘤分会名誉主任委员周岱翰教授为本书题词，在此一并致谢！

由于时间仓促，加之笔者水平有限，书中若出现遗漏和差错，敬请广大读者提出宝贵意见，以便今后修订完善。

编者

2020 年 4 月

目　录

第一章　鲜龙葵果的药用历史与生药学研究

鲜龙葵果是指来源于茄科茄属植物龙葵 *Solanum nigrum* L. 或少花龙葵 *Solanum americanum* Mill. 的新鲜未成熟的果实。见图 1–1。

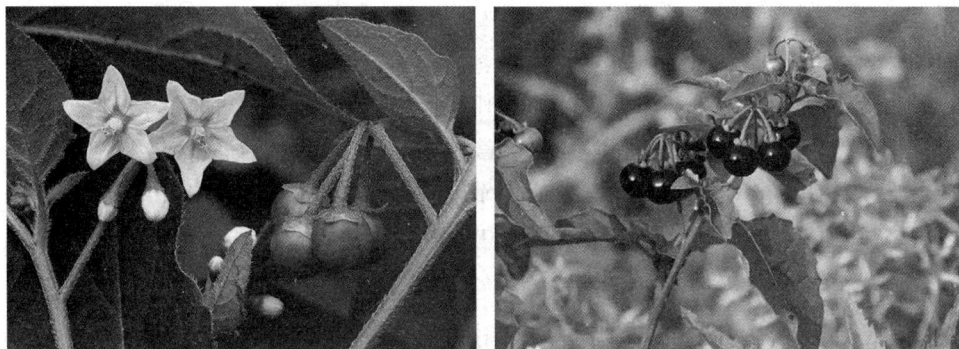

图 1-1　龙葵及龙葵鲜果

龙葵最早的应用部位是包含果实在内的全草，始载于唐代甄权所著的《药性论》，称为"龙葵"，亦称苦菜（《新修本草》），苦葵、天茄子（《本草图经》），天茄苗儿（《救荒本草》），天天茄、裘儿草、后红子（《滇南本草》），水茄、天泡草（《本草纲目》），天泡果（《植物名实图考》）等。《药性论》所载的"龙葵子"实际上就是现在广泛应用的龙葵果实，古代用药很多时候都是鲜用，故鲜龙葵果的应用历史亦可追溯至唐代，甚至更早的时间。龙葵广泛分布于亚洲，如印度、日本及东南亚各国，我国南北各地均有分布，欧洲也有分布。龙葵及龙葵果在古今中医药典籍中均有应用记载，是传统的民间广泛应用的中草药，以全草、地上部分、果实作药用，或当作蔬菜、水果食用，其味苦、微甘，性寒，有小毒，具有清热解毒、活血、利水消肿之功。龙葵在肿瘤应用上的显著疗效得到了国内外学者的广泛关注和研究。龙葵较早应用于现代临床，1954 年已开始应用于耳鼻喉科。1961 年 Larsen 率先开展了龙葵药理毒理学的研究，1966 年开始了龙葵黄素激酶的研究。2003 年 12 月，龙葵的化学提取物龙葵碱（Solbec）抗肿瘤的 I 期临床试验在澳大利亚查尔斯盖尔德纳医院开始并于 2005 年结束；II 期临床试验也相继在欧美多个研究中心进行。2006 年美国 FDA 批准龙葵总碱（澳洲茄碱和澳洲茄边碱）用于间皮瘤、黑色素瘤及转移性肾癌的治疗，目前正在进行龙葵总碱肺癌治疗（非小细胞肺癌）的 II 期临床研究。

国内学者在中医药理论的基础上对其化学成分、药理作用等方面进行了深入的研究，部分已达到分子水平，获得了较为客观的信息，尤其是在抗肿瘤方面的研究，验证了其抗肿瘤作用的机理；同时研究结果均表明龙葵及鲜龙葵果抗肿瘤的主要成分是龙葵生物碱（包括澳洲茄碱、澳洲茄边碱等），其中龙葵碱含量依次为全草＜干果＜鲜果。故鲜龙葵果已被广泛应用于多种肿瘤的防治，包括肝癌、肺癌、胃癌、大肠癌、乳腺癌、鼻咽癌、宫颈癌、食道癌等多种恶性肿瘤，且疗效显著。以鲜龙葵果为主药，根据不同肿瘤的病因病机，与其他中药组成龙葵合剂、精制龙葵汤、龙葵承气汤等，联合常规化疗，可起到很好的抗肿瘤作用，以及增强化疗药物的疗效、减轻化疗的副作用、改善患者的生活质量等作用。目前鲜龙葵果全国各地均产，其中以东北、华北地区产量较大、质量较好，尤以吉林四平所产的鲜龙葵果产量最大、质量最好，所含的抗肿瘤作用有效成分龙葵生物碱的含量最高。为进一步开发和合理利用鲜龙葵果及龙葵，本章节对鲜龙葵果及龙葵的药用历史与生药学进行总结。

第一节　药用历史概况

龙葵和龙葵果的首次记载均出现在唐代甄权所著的《药性论》中，其后历代本草著作多有收载。《图经本草》称龙葵为"苦葵""天茄子"。《本草纲目》草部隰草类称龙葵为"水茄""天泡草"，李时珍谓："皆处处有之，四月生苗，嫩时可食，柔滑……结子正圆，大如五味子，上有小蒂，数颗同缀，其味酸……但生青熟黑者为龙葵。"对于龙葵及龙葵果的性味功能，《药性论》载："苦寒，无毒，可清热解毒，化痰止咳。主咽喉肿痛，疔疮，咳嗽痰喘。明目。"《本草图经》载其"味甘，性温，无毒"，可"治风，益男子元气，妇人败血"。《新修本草》认为"其子疗疗疮肿""食之解劳少睡，去虚热肿"。《食疗本草》载其"主丁肿，患火丹疮，和土杵，敷之"。《本草图经》载其"叶：入醋细研，治小儿火焰丹，消赤肿"等。《证类本草》在沿用《新修本草》观点的基础上，又认为："龙葵能明目，轻身。子甚良。其赤珠者名龙珠，服之变白令黑，耐老。若能生食得苦者，不食它菜，十日后即有灵异，不与葱、薤同啖去汁食之。"《本经逢原》曰："善能续筋，消疗肿。"可见，龙葵及龙葵果的应用历史还是很悠久的。

在古今本草著作中关于龙葵产地的记载略有差异。《新修本草》记载"龙葵，所在有之，即关、河间谓之苦菜者"，其中"关"是指今天的北京、甘肃、山西、河北等地，"河间"是指现在河北省的河间市。而宋代苏颂在《本草图经》中则记载"龙葵，旧云所在有之，今近处亦稀，惟北方有之，北人谓之苦葵"。由于地域的局限性，唐、宋时期则认为龙葵主产于黄河以北地区。到了明代，李时珍经过广泛的调查，在《本草纲目》中称"处处有之"。《中药大辞典》《中华本草》均记载"全国均有分布"，《广东地产药材研究》和《广东地产清热解毒药物大全》均称"分布于我国南北各省区"，且广东省各地均有出产。

不同本草著作中的名称分别突出了其植物特征：茎、叶苦，叶形似茄；果酸甜回味辛，形似小钮或星，色黑。如苦菜（《新修本草》），苦葵、老鸦眼睛草、天茄子（《本草图经》），天茄苗儿（《救荒本草》），水茄、天泡草、老鸦酸浆草（《本草纲目》），天泡果（《植物名实图考》），黑星星（《东北药植志》），黑姑娘、野葡萄、野茄子（《河北药材》），龙眼草（《辽宁经济植物志》），天天茄、裘儿草、后红子（《滇南本草》），山海椒、耳坠菜（《贵州草药》），野海椒（《四川中药志》），地泡子、地胡草、山辣椒（《湖南植物志》），野辣椒树（《江西民间草药》），黑茄（《杭州药植志》），黑天天、黑星星、野茄子（《江苏植药志》），七粒扣、乌疗草（《福建民间草药》），乌归菜（《闽南民间草药》），钮仔菜（《广东中药志》第二卷），山海椒、老鸦眼睛草（《岭南中草药撮要》），酸浆草（《中草药学》），惹子草、野辣子（《中国土农药志》）等。

本草中有关龙葵品种的记载：《新修本草》记载龙葵"谓之苦菜者，叶圆花白，子若牛李子，生青熟黑"，说明其大小、形状与"牛李子"类似。《本草图经》曰："龙葵，北人谓之苦葵。叶圆似排风而无毛，花白，实若牛李子，生青熟黑，亦似排风子。老鸦眼睛草生江、湖间，叶如茄子叶，故名天茄子。"这里龙葵与老鸦眼睛草视为两种不同物种（图1-2）。《证类本草》第三十卷中记载："老鸦眼睛草味甘，性温，无毒。治风，补益男子元气，妇人败血。"沿用了老鸦眼睛草与龙葵为两种不同物种的观点，且认为"老鸦眼睛草味甘，性温，无毒"，有补益之性。《救荒本草》曰："天茄儿苗生田野中，苗高二尺许，茎有线楞，叶似姑娘草叶而大，又似和尚菜叶却小。开五瓣小白花，结子似野葡萄大，紫黑

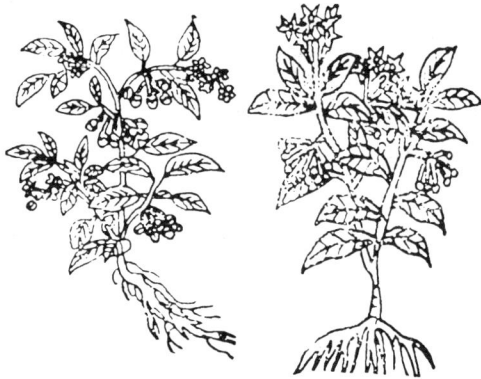

图 1-2 《本草图经》的龙葵（左）与老鸦眼睛草（右）

色，味甜。"此处天茄儿苗可以根据果实紫黑色，确定为茄科植物龙葵 *Solanum nigrum* L.。而在《本草纲目》中李时珍却认为"苏颂《本草图经》菜部既注龙葵，复于外类重出老鸦眼睛草，盖不知其即一物也"，并认为"《本草图经》中因其性滑如葵也，苦以菜味名，茄以叶形名；天泡、老鸦眼睛皆以子形命名"。后来人们均认可李时珍的老鸦眼睛草与龙葵同为一物的观点，如清代著名医家张璐在其《本草逢原》称龙葵为老鸦眼睛草，谓："龙葵性滑如葵，言苗叶也，消热散血。压丹石毒，去妇人败血。老鸦眼睛言其子也，善能续筋消疔肿，与苗叶不异。根利小便，与木通煎服效。"且李时珍还认为："龙葵、龙珠，一类二种也。四月生苗，嫩时可食，柔滑，渐高二三尺。茎大如箸，似灯笼草而无毛，叶似茄叶而小，五月以后开小白花，五出，黄蕊，结子正圆，大如五味子，上有小蒂，数颗同缀，其味酸，中有细子，亦如茄子之子。但生青熟黑者为龙葵，生青熟赤者为龙珠，功用亦相仿佛，不甚辽远。"此处龙葵即现在的品种茄科茄属植物龙葵 *Solanum nigrum* L.，而"龙珠"应另有一物。《证类本草》载："其赤珠者名龙珠。"《食疗本草》谓："主丁肿，患火丹疮。和土杵，敷之。其子疗甚妙。其赤珠者名龙珠，久服变发，长黑。令人不老。其味苦，皆去汁食之。"《植物名实图考》中记载："龙葵，唐本草始著录，李时珍以为图经老鸦眼睛草，俚医亦曰天泡果，其赤者为龙珠。"并载有植物图（图 1-3）。《李邕方》曰："主诸热毒石气发动，调中解烦。生道旁，子圆赤珠似龙葵，但子熟时赤耳。"《本草拾遗》曰："龙珠味苦，寒，无毒。子：主丁肿；叶：变白发，令人不睡。生道旁，子圆赤珠似龙葵，但子熟时赤耳。"此处说明其与龙葵并非同一物。并且在维药古代医典《注医典》记载："龙葵草高 1~2 尺，单叶，互生，卵形，大小不一，相差较大；花白色，果实球形，初期绿色变黑色，成熟后橙色。"《药物之园》记载：
"龙葵草高约2尺，叶比罗勒叶大、宽，色暗；果实颜色偏红淡黄，味甜，黏糊，
果实内有众多小种子。"应为红果龙葵。龙珠另有其种，为同科龙珠属植物龙
珠 *Tubocapsicum anomalum*（Franch. ex Sav.）Makino，看来李时珍谓"龙葵、龙
珠，一类二种也"，似无不妥。龙珠味苦，性寒，清热解毒、利小便，主治小便
淋痛、痢疾、疔疮，与龙葵的功能主治相近。与龙葵的主要区别是：龙珠为多年
生草本，花序腋生，花多有1~3朵，果熟时红色，而龙葵为一年生草本，花序
节外生，聚伞花序，花4~10朵，果熟时柴黑色。《浙江植物志》对龙珠、龙葵
进行了较清晰的对比（图1-4）。《全国中草药汇编》中另收载少花龙葵 *Solanum
americanum* Mill.，也作龙葵入药。《中华本草》与《中药大辞典》中的龙葵均为
龙葵 *Solanum nigrum* L.。故在使用龙葵时要注意区分，不可仅凭名称而定。

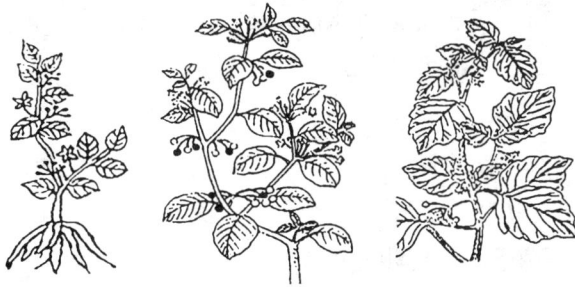

图1-3　不同本草中的龙葵（左一《本草纲目》，中一《救
荒本草》，右一《植物名实图考》）

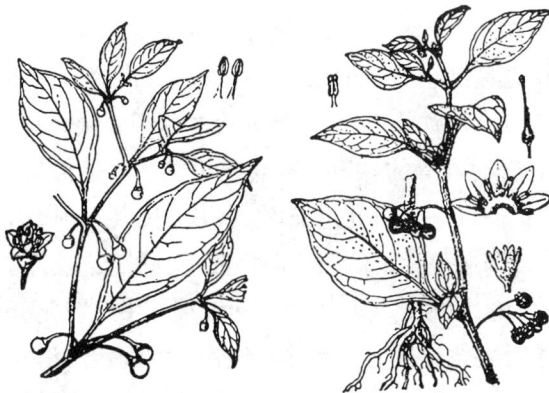

图1-4　龙珠（左）与龙葵（右）比较（《浙江植物志》）

在性味功效方面，《新修本草》中记载："龙葵，但堪煮食，不任生啖。味苦，寒，无毒。食之解劳少睡，去虚热肿。"因其性寒味苦，故不宜生食。《本草纲目》也认为苗、茎、叶、根："苦微甘，滑，寒，无毒。苗可消热散血。治天疱湿疮，龙葵苗叶捣敷之。"《滇南本草》记载："天天茄，味甘、苦，性大寒。治小儿风热，攻疮毒，洗疥癫痒痛，祛皮肤风热。天天茄，一名救儿草，一名后红子。今滇多有。主治小儿风邪，热症惊风，化痰解疾，亦治痘风疮，遍身风痒。疔，可攻能散。采叶洗疮，其效如神。"《食疗本草》谓："主丁肿，患火丹疮。和土杵，敷之。其子疗甚妙。其味苦，皆去汁食之。"《本草图经》中记载："龙葵入醋细研，治小儿火焰丹，消赤肿。补益男子元气，妇人败血，消热散结压丹石毒宜食之。"首次提出用醋炮制的概念，以减缓其苦寒之性，这与当今研究相符，龙葵中的生物碱是其有效成分，也是其毒性成分，醋制可中和其中的生物碱。宋代的《圣济总录》用天茄子苗半两，人参二钱半，为末。每服二钱，新汲水下治疗吐血不止，说明龙葵有止血作用。维药认为其二级干寒，味甜酸或微苦。《注医典》认为"一级寒、二级干"。《拜地依药书》记载"一级寒，有人认为二级，有人认为湿"。可见龙葵的苦寒之性得到了大多数的认可。而《贵州草药》则认为其："性平，味辛，苦。治瘰疬：山海椒、桃树皮各等份研末调麻油敷患处。"可能是其辛味缓解了其寒性，由其一些别名山海椒、山辣椒、野海椒、野辣椒树、野辣子等可猜测龙葵果应有辛味。《注医典》称："清热收敛。主治内外各种热性炎肿，舌炎，头痛，耳痛，腮腺炎，脑膜炎，眼部发炎，胃炎，肾炎等。"《拜地依药书》记载龙葵果可"清热止痒，消肿软坚，燥湿敛疮，防腐除脓，生寒固精"。由此可见多数医家充分肯定龙葵清热解毒的功效。清代张德裕在《本草正义》中称"龙葵，可服可敷，以清热通利为用，故并治跌仆血瘀，尤为外科退热消肿之良品也"。明代的李时珍、清代的张德裕除认为其可"消热"，还可"散血"以"治跌仆血瘀"。但宋代的苏颂则认为其还可"补益男子元气，妇人败血"，与李时珍等的"散血"观念相左，这是否与当归、三七的"活血、补血"相似，有待进一步研究论证。《中华人民共和国卫生部药品标准·维吾尔药分册》载其"调血解毒，清热止渴，收敛消肿"，融合了李时珍和苏颂的观点，以"调血"而论其功效。《全国中草药汇编》中记载龙葵全草"清热解毒，利水消肿"，用于感冒发烧、牙痛、慢性支气管炎、痢疾、泌尿系感染、乳腺炎、白带、癌症；外用治痈疖疔疮、天疱疮、蛇咬伤。《中药大辞典》《中华本草》中记载龙葵除有清热、解毒、消肿之功外，还可活血，用于治疗疮、痈肿、丹毒、跌打扭伤、慢性气管炎、急性肾炎、皮肤湿疹、小便不利、白带过多、前列腺炎、痢疾。《广东地产药材研究》采用了《全国中草药汇编》中"清热解毒，利水消肿"的功效，在临床应用上强调了其对风热感冒咳嗽、热性小便不利、乳痈、泌尿道感染及多种癌症的治疗。《安徽中草药》记载龙葵有"清热解毒祛瘀，散血消肿，抗癌"的功效。《浙江药用植物》记载龙葵："清热解毒，平喘，止痒。主治疗疮肿毒，皮肤瘙痒，急性盆腔炎，慢性气管炎。"《中药学》认为龙葵归肺和膀胱经，谓其有利尿作用。《现代实用中药》中称其可"利尿消炎"。

　　龙葵的不同部位其功效有所不同。据本草著作记载，临床多用全草或地上部分（含果实）。《新修本草》认为"全草食之解劳少睡，去虚热肿"。《本草纲目》记载："坠伤，用龙葵茎、叶捣汁服，以渣敷伤处。火焰丹毒，用龙葵叶加醋研为细末敷涂，能消红肿。背痈，用龙葵一两，研为末，加入麝香一分，研匀敷痈上。又方：用蟆一个，同龙葵茎、叶捣烂敷痈上。诸疮恶肿，用龙葵茎叶捣烂，酒送服；另以药渣敷患处。天泡湿疮，用龙葵苗叶捣敷。吐血不止，用龙葵苗叶半两、人参二钱半，共研为末，每服二钱，亲朋汲水送下。除蚤虱，用龙葵叶铺席下，次日脐虱尽死。"《救荒本草》中多外用，"敷贴肿毒、金疮，拔毒"。《普济方》中用老鸦眼睛草擂碎酒服治疗肿，且在《袖珍方》中记载："治一切发背痈疽恶疮：虾蟇（即虾蟆，为蛙科动物泽蛙的全体，可解毒、消肿、止痛）全个，同老鸦眼睛藤叶捣敷。"1977 年版《中国药典》（一部）中记载，龙葵地上部分有清热解毒、消肿散结、消炎利尿的作用，用于治疗疮疖肿痛，尿路感染，小便不利，肿瘤。《中国中医秘方大全》收载了白英清喉汤方：白英 30g，龙葵 30g，蛇莓 24g，半枝莲 24g，猕猴桃根 30g。水煎服，每日 1 剂，日服 2 次。清热解毒，主热毒壅盛。《验方选编》中的灵仙龙草汤：威灵仙 30g，龙葵 30g，夏枯草 30g，土茯苓 30g，瓜蒌 30g，黄药子 15g，山慈菇 15g，了哥王 12g，具有软坚散结之功。主无名肿毒，不痛不痒，痰核瘰疬，乳腺包块，喘咳痰鸣，呕吐痰涎，癥瘕积聚，坚硬难化，舌质晦暗，苔腻，脉滑。《赵炳南临床经验集》中的消痈汤：龙葵 3～5 钱，金银花 5 钱至 1 两，连翘 3～5 钱，蒲公英 5 钱至 1 两，赤芍 3～5 钱，花粉 3～5 钱，白芷 2～3 钱，川贝母 3～5 钱，陈皮 3～5 钱，蚤休 3～5 钱，鲜生地黄 5 钱至 1 两，具有功能清热解毒、散瘀消肿、活血止痛之功。主治蜂窝组织炎、痈证初起、深部脓肿等化脓感染。《全国中草药汇编》中治毒蛇咬伤，用龙葵、六月雪鲜叶各 30g，捣烂取汁内服，药渣外敷，连用 2 天；用鲜龙葵 500g（或干品 120g），水煎服，每日 1 剂治疗癌症胸腹水。《中药大辞典》中记载龙葵以全草入药，其中用干龙葵全草1两，桔梗3钱，甘草1钱，为1日量，10天为1个疗程，每疗程间隔5～7天，治疗慢性气管炎969例，总有效率为87.5%，显效率为56.14%。《河北中药手册》中治疗急性肾炎，浮肿，小便少时用鲜龙葵、鲜芫花各15g，木通6g，水煎服。《福建中医药》用新鲜龙葵1棵，犁头草3～5棵，捣烂分2次用，或每次用料一半捣烂后外敷，每日更换2次，疗程3～5天或至痊愈，共治疗甲沟炎患者30例，疗效显著。《江西民间草药》中治疗跌打扭筋肿痛，以鲜龙葵叶1把，连须葱白7个，切碎，加酒酿糟适量，同捣烂敷患处，每日换1～2次；以龙葵叶24～30g（鲜品加倍），白糖24g，煎服，治疗痢疾。《贵州草药》中用山海根30g，佛指甲15g，煎水服治疗崩漏不止。《安徽中草药》中记载以龙葵茎叶、女贞子叶各60g，煎服，治疗白细胞减少症。《浙江药用植物志》记载龙葵地上部分"清热解毒，平喘，止痒"，主治疔疮肿毒，皮疹瘙痒，急性盆腔炎，慢性气管炎。

在梅全喜主编的《广东地产药材研究》中记载龙葵以全草或果实入药，其中不少应用是选用鲜药，如治疗老年丹毒用龙葵鲜品100～150g（干品20～30g），将其洗净捣烂后外敷患处，每日2次，3～5天即愈；治疗慢性腹泻用鲜龙葵30～50g，热性腹泻加白糖，寒性腹泻加红糖，寒热并存者加红白糖，煎服，共治疗48例，除2例停止治疗外，其余全部治愈；治疗泌尿系统感染11例，用龙葵鲜品60g（干品30g），水煎服，每天1剂，结果治愈6例，有效4例。

龙葵果为龙葵的成熟或近熟果实。《中医大词典》曰：龙葵果甘温，无毒，可解毒，祛痰，煎水含漱用于治疗急性扁桃体炎；捣敷治疗疮。煎服治咳嗽痰喘。《中药制剂汇编》中天天果酒：天天果（龙葵果）156g，白酒500mL。将黑熟的天天果放入干净的器皿内；倒入白酒浸泡，密封；20～30天后开启，过滤装瓶备用。每次10mL，每日3次，具有清热解毒、活血消肿之功，主治慢性支气管炎。龙葵果50g，水煎分2次服，治疗风热咳嗽。《安徽中草药》中记载以龙葵果实煎水治咳嗽痰喘，以龙葵果实配伍鲜荔枝煎水治急性扁桃体炎。《浙江药用植物志》记载龙葵果实泡酒治慢性气管炎。亦有用其种子的记载，《河北中药手册》曰："治急性扁桃体炎：龙葵子三钱，煎汤含漱，吐出。"《中华本草》记载龙葵子："味苦性寒。清热解毒，化痰止咳。主治咽喉肿痛，疔疮，咳嗽痰喘。内服适量，6～9g。煎水含漱或捣敷。或浸酒。"

《广东地产药材研究》中记载龙葵以果实和新鲜果实入药治疗气管炎，用龙葵浓缩果汁配成的龙葵止咳冲剂口服，每日 3 次，每次 40mL，10 岁以下儿童减半，7 日为一疗程（治疗期间不用其他镇咳药），治疗急、慢性气管炎 105 例，治愈率 74.3%，有效率 95.2%。治疗复发性口疮用龙葵散（新鲜龙葵果实 50g，白矾 30g）外敷于溃疡处，每个溃疡面每次 0.1 ~ 1.0g（视溃疡面积大小而定），每日 3 ~ 5 次。对照组口服左旋咪唑 25 ~ 75mg，每日 3 次；维生素 C 0.2 ~ 0.3g，每日 3 次；复合维生素 B1 ~ 3 片，每日 3 次。结果治疗组 64 例，痊愈 48 例，显效 14 例，好转 1 例，无效 1 例；对照组 38 例，痊愈 12 例，显效 21 例，好转 2 例，无效 3 例。两组治疗效果有显著差异（$P<0.01$）。治疗过敏性紫癜用龙葵败毒汤（龙葵果 12g，路路通 10g，鱼腥草 15g，蒲公英 10g，漏芦根 10g，净甘松 10g，生甘草 6g）水煎服，每日 1 剂。共治疗 30 例，痊愈 14 例，显效 9 例，有效 5 例，无效 2 例。总有效 28 例，总有效率 93.3%。

《本草图经》首次记载了龙葵根："治发背痈疽成疮者：龙葵根一两，麝香一分（研）。先捣龙葵根，罗为末，入麝香，研令匀，涂于疮上。龙葵根与木通、胡荽煎汤服，通利小便。"《证类本草》记载："苦、微甘，寒；清热利湿，消肿散血，治痢疾，淋浊，白带。捣敷治痈疽肿毒，跌打，龙葵根一两，锉，麝香一分，研。先捣龙葵根，罗为末，入麝香，研令匀，涂于疮上，甚善。治痈无头，捣龙葵敷之。"《本草纲目》记载："苦、微甘，寒，无毒。疗痈疽肿毒，跌仆伤损，消肿散血。小便不通，用龙葵根与木通、胡荽煎汤服。"沿用了《本草图经》中记载的功效，三者均取其清热解毒、消肿散血的功效。在《太平圣惠方》中多处介绍龙葵根的应用，在卷六十一的柳木耳饼：柳木耳 30g，龙葵根 30g（锉），黄连 22g（去须），川芒硝 30g，麦饭石 22g（烧，醋淬三遍），雄雀粪 15g，乳香 30g，杏仁 30g（其疮有头作孔者，煨，去皮、尖；无孔者，和皮捣用之）。上药捣细罗为散，用浆水和，捏作饼子，可治痈疽疮肿，热燉疼痛贴疮头，以单帛抹之，每日换 2 次。卷六十二记载另一个柳木耳饼：老树柳木耳 1 两，黄连 1 两（去须），龙葵根 1 两，乳香 1 两，人粪半两，杏仁 1 两（汤浸，去皮尖）。治乳石气发背，疮赤黑色。上药相和，捣三五百杵，捏作饼子，厚 5 钱。依疮大小贴之，恐药不住，以单帛勒之，病者觉痒及冷应心，则不得以手搔之，如人行 30 里，1 换，须臾痒不可忍，四畔便皱，脓即已也，急去其药，以甘草温汤洗之，用膏药贴之，每日 1 换。皆须甘草汤洗之，以愈为度。卷六十八中记载龙葵膏以龙葵根半两，茛菪子半两，胡燕窠半两，独颗蒜半两，胡荽子半两，鼠粪半两，杏仁半两（汤浸，去皮尖双仁，麸炒微黄），豉半两。用酱饭相和烂捣。主治恶刺。醋调封之，每日 1 换。经 5 次愈。《圣济总录》卷一三一中的龙葵根散以龙葵根（锉）1 两，麝香（研）1 分，先将龙葵根捣罗为末，入麝香同研令匀，水调涂于疮上，治疗发背成疮。卷一八三中的龙葵散用龙葵根 1 握（净洗，细切），乳香（研）3 两，杏仁（去皮尖双仁）60 枚，黄连（去须）3 两。上为细末，治乳石发动，黑疮肿焮。其疮作头未旁攻者，即须作饼，厚如 3 ~ 4 钱许，可疮大小敷之，疮若觉冷微痒者，即易之，痒不可忍，切不得搔动，直候一炊久，即看疮中，似石榴子溅溅著，然后去药，时时以甘草汤微温洗之，洗了即以蜡帛贴之。疮若旁攻作穴，即纳药于穴中，以满为度。《福建民间草药》记载龙葵"治痢疾，妇女白带，男子淋浊：鲜龙葵根八钱至一两（干的五钱至八钱），和水煎成半小碗，饭前服，日服两次"，且强调"凡虚寒而无实热者忌用"。《泉州本草》记载龙葵治睾丸炎：龙葵鲜根、灯笼草各 1 两，青皮鸭蛋 2 枚，加水同煮熟，服汤食蛋。还可用龙葵根煎汤含漱治风牙虫痛。

龙葵作为食疗在本草中也有记载。《证类本草》记载"龙葵菜煮作羹粥，食之并得"。《圣济总录》卷一八三中牛膝粥：牛膝苗叶 1 两，龙葵叶 1 两，生地黄（切，焙）1 两，粳米（净洗）2 合，上用水 2 升，先煎牛膝、龙葵、地黄，取 1 升，去滓，下米煮粥，空心食之，伤寒后虚劳，四肢烦疼，口干壮热。《太平圣惠方》卷九十七中的牛膝叶羹：牛膝叶 4 两，龙葵叶 4 两，地黄叶 4 两，生姜半两，豆豉 1 合半，上先以水 5 大盏，煎姜、豉取汁 2 盏半，去姜、豉，下牛膝叶等煮作羹。入少盐醋，调和食之，骨蒸劳，背膊烦疼，口干壮热，四肢无力。《本草纲目》记载"去热少睡，用龙葵菜同米煮稀饭吃"。《食医心镜》记载"去热少睡，龙葵菜同米，煮作羹粥食之"。

1966 年首次研究发现龙葵中的黄素激酶。1995 年孙晓秋研究发现，龙葵中有 16 种以上氨基酸，其中有 9 种人体必需氨基酸，含量由大到小依次为叶、花朵、青果、熟果、茎。通过多年的研究发现，龙葵的主要化学成分有甾体生物碱、甾体皂苷、多糖、红色素、维生素、油脂、氨基酸、6-甲氧基 -7- 羟基香豆素、胡萝卜素、胆固醇、血球凝集素、果胶、矿物质等。其主要活性成分为生物碱，其中主要为澳洲茄边碱、澳洲茄碱。据《中药大辞典》记载：龙葵全草含有多种生物碱（龙葵总碱）。其中澳洲茄边碱、澳洲茄碱在全草中含量分别为 0.20% 和 0.25%，而其在果实中含量可达 4.2%。且新鲜果实的含量比干果要高，未成熟果实的含量比成熟果实要高，龙葵中的主要抗癌有效成分在鲜龙葵果实中的含量是龙葵全草的 10 倍，由此可见，临床上广泛应用鲜龙葵果治疗多种肿瘤疾病是有科学依据的。果实中的脂肪和生物碱的含量在成熟期间逐渐增加，如澳洲茄胺不成熟时占 4% ~ 5%，成熟后占 5% ~ 6%，但茄啶存在于果实未成熟时，成熟后却消失了。也有研究认为，龙葵抗肿瘤的成分也有甾体皂苷、多糖。Nawwar MAM 研究发现，龙葵叶中含有槲皮素糖苷。种子含油 2%，所含脂肪酸主要为棕榈酸、硬脂酸、油酸、亚油酸，并含少量甾醇。龙葵中还有水溶性多糖，其多糖亦是抗肿瘤有效成分之一。

在龙葵药理作用方面，根据文献报道对龙葵的药理作用研究最初在国外，有人从茄科植物龙葵（*Solanum nigrum*）未成熟果实或全草中提取分离出一种含苷类生物碱叫作龙葵总碱（Solanine），其主要成分为澳洲茄碱和澳洲茄边碱，具有良好的抗肿瘤效果，研究发现龙葵的澳洲茄胺有抗炎、抗休克、解热、镇痛作用。1961 年国外学者 Larsen 率先开展了龙葵药理毒理学研究。龙葵及鲜龙葵果中抗肿瘤最主要的成分为生物碱，具有明显的细胞毒作用和抗核分裂作用。龙葵干燥绿果中提取的龙葵总碱对动物移植性肿瘤 S_{180}、U_{14}、艾氏腹水癌等肿瘤细胞的抑制率为 40% ~ 50%。组织培养实验中，龙葵总碱浓度为 50 ~ 500μg/mL，24 小时可抑制脑膜瘤细胞生长。龙葵煎剂有降压、提高免疫功能作用，同时有抗菌、抗病毒作用，对金黄色葡萄球菌、痢疾杆菌、伤寒杆菌、变形杆菌、大肠杆菌、绿脓杆菌等均有一定的抑制作用。龙葵碱对致病性真菌有较强的抑制作用。鲜龙葵果中还含有大量的龙葵多糖，国外学者通过大量实验发现，龙葵多糖也具有一定的抗肿瘤和抑制乙肝病毒作用。龙葵碱浸膏、氯仿提取物、石油醚提取物及水溶部分均有明显的祛痰作用。龙葵果 60% 乙醇提取物有显著的止咳作用，同时也具有保护损伤肾细胞、强心、抗过敏、抗蛇毒、升高白细胞、保肝、调节血糖作用。这些药理作用为鲜龙葵果的临床应用提供了科学依据。特别是国内外的药理研究表明，龙葵、龙葵果及其所含的龙葵碱有显著的抗肿瘤作用，对多种实体肿瘤及白血病等具有较好的防治作用；其作用机制主要是通过抑制肿瘤细胞增殖、诱导肿瘤细胞凋亡、对细胞膜的影响、抑制基质金属蛋白酶（MMP-9）基因 mRNA 的表达作用、抗肿瘤转移作用、细胞毒作用及增强免疫功能而发挥抗肿瘤作用。在龙葵生物碱抗肿瘤作用研究的基础上，国外已开始其临床应用于肿瘤防治的研究。龙葵的化学提取物龙葵碱抗肿瘤的 I 期临床试验在澳大利亚查尔斯盖尔德纳医院进行，并已取得显著疗效。II 期临床试验也相继在欧美多个研究中心进行。美国 FDA 也批准龙葵总碱（澳洲茄碱和澳洲茄边碱）用于间皮瘤、黑色素瘤及转移性肾癌的治疗，目前正在进行龙葵总碱肺癌治疗（非小细胞肺癌）的Ⅱ期临床研究。

鲜龙葵果在临床上有多种应用。最早的应用可追溯至唐代，《药性论》、《唐本草》、《本草图经》、《证类本草》及《本草纲目》等均有记载，现代中药专著如《中药大辞典》、《中华本草》、《中华人民共和国药典》（1977年版）、《广东地产药材研究》等也都有记载及论述。到了近现代主要是民间应用为主，1954年有医师报道应用于耳鼻喉科，取适量龙葵果实，挤出汁液，滴于耳道或涂眼部治疗耳痛、眼部发炎。取适量龙葵果煎汤漱口治疗舌炎。最常用的是治疗各种热性皮肤瘙痒、疮疡肿毒、烧伤等。取适量龙葵果实，挤出汁液，与喀什粉（碳酸铅）调配制成软膏，涂于患处治疗烧伤、化脓性天花等，均取得显著疗效。同时，龙葵果也被用于治疗慢性支气管炎、肿瘤、瘙痒、泌尿系统疾病，单用可治疗癌性胸腹水，还可治疗高血压、湿疹皮炎、血栓闭塞性脉管炎、慢性前列腺炎、生殖系统疾病、慢性气管炎、脓肿型阑尾炎、跌打内伤及四肢骨折等。治疗肿，捣碎酒服或捣碎外敷。

近年来，随着对化学成分和药理作用研究的深入，人们发现龙葵果的抗肿瘤作用有效成分龙葵碱以果实含量为高，特别是未成熟的鲜果含量最高。故鲜龙葵果被广泛应用于临床治疗肺癌、肝癌、胃癌、大肠癌、鼻咽癌、乳腺癌等的治疗，临床应用鲜龙葵果治疗各种恶性肿瘤时，还根据不同肿瘤的病因病机，以鲜龙葵果为主药，与其他中药组成龙葵合剂、龙葵汤、龙葵承气汤等，联合常规化疗，可起到减轻化疗副作用、改善患者生活质量、提高疗效的作用。龙葵鲜果除了广泛应用于肺癌、肝癌、胃癌、大肠癌、乳腺癌、鼻咽癌等多种肿瘤及恶性葡萄胎、子宫绒毛膜癌、卵巢癌、纤维肉瘤及癌性胸腹水等的治疗外，还广泛应用于脓肿型阑尾炎、痈肿丹毒、乳腺炎、牙龈炎、水肿、小便不利、急慢性肾炎、泌尿系感染、阴道炎、白浊、慢性支气管炎、感冒发热、喉痛、白喉、急性扁桃体炎、急性乳腺炎、疱疔（突然皮肤起红痒点，迅速扩大成疱，灼痛，周围弥散红肿）、带状疱疹、急性皮炎等的治疗，均取得显著疗效。可以说是鲜药应用取得显著成效的一个典型例子。

龙葵果在少数民族药中也应用较广。龙葵果维药名为依提、欧祖蜜，别名为亦拿卜撒刺必、亦卜撒刺必（《回回药方三十六卷》），伊乃不斯色来比、安古尔西法（《拜地依药书》），买库（《药物之园》），并被《中华人民共和国卫生部药品标准·维吾尔药分册》所收载。龙葵果亦为壮族民间常用的中草药之一，别名为苦葵、天茄子。龙葵果不仅是外科之要药，而且用于内科、妇科、儿科及其他科杂证，均有较好的疗效。

在 21 世纪初，笔者梅全喜教授将广东地产药材研究列入其研究的方向，并重点研究广东地产清热解毒药。为配合医院耳鼻喉科临床开展广东高发癌症鼻咽癌的防治研究，申报了"抗 EB 病毒中药筛选与制剂研发（项目负责人：梅全喜）"科研项目并与耳鼻喉科专家周小军博士合作编写《鼻咽癌的最新研究与对策》（梅全喜主编、中国中医药出版社 2008 年 10 月出版）一书。在进行这项工作的过程中，对应用于鼻咽癌防治的广东地产药材进行了摸底和筛选，发现广东民间有用龙葵治疗鼻咽癌的应用，从此便关注到这个药物。在编写出版《广东地产药材研究》和《广东地产清热解毒药物大全》这两本专著中均详细收载了龙葵，且在梅全喜教授主编的《广东地产药材研究》一书中收载的龙葵应用附方中有超过 70% 的方剂是应用鲜的龙葵全草或龙葵果实，可见该药在广东地区的应用是以鲜用为主，而鲜药的应用正是岭南地区的医药特色。2010 年经人介绍，吉林创岐生态农业技术开发有限公司张锦超总经理专程来中山拜访梅全喜教授，介绍了他们在鲜龙葵果种植、保鲜、推广应用方面所做的工作，缺少的就是药理药化方面的基础研究和临床应用疗效的观察研究，得到了梅全喜教授的肯定，从此确定了合作开展鲜龙葵果基础研究的发展方向与分工。

首先，张锦超总经理在选种、种植、加工研究方面做了大量的基础工作。从1996 年开始他就率领公司科技人员在全国 30 多个品种中经过近两年的筛选，最后确定分布在东北地区的小叶多花龙葵为龙葵总碱含量最高的主要品种，并选择了在龙葵野生资源丰富的吉林四平市黑土地上进行播种栽培研究，并完成了人工培育进入规模化种植阶段。龙葵果中的总碱为次生代谢产物，对土壤、水分、气候要求较高但产量却非常低。为此张锦超团队通过长期的努力以及大量人力物力的投入，已在东北地区吉林四平以黑土地为主的区域建立了龙葵的种植基地，掌握了龙葵的种植技术，并且达到了科学无公害种植的水准。通过多年的研究发现，龙葵果中的龙葵总碱这一物质含量极其不稳定，对青果采摘期要求极为苛刻，而采摘后及时正确的炮制也非常重要。这是龙葵果总产量的有效利用率不到10% 的主要原因。为了解决这个难题，他们经过反复试验，找出了掌握最佳采摘期的技术，并设计出特殊的炮制工艺使龙葵鲜果中极易流失的龙葵总碱得以保留，同时他们也积极开展龙葵果的保鲜技术研究，取得了显著成绩，现在的保鲜技术（已获国家发明专利）确保了鲜龙葵果可以不用在低温的情况下保存，其有效成分含量仍然能保持在较高的水平。

其次，梅全喜教授团队对国内外有关龙葵和鲜龙葵果的化学成分、药理作用研究和临床应用情况进行总结，撰写发表了"龙葵的化学成分与药理作用研究进展"（《今日药学》2011 年 11 期）、"龙葵的临床应用研究进展"（《亚太传统医药》2011 年 11 期）、"龙葵治疗肿瘤的药理作用与临床应用研究进展"（《中国药房》2012 年 39 期）。同时，梅全喜教授团队对龙葵果开展了全面研究工作，对龙葵不同采收期及不同药用部位的有效成分进行了研究，撰写的"龙葵不同采收期及不同部位中澳洲茄碱与澳洲茄边碱的含量分析"发表在《时珍国医国药》2015 年 6 期上；对团队的专利——鲜龙葵果的保鲜技术也进行了研究，撰写的"龙葵果保鲜技术对澳洲茄碱、澳洲茄边碱含量的影响"发表在《中药材》2015 年 4 期上，并对不同产地龙葵果的 HPLC 指纹图谱进行了研究，撰写的"龙葵果 HPLC 指纹图谱研究"发表在《中药材》2016 年 6 期上。最近，梅全喜研究团队还对产自辽宁沈阳、吉林四平、河北保定、河北安国、安徽、江苏、新疆、湖南、广西等 9 个地方的龙葵果样品进行了龙葵总碱（包括澳洲茄碱和澳洲茄边碱）的含量测定，结果表明吉林四平的总碱含量最高，达 14.85（mg/g），其次为河北、新疆、安徽、辽宁产者，总碱含量在 10.97 ~ 7.62（mg/g）之间，湖南、广西、江苏产者最低，总碱含量均低于 6.00（mg/g）以下。这一研究结果充分证明了北方地区产的龙葵果实中的龙葵碱含量比南方地区产的龙葵果实要高，其中北方地区中又以吉林四平产的龙葵果实的龙葵碱含量最高。这一研究结果是否与吉林四平位于东北黑土地带、其土质肥沃、适合于龙葵的种植有关，尚有待于进一步研究。此外，梅全喜研究团队还收集了各产区的不同基原及其近缘种龙葵样品共 61 份，对其进行 ITS2 分子鉴定方法的研究，在分子水平上准确地鉴别出药材市场上龙葵药材掺伪情况，确保龙葵药材质量和临床安全用药发挥了作用。

2012 年 12 月 15 日，由中华中医药学会鲜药研究专业委员会和中国癌症基金会鲜药研究分会联合主办的"第三届全国鲜药学术研讨会"在北京召开，梅全喜教授代表鲜龙葵果研究课题组应邀在大会上做了"龙葵鲜果治疗肿瘤的药理学基础与临床疗效观察"的学术报告，受到与会者的欢迎，大家一致认为鲜龙葵果在肿瘤防治上将具有广阔的前景。这次的大会学术报告被全文收载入《中国肿瘤临床年鉴》（2012 年卷）上，并在此基础上撰写出英文文章"Advance in the Research of Pharmacological Function and Clinical Application of HERBA SOLANI NIGRI in Tumor Therapy."发表在美国的《Medicinal Plant》（2013 年 6 期）杂志上。随后，梅全喜教授 10 多次在全国、省市学术会议及继续教育培训班和学习班上就鲜龙葵果抗肿瘤作用研究与应用做学术报告或讲座。最近的一次是 2016 年 11 月 22 日由佛山市顺德区中医药学会肿瘤分会在顺德区中医院举办的"中药鲜药的临床应用学习班"上，著名的肿瘤专家林丽珠教授和著名的中药专家梅全喜教授应邀做学术报告，会议主题是鲜药应用与肿瘤防治，梅全喜教授在所做的"岭南地区鲜药应用历史与现代鲜药抗肿瘤研究实例介绍"学术报告中全面介绍了鲜龙葵果抗肿瘤药理作用的研究与应用进展情况，受到与会者热烈欢迎。大家一致认为，这次鲜药应用学习班对于提升顺德地区医疗人员对鲜药的认识及运用鲜药治疗恶性肿瘤及其并发症的临证水平，从而进一步提高临床疗效，降低恶性肿瘤治疗过程中的毒副反应发挥了积极作用。

龙葵果作为药用的标准最早见于《新疆维药标准》，为了更好地推广应用鲜龙葵果药材，梅全喜领导的科研团队进行了鲜龙葵果质量标准的起草研究工作，经过广东省食品药品检验所的审核、复核，形成了鲜龙葵果的质量标准和标准起草说明，并申报给广东省食品药品监督管理局审核批准，2013 年 12 月 2 日正式获得批复：经审核，同意将鲜龙葵果收载为广东省中药材标准品种。鲜龙葵果正式收载入《广东省中药材标准》。2019 年，创岐技术团队在广东省药检所的支持下，对鲜龙葵果的质量标准进行了修订，在 2013 年标准的基础上增加了对其所含的主要有效成分澳洲茄碱和澳洲茄边碱的含量测定项，并规定其含量分别不得少于 1.30% 和 1.60%。该标准经广东省药品监督管理局批准（粤药监 [2019]329 号）于 2019 年 11 月正式收载为广东省中药材标准品种。

以江门市人民医院肿瘤科管静主任为带头人的团队在鲜龙葵果的临床应用研究方面也做了大量的工作，先后进行了鲜龙葵果在肺癌、肝癌、乳腺癌、胃癌、鼻咽癌、大肠癌等多种恶性肿瘤治疗方面的观察。结果表明，鲜龙葵果在发挥抗肿瘤作用、提高化疗和放疗的疗效、降低放化疗的不良反应、提高肿瘤患者生存质量等方面均具有显著的效果。这些研究成果均已发表在《时珍国医国药》《中药材》《亚太传统医药》等国内的核心医药杂志上。而李明慧博士则对龙葵的不同部位包括全草、茎、叶、果实和果柄的澳洲茄碱和澳洲茄边碱的含量进行了研究，结果表明果实含量最高，其撰写的论文"龙葵药材中澳洲茄碱和澳洲茄边碱的含量测定"发表在《中国天然药物》2007 年 5 期上；他还从龙葵中提取出龙葵甾体类生物碱应用于荷瘤（S_{180}）小鼠及对 Lewis 肺癌移植瘤小鼠的治疗，结果表明龙葵甾体类生物碱不仅具有抑制肿瘤增长的作用，还可以显著提高荷瘤小鼠血清 TNF-a、IL-2、IL-6、IL-8 的水平，对肿瘤的治疗具有积极意义。其研究论文"龙葵甾体类生物碱对 S_{180} 及 Lewis 肺癌移植瘤小鼠的影响"发表在《中国天然药物》2008 年 3 期上。李明慧博士对龙葵总碱的研究结果表明,其具有较强的抑制基质金属蛋白酶 -9(MMP-9)基因 mRNA 的表达作用,显示龙葵总碱具有一定的抗肿瘤转移作用,证明了这也是鲜龙葵果治疗恶性肿瘤的作用机制之一。

近年来,为了确保鲜龙葵果原料和成品的标准化,完全实现产品的质量稳定性和安全有效性,吉林创岐农业在庭院经济种植 700 亩的基础上,再流转土地 500 亩,其中标准化棚膜园区 200 亩,野生资源区 300 亩,确保种植规范化、标准化。在农业生产基地建设上建立包括龙葵果野生种质保护区、龙葵果标准化种植研究所、龙葵果及轮作作物棚膜种植基地、蔬菜用龙葵棚膜种植基地、龙葵果初加工基地等。现正在规划建设占地面积 10 万平方米的"鲜龙葵果中药(大健康)产业园",立足投资建设 GMP 认证的药品、保健食品生产车间,依法开展鲜龙葵果的保健食品和药品规范化生产。

鲜龙葵果种植基地的建设和发展也在不断取得进步,2017 年度,吉林创岐生态农业技术开发有限公司被吉林省发展和改革委员会认定为吉林省鲜龙葵果种植及加工工程研究中心,2018 年度被吉林省科技厅评定为吉林省科技型中小企业,2018 年 12 月由四平市人民政府授予四平市农业产业化重点龙头企业,2019 年 1 月由四平市农业委员会认定为四平市产业大王。

通过多年的研究,研究团队设计出特殊的炮制工艺和保鲜技术(已获国家发明专利),确保了鲜龙葵果可以不用在低温的情况下保存,其有效成分含量仍然能保持在较高的水平,并掌握了龙葵果生物碱、多糖类活性物质的提取精制工艺,以及系列产品配方和工艺。研究成果获吉林省科技进步三等奖和四平市科技进步一等奖。并围绕相关产品和工艺申请了 7 项专利,创岐科研团队完成了新的"鲜龙葵果广东省中药材标准(2019 年)"的制定;同时通过"吉林省鲜龙葵果种植与加工工程研究中心"建设,建立国内领先的鲜龙葵果高端产品共性关键技术研究平台和产业化研究平台,攻克了 7 项鲜龙葵果创新产品核心技术。由创岐农业提供原材料,国药集团广东一方药业有限公司和河北神威药业有限公司加工制作的"鲜龙葵果颗粒"已上市应用,目前正围绕"食品"、"保健品、消杀品、药妆"、"药品(中药饮片、配方颗粒、创新药)"三个层次进行系列大健康产品设计与规划,用于肿瘤、肝病、肺病等人群的预防、治疗、康复以及健康休闲。

为大力推动中药材鲜龙葵果生态种植技术研究和抗肿瘤领域临床应用与研究进展，推动鲜龙葵果的开发研究及产业发展，2018年9月20日在吉林四平成立了"国家中药产业技术创新战略联盟——鲜龙葵果产业技术创新战略联盟"，由吉林创岐生态农业科技有限公司董事长张锦超担任联盟理事长。同期还举办了"首届鲜龙葵果抗肿瘤作用研究与应用论坛"，邀请到中国癌症基金会中药鲜药专业委员会副主任委员、中国中医科学院中药资源中心郝近大教授，中国中医科学院广安门医院血液科孙岸弢主任医师，吉林农业大学中药材学院博士生导师杨世海教授，暨南大学中医学院曹勇教授，江苏省扬州市中医院肿瘤科戴小军副主任，广州中医药大学附属中山医院科教科主任、博士生导师梅全喜教授，吉林创岐生态农业技术开发有限公司研发部副总经理、总工程师李明慧博士等就鲜龙葵果的研究与应用做学术报告。中国癌症基金会中药鲜药专业委员会主任委员、中国医学科学院药用植物研究所所长助理、博士生导师彭勇研究员，《中国中医药报》编辑部主任海霞编审，国家食品药品监督管理局中药材信息中心主任、《中药材》杂志主编元四辉教授，《时珍国医国药》杂志社总编辑肖瑛编审，延边大学医学院博士生导师张学武教授等著名的中药专家莅临会议担任会议主持并做学术交流探讨，会议期间还举行了《鲜龙葵果抗肿瘤作用研究与应用》新书首发式。这是我国第一次有关鲜龙葵果研究与应用交流的专题学术盛会，这次会议的召开，为推动鲜龙葵果的研究、应用与产业发展发挥了积极的作用。

近10多年来，笔者团队在鲜龙葵果的种植、加工、产品质量、质量标准及控制、药理药化及临床观察研究等方面做了大量的工作，取得了显著成绩，先后在国内外医药杂志上公开发表学术论文20多篇，梅全喜教授在各级学术会议、培训班上做过10多次鲜龙葵果研究与应用的学术讲座，为推动鲜龙葵果的推广应用发挥积极作用。

龙葵可以做蔬菜食用，龙葵果实可以做水果食用。近年来在龙葵尤其是龙葵鲜果的综合开发利用方面也取得了较大的进步。将龙葵果制成果汁饮料，不但消暑解渴，而且营养丰富，能预防某些疾病，具有一定的保健作用。如有以发酵乳和龙葵果汁为主要原料，研制出野生龙葵汁乳酸菌饮料；以龙葵果为原料，采用酵母菌和醋酸菌连续液态发酵生产龙葵果醋；还有研制出龙葵果汁酸奶、龙葵果蓝莓复合酸牛乳饮料、龙葵果茶、龙葵果酒、龙葵果酱、龙葵果罐头、龙葵色素、龙葵软糖及龙葵漱口水、龙葵牙膏等，受到消费者的欢迎。

相信随着龙葵鲜果研究工作的深入开展，这个过去并不起眼的野生果实将会为防病治病、保障人民身体健康发挥重要的作用。

第二节 本草学概述

龙葵为茄科植物龙葵 *Solanum nigrum* L.，多以地上部分、果实入药。龙葵有广泛的适应性，全国各地均产，同科同属植物也较多。目前市场上可见的龙葵品种在我国北方主要有龙葵 *Solanum nigrum* L.、红果龙葵 *Solanum alatum* Moench、黄果龙葵 *Solanum nigrum* L.var.*flavovirens* S.Z.Liou et W.Q.Wang；在我国南方主要有滨黎叶龙葵（变种）*Solanum.nigrum* L.var.*atriplicifolium* G.Mey.、矮株龙葵 *Solanum nigrum* L.var.*humile*（Bernh.ex Willd.）C.Y.Wu ex S.C.Huang、 紫少花龙葵（变种）*Solanum photeinocarpum* Nakam. & Odash. var. *violaceum*（Chen ex Wessely）C. Y. Wu & S. C. Huang、少花龙葵 *Solanum americanum* Mill.、木龙葵 *Solanum suffruticosum* Schousb、光枝木龙葵（变种）*Solanum suffruticosum* Schousb.var. *merrillianum*（Liou）C. Y. Wu & S. C. Huang、 龙珠 *Tubocapsicum anomalum*（Franch. et Sav.）Makino 等。这些品种在植物的形态上有时易于混淆，在应用时应仔细区别。目前主流品种多为龙葵 *Solanum nigrum* L. 和少花龙葵 *Solanum americanum* Mill.。因此本节就其品种、产地等本草学研究情况进行概述。

一、品种与产地

龙葵 *Solanum nigrum* L. 为茄科茄属的一年生草本植物，高 30 ~ 100cm。茎直立或下部偃卧，无或略有棱角，沿棱角稀被细毛，绿色或紫色，上部多分枝，稀被白色柔毛。叶互生，卵形，长 2.5 ~ 10cm，宽 1.5 ~ 5.5cm，无毛或稍有毛，全缘或具不规则波状粗齿，先端尖锐，基部楔形或渐狭至柄，叶柄长达 2cm。花序短蝎尾状或近伞状，腋外生，有花 3 ~ 6（10）朵，平均每花序中有花 7.2 个，花序梗长 1 ~ 2.5cm；花细小，柄长约 5mm，下垂；花萼浅杯状，绿色，5 浅裂宿存，贴伏在果实上；花冠白色，辐射状，5 裂，裂片卵状三角形，约 3cm；雄蕊 5，花药顶端孔裂；子房上位，卵形，花柱中部以下有白色绒毛。浆果球形，熟时乌黑紫色，直径约 8mm，平均直径 9.8mm，单果重 0.48g。种子多数，近卵形，压扁状，种子千粒重 1.01g。花果期 9 ~ 10 月。分布于东北、华北、西北和华中北部省份。见图 1-5。

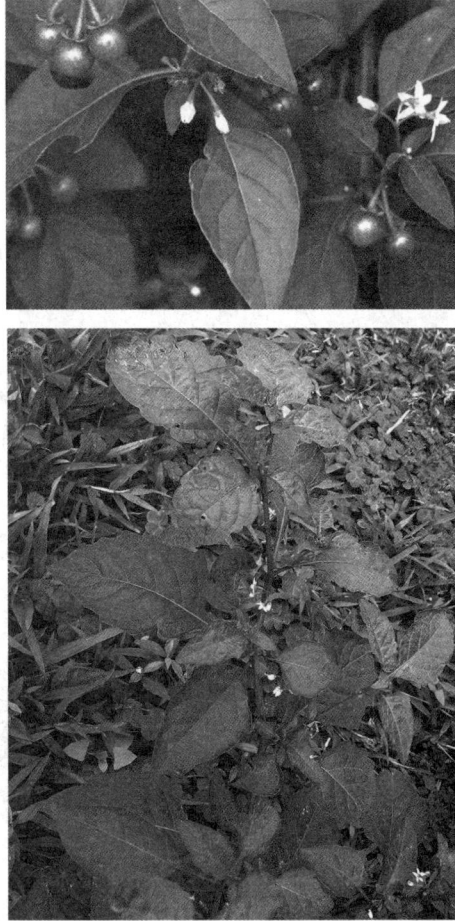

图 1-5　龙葵（上）及少花龙葵（下）植物图

黄果龙葵 *Solanum nigrum* L.var.*flavovirens* S.Z.Liou et W.Q.Wang 主要分布于黑龙江北部、内蒙古和河北局部地区。分布面积最小，属小种群。茎直立，分枝，绿色，无茎翼突起。叶厚，呈卵圆形或卵状三角形，多为全缘，稀有 1 ~ 2 对粗锯齿，有叶柄缘。平均每花序中有花 6.8 个，果实黄绿色，果实平均直径 10.1mm，单果重 0.51g，种子千粒重 0.95g。

滨藜叶龙葵（变种）*Solanum nigrum* L.var.*atriplicifolium* G.Mey.，与龙葵的主要区别为：本变种的叶片每边具 4 ~ 5 规则的粗齿。果成熟后黑色。我国云南有分布。

矮株龙葵 *Solanum nigrum* L.var.*humile*（Bernh.ex Willd.）C.Y.Wu ex S.C.Huang，

与龙葵的主要区别为：本变种为多分枝的匍匐草本，枝沿棱角具齿，茎叶均被疏生伏卧的卷曲毛。浆果球形，成熟时绿黄色。我国云南、四川等地有分布。

少花龙葵 *Solanum americanum* Mill.，在台湾又称光果龙葵，学名为 *Solanum anericanum* Miller、*Solanum nigrum* var.*pauciflorum* Liou，为草本植物，茎无毛或近于无毛，高约 1m。叶薄，卵形至卵状长圆形，先端渐尖，基部楔形下延至叶柄而成翅，叶缘近全缘、波状或有不规则的粗齿，两面均具疏柔毛。叶脉呈绿色或褐色。花序近伞形，腋外生，纤细，具微柔毛，着生 1 ~ 6 朵花，平均每花序中有花 5.3 个，花冠白色。浆果球状，直径约 5mm，幼时绿色，成熟后亮黑紫色，平均直径 7.8mm，单果重 0.28g，种子千粒重 0.33g。种子近卵形，两侧压扁，直径 1 ~ 1.5mm。几乎全年开花结果。与龙葵的主要区别为多为 5 个果，极少出现 6 个果，一般为 3 ~ 4 个果，果实较小，花萼宿存，反卷于果皮上。见图 1-6。主要分布在云南南部、江西、福建、海南、湖南、广西、广东、台湾等地。

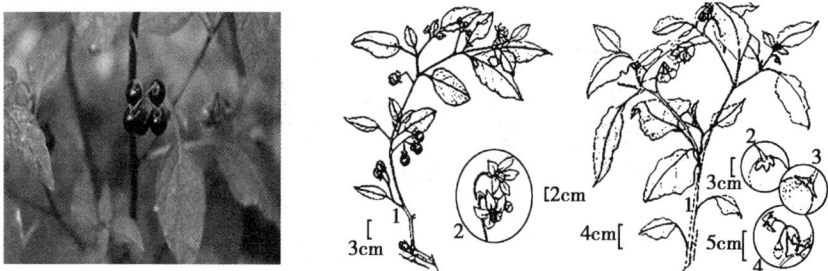

图 1-6　少花龙葵（左中）与龙葵（右）植物图

紫少花龙葵（变种）*Solanum photeinocarpum* Nakamura et S. Odashima var. *violaceum*（Chen）C. Y. Wu et S. C. Huang，株高 80 ~ 100cm，茎绿色无毛，与少花龙葵的区别主要是花是紫色。在滇中、滇西南一带的沟边、林下阴湿处有分布。

红果龙葵 *Solanum alatum* Moench，又名朱红星星、红葵，为茄科一年生直立草本植物，高约 40cm，多分枝，小枝被糙伏毛状短柔毛并具有棱角状的狭翅，翅上具瘤状突起。叶卵形至椭圆形，长 2 ~ 5.5cm，宽 1 ~ 3cm，先端尖，基部楔形下延，近全缘、浅波状或基部 1 ~ 2 齿，很少有 3 ~ 4 齿，两面均疏被短柔毛，叶柄具狭翅长 5 ~ 8mm，被有与叶面相同的毛被。花序伞形，腋外生，花紫色，浆果球状，朱红色，直径约 6mm。种子近卵形，两侧压扁，直径约 1mm。花果期夏秋。分布于河北（栽培）、山西、甘肃、新疆、青海诸省。

木龙葵 *Solanum suffruticosum* Schousb，茎直立，灌木状，上部多分枝，扁或四棱形，枝沿棱角下延成狭翅，翅上具齿。叶卵形至菱状卵形，先端尖，基部楔形下延到叶柄，边缘浅波状，具缘毛，两面近无毛或具短柔毛；叶柄具狭翅。花序短蝎尾状或聚伞式圆锥花序，腋外生，白色，有时为红色，直径约 5mm。浆果球状，黑色，直径约 5mm；种子近卵形，两侧压扁，直径 0.8 ~ 1mm。全年开花结果。我国江西、湖南、贵州、广东、广西、福建、台湾也有分布。

光枝木龙葵（变种）*Solanum suffruticosum* Schousb.var. *merrillianum*（Liou）C. Y. Wu & S. C. Huang，与木龙葵的主要区别为茎的木质化程度较弱，扁或圆形，枝沿棱角不具齿；花序常分枝。主产于广东。

龙珠 *Tubocapsicum anomalum*（Franch. et Sav.）Makino 为茄科龙珠属的多年生草本植物，全体无毛，高达 1.5m。茎下部直径达 1.5cm，2 歧分枝开展，枝梢"之"字状折曲。叶薄纸质，卵形、椭圆形或卵状披针形，长 5 ~ 18cm，宽 3 ~ 10cm，顶端渐尖，基部歪斜楔形，下延到长 0.8 ~ 3cm 的叶柄，侧脉 5 ~ 8 对。花 1 ~ 6 朵簇生，俯垂，花梗细弱，长 1 ~ 2cm，顶端增大；花萼直径约 3mm，长约 2mm，果时稍增大而宿存；花冠直径 6 ~ 8mm，裂片卵状三角形，顶端尖锐，向外反曲，有短缘毛；雄蕊稍伸出花冠；子房直径 2mm，花柱近等长于雄蕊。浆果俯垂，直径 8 ~ 12mm，熟后红色。种子淡黄色。花果期 8 ~ 10 月。分布于浙江、江西、福建、台湾、广东、广西、贵州和云南；朝鲜、日本亦有。常生于山谷、水旁或山坡密林中。龙珠与龙葵是同科不同属的植物，是不可以作为龙葵应用的，其果实亦不可作为龙葵果应用，需注意区分。

龙葵，全国大部分地区都有分布，但主要分布于东北、华北、西北和华中北部省份，广东地区亦有分布，各地民间多有应用其全草和果实入药的，且不少应用是鲜用。近年来，鲜龙葵果因含有丰富的抗肿瘤有效成分龙葵碱而被国内众多的医疗机构应用于各种肿瘤的防治，其应用量在不断增加，目前鲜龙葵果的产品主要来源于吉林四平地区。

二、种植

龙葵具有生育期短（1 年 2 ~ 4 茬）、繁殖力强、生命力旺盛等特点，且具有很高的开发利用价值，人工种植龙葵的生长状况明显优于野生龙葵，植株明显高大，种子千粒重和植株鲜重、干重明显增加，人工种植龙葵果实和叶片中的蛋白质含量极显著高于野生龙葵，浆果成熟时直径可达 1 ～ 1.2cm。现在吉林、云南、台湾及广西等地已经有人工栽培，产量高达 1350 ～ 2100kg/hm²。其中，吉林四平目前已成为国内种植面积最大、产量最高的龙葵种植基地，其所产的鲜龙葵果的品质也是最好的，其龙葵总碱的含量最高。据了解，四平市处于东北的黑土地带，其境内黑土地资源丰富，而四平的鲜龙葵果就是主产于梨树县等黑土地上。黑土地是在较寒冷气候条件下地表植被经过长时间腐殖演化而成，有机质含量丰富、结构性好、土质疏松、保肥保水性强，也是世界上最宝贵的不可再生土壤资源，是大自然给予人类的得天独厚的宝藏，是一种性状好、肥力高，非常适合各种植物（包括农作物、经济作物及与农作物具有同样生长期的中草药）生长的土壤。全世界仅有四大块黑土区，其中一块就在我国东北地区，以弯月状分布于黑龙江、吉林两省的黑土地是中国最肥沃的土地。四平所种植的鲜龙葵果产量高、质量好与所处的黑土地带是有密切关系的。笔者在做鲜龙葵果资源调查时曾在四平市及梨树县走访了众多的 50 岁以上的中老年人，他们对"天天（当地对鲜龙葵果的称呼）"不仅认识、熟悉，甚至是"感情深厚"。据梨树县最大的生猪屠宰厂的老板鲁先生介绍，在 20 世纪 60 ～ 70 年代，家里都很贫困，没有像今天这样吃水果的概念，更没有见过苹果、雪梨、橙子及香蕉之类的水果，"天天"就是他们最常吃的水果。在笔者走访四平的几天时间里，所到之处，只要谈到"天天"，50 多岁以上的人都有深刻印象。"天天"在四平的野生资源十分丰富，田间地角、路边庭院、山坡野地，到处都有，在那个水果十分匮乏的时代里，他们是把它当作水果来吃的，而且都是吃着"天天"长大的。所以，老一代四平人中没有人不知道"天天"。从这些走访调研的情况来看，在历史上四平野生龙葵的资源是十分丰富的，因此，今天他们开展鲜龙葵果的种植也是有一定的历史与人文方面的基础的。目前，市面上所用的鲜龙葵果饮片除了有少量是民间药农自种自用外，其余基本上都是由吉林四平供应的。

经过多年的摸索和实践，吉林四平市在鲜龙葵果的选种、育苗、种植、采收、加工与保鲜方面积累了丰富的经验，在这方面的技术也达到了国内的领先水平。见图 1-7 ～图 1-9。

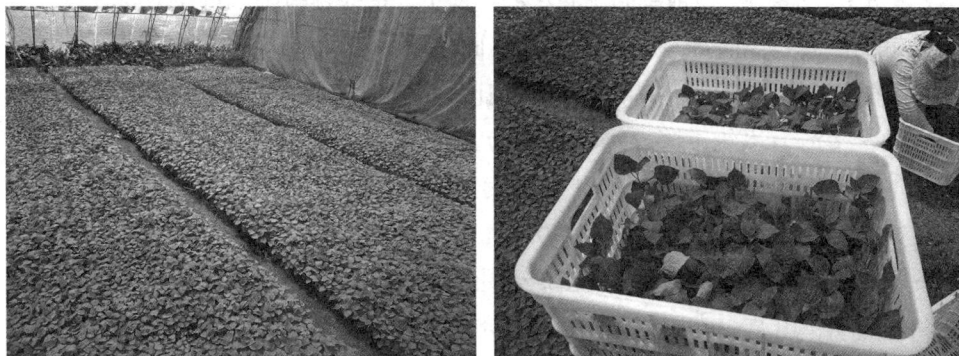

图 1-7 龙葵育苗、移栽

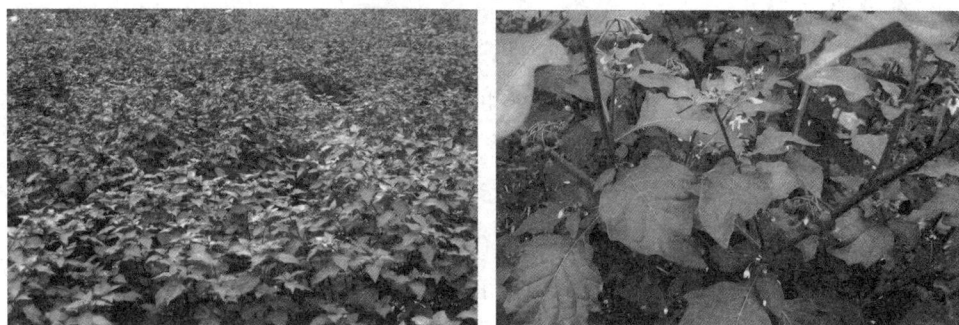

图 1-8 种植、开花结果

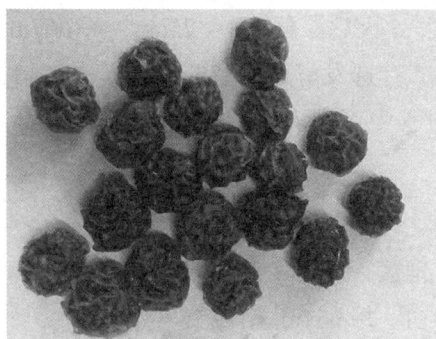

图 1-9 鲜龙葵果（保鲜处理）

1. 生物学特性

龙葵喜温暖湿润的气候，为日中性植物。对土壤要求不严，以肥沃而排水良好的砂质壤土较好。在青海省龙葵只分布在海拔 1800 ～ 2300m 的地区，主要生长于田边、路旁、坡地等阴湿肥沃的土地上。适应性较强，可在不同海拔、不同气候、不同日照时间、不同温度及不同土壤类型的地区生长，但在超过海拔2300m 的地区极少分布。龙葵种子发芽比较适宜温度是 25 ~ 30℃。随着贮藏年限增加，生活力逐年下降，种子寿命为 2 ~ 3 年。龙葵种子有光敏特性，每天给予 12 小时光照的条件下贮藏 1 年者发芽势均在 80% 以上，发芽率 98% 以上；而在无光照条件下发芽势为 6% ~ 33.3%，发芽率在 23.3% ~ 40%，黑暗明显抑制种子萌发。龙葵物候期分为出苗期、幼苗期、分枝期、现蕾期、开花期、结实期和成熟期，出苗 20 天左右进入开花期。果实一个月左右即可成熟。但是人工种植的物候期比野生龙葵提前，生育期比野生龙葵短。

2. 选地

龙葵对土壤要求不严格，其适应性广、抗逆性强，较喜弱酸性的砂壤土，在土壤肥沃、富含有机质、排水好、最好前茬未种过茄果类蔬菜的地块长势较好，忌在过黏或低洼地种植，易引起根腐烂。龙葵规范化种植时要选择无大气污染的地区和环境，空气环境质量标准应达到 GB 3059-1996 的二级以上标准；种植地域水源最好为贮存水或地下水，远离污染源，水质应达到 GB 5084-1992 的二级以上标准；不可利用有污染的土壤，土壤农残和重金属含量要达到 GB 15618-1995 的二级以上标准。

3. 整地

播种前浇透水 1 次，5 天后深翻 15 ~ 25cm，每 667m² 施充分腐熟的有机肥1500 ~ 2000kg 作基肥，首选发酵好的鸡粪肥，其次为猪、马、牛等牲畜粪肥，忌施化肥。在施肥的过程中可加入适量硫酸亚铁。然后将地整细，并按不同要求做成不同的畦或垅。

4. 繁殖

用种子繁殖。北方地区一般在 4 月中下旬播种。如青海省西宁市龙葵的适宜播种期为 4 月末或 5 月初。每 667m² 用种 35 ~ 50g。

采集处理种子。于 9 ~ 10 月采摘成熟果实，放清水内用手轻搓，将浆质、果皮去掉，用细纱布接住种子使水滤出，再用纱布将种子包住，在清水内冲洗3 ~ 4 遍，放凉爽的地方晾干，备用。

不少学者对龙葵种子经不同处理后的发芽情况进行了研究。将采挖回的有成熟果实的龙葵植株先在关闭门窗且湿潮的实验室内（相对湿度为 95%）根向下放置 7 天，然后敞开窗户放置 15 天，让植株先保绿，自然干燥，促使植株内养分向果实运输，使其种子后熟。成熟的果实种子经一般处理晾干后分别置于 −20℃和 15℃条件下放置 4 个月，前者为冷冻种，后者为室温种。结果表明，后熟处理、温汤浸种、赤霉素（GA_3）、硝酸钾（KNO_3）低温处理均能有效提高龙葵室温种和冷冻种的发芽率，其中以 300mg/L 的 GA_3 处理的冷冻种萌发效果最佳。杨彬等取 20g 种子与湿沙（水 : 沙 =15 : 100，$V : W$）在 4℃冷柜中层积 30 天后取出，再置湿润培养皿中，在 12000lx 光照下光照 24 小时打破种子休眠，然后用不同浓度（0、0.05、0.10、0.15、0.20mg/L）水杨酸（SA）处理龙葵种子，放置于 25℃的光照培养箱中发芽，逐日统计发芽数，第 4 天统计发芽指数，第 7 天统计发芽率。实验结果表明，经水杨酸处理后龙葵种子发芽率、发芽指数和活力指数均下降，且随水杨酸浓度的增加而逐渐降低；之后，将破除休眠的种子催芽后置入蛭石 : 炉渣 : 菇渣 : 锯末 : 牛粪 =0.2 : 0.2 : 0.2 : 0.3 : 0.1 的基质中育苗，在 25℃气候箱内培养至 3 ~ 4 片叶时，同浓度的水杨酸浸龙葵根系 30 分钟后按行株距 20cm×20cm 定植于日光温室，两周后龙葵幼苗的株高、茎粗、叶片数、地上和地下干质量等均上升，且 0.05g/L 水杨酸蘸根处理效果较好。杨传杰等研究表明，有光照条件（光照时间为 9 小时，光照强度为 350 ~ 450μmol·m^{-2}·s^{-1}，温度为 25℃）的发芽率约为无光照条件发芽率的 5 倍；赤霉素、高锰酸钾、过氧化氢、硝酸钾 4 种浸种药液均能显著提高龙葵种子的发芽率，经过氧化氢（0.1% ~ 0.3%）浸种处理的种子在第 5 天的发芽率即超过 80%，已满足了生产上的需求，其所用时间也比试验结束时间缩短了 50%；经赤霉素和硝酸钾浸种处理的龙葵种子于第 6、7 天的发芽率虽也在 80% 以上，但所需的时间略长于过氧化氢浸种处理；而经高锰酸钾处理的种子发芽率明显劣于上述 3 种浸种剂，至发芽结束时其发芽率仅有 30.0% ~ 64.7%，对照处理的幼苗细小、微黄，长势弱，而经过浸种处理的幼苗均比较健壮，其叶色及长势均好于未经药剂浸种液处理的幼苗，以过氧化氢的处理效果最佳，试验结束时的发芽率达 94% ~ 95%，发芽率超过 80% 所用的时间为 5 天。由于 3 个处理水平对龙葵种子发芽率的影响没有显著差别，生产上推荐采用最低剂量 0.1% 过氧化氢浸种，且浸种后不经清洗处理的发芽率较高。

在播种时要区分外来物种刺萼龙葵 Solanum rostratum Dunal，又名黄花刺茄的种子。刺萼龙葵原产于北美，在美国被列为有害杂草，在加拿大被列为入侵植物，在俄罗斯和我国被列为境内限制传播的检疫杂草。它是一种有严重危害的有毒植物，有研究单位对刺萼龙葵进行了风险评估，得出其风险值为 86（评估值达到 20 分就可以确定该物种不可引入，30 以上为高风险），属高度危险的检疫性有害生物。刺萼龙葵种子为不规则肾形，厚扁平状，黑色或红棕色或深褐色，长 2.5mm，宽 2mm，表面凹凸不平并布满蜂窝状凹坑，背面弓形，腹面近平截或中拱，下部具凹缺，胚根突出，种脐位于缺刻处，正对胚根尖端。龙葵的种子长 2.04mm，宽 1.34mm，厚 0.24mm，种子表面光滑，淡棕黄色，放大后可见外侧表皮略带光泽，网状，两侧隆起呈卵状三角形。见图 1-10。

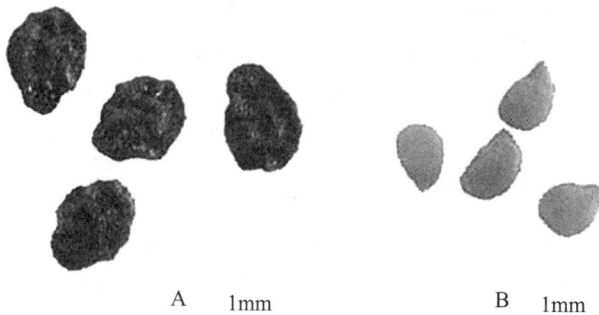

图 1-10　刺萼龙葵（Ａ）与龙葵种子（Ｂ）对比图

（1）育苗移栽　播种育苗可分为三个时期。①2 ～ 3 月份播种，保持温度在 15℃以上，播后 30 ～ 40 天，苗高 20cm 左右，4 月中旬即可定植。②3 ～ 4 月份育苗，苗床内温度不能过高，超过 30℃要通风降温，秧苗由弱光到强光要循序渐进，避免中午突然接受强光而造成日光灼伤，4 月末或 5 月初即可定植。③6 月下旬至 7 月初育苗，8 月初定植，期间苗床播种后应盖杂草保持湿度，并搭遮荫棚，出苗后约 10 天撤掉遮荫棚。种子在播种后的第 6 天出苗，出苗率为64.02%；移栽经 7 ～ 8 天的缓苗，成活率达 83.33%。

选用育苗床、育苗盘、木箱及其他容器育苗。苗床育苗时，将土壤均匀翻一遍，打碎土块，用耙子搂平，做成畦宽约 1.5m，苗床高约 15cm，按 20cm 行距开沟直播，在苗床内浇足水分，将种子均匀撒播在苗床内，然后盖一层约 1cm厚细土，2 天浇 1 次水，用草帘覆盖，保持湿润。室温 20 ～ 25℃时，一般 7 ～8 天出苗。大约有 10% 出苗后，揭去草帘，松土除草。至苗高 5 ～ 8cm，有 3 ～4 片叶时即可进行移栽。

刘良研究的育苗方法是在 4 月中旬，选背风向阳平整的土地，将含 50% ～60% 腐殖质的土肥晾晒打细，过筛（筛目 0.8 ～ 1.0cm²），铺在苗床上，厚度 5 ～

8cm，用木板压平，洒水，使苗床湿透备用。将种子用 50 ~ 55℃、pH 值 3 ~ 4 的硫酸水溶液浸泡 1 ~ 2 小时，捞出放于食品塑料袋中，封口后放于阳光下晒 2 ~ 3 天，使袋内温度保持 35 ~ 45℃。待种子刚好有白芽露出，即匀撒在渗透水的苗床上，每平方分米为 70 ~ 100 粒（每垧地需种子 350g），盖一层过筛细土，厚度为 1 ~ 1.5cm。用弓形竹竿和塑料薄膜盖棚，每日中午喷透水一次，并保持苗床土温 20 ~ 28℃，棚内 28 ~ 38℃，中午通风，夜晚封门保温。约 3 日龙葵芽出土，待苗高 3 ~ 4cm，中午移开塑料膜，日晒 1 次 3 ~ 4 小时。待苗长至 6 ~ 7cm 高，移去薄膜停止管理，让其自然生长 3 ~ 4 天，小苗长至 9 ~ 10cm（12 ~ 15 天）即可移栽，移栽时要带土起苗以免伤根。

王义明的研究表明，若龙葵出苗期推迟 1 个月，成熟期将推迟 20 天，整个生育期缩短 10 天。不同时期出苗的龙葵发育进度及生育期不尽相同，出苗期越早，发育进度越慢，生育期越长。从 5 月至 8 月都能出苗，但以 5 月出苗的结果量多质优。

潘再莲研究了龙葵温室嫁接育苗的栽培技术。用田园土和草木灰按 4：6 比例混匀后，在每立方米中加入磷酸二铵 0.5kg 和硫酸钾 0.25 ~ 0.5kg 配制成营养土，用 25% 嘧菌酯悬浮剂 10mL 加水 750mL，并用 72.2% 霜霉威盐酸盐水剂 80mL 加水 800mL，混拌均匀，可有效防除苗期各种病害。装入 6cm 厚的营养土于 60cm×40cm×8cm 的木板箱中用来播种。播种前 4 ~ 5 天用 55℃ 的温水浸种 10 分钟并不断搅动，待温度降至 25℃ 再浸泡 10 小时，之后反复搓洗，洗净待用。苗移至直径 × 高（10cm×10cm）并铺有约 6cm 厚的营养土的营养钵。接穗的播种：3 月上旬在温室内播种，每箱播 6g 种子，播后覆 0.3cm 厚的细土，上面铺一层地膜，将播种箱放在 20 ~ 22℃ 的烟道上经过 6 ~ 7 天即可出苗，出苗 25 ~ 30 天有 2 ~ 3 片叶时移苗到宽 1.3m 的畦内，株行距为 6cm×6cm，移苗后的龙葵植株，及时除掉侧枝，当苗长到 5 ~ 6 片叶时可做接穗。砧木选用抗逆性强的大红番茄，当番茄苗长出 4 ~ 5 片叶，茎粗 0.3 ~ 0.4cm 时即可。采用劈接法：从龙葵苗自上而下 5cm 处剪下，剪去靠近剪口的叶片，用刀片将枝条下端削成约 1cm 楔状，将番茄主干距地面 10cm 横切断，在横断处用刀片自上而下竖切深度 1cm 与接穗削成的面相当。然后将接穗插入砧木的切口，使接穗和砧木的组织紧密相接，用嫁接夹夹好，松紧适当。3 天后，如发现接穗萎蔫应立即补接，补接时要剪去原来切口以上部分，重新做切口进行嫁接。一周后，接穗嫩绿并有新叶生长，表明接穗成活。成活后砧木上的侧芽要及时抹掉。接穗和砧木的贴合面要尽量大些，黏结要紧，保证嫁接工具、手、嫁接苗的清洁，以防病害的发生。3 天内要保证全天遮光，湿度要保持在 95% 左右，白天温度要保持在 25 ~ 30℃，夜间温度保持在 18 ~ 20℃。3 天后一定要揭去小拱棚膜排湿，否则嫁接苗易腐烂。在 5 月 20 日前后过了终霜期后定植，埋土不要超过嫁接口，以防接穗生根，垄距 70cm，株距 30cm，每穴 1 株，每平方米保苗 5 株水肥管理，缓苗后每隔 7 ~ 10 天喷 1 次磷酸二氢钾溶液。

刘莲芬等用龙葵幼叶进行组织培养。龙葵幼叶用流水漂洗干净后以 70% 的酒精消毒 30 秒，无菌水冲洗 2 ~ 3 次，每次 2 分钟，再以 0.1% 的升汞浸泡 7 分钟，用无菌水冲洗 5 ~ 6 次。于无菌操作台上用无菌吸水纸吸干表面水分，切成边长约 0.5cm 的小块，接种于培养基 MS+IAA（吲哚乙酸）2.0mg/L+6-BA（6-苄氨基嘌呤）0.5mg/L 上，培养温度为 25℃，光照度为 1200lx，光照时间为 15 小时 / 天，基础培养基含 0.6% 琼脂、3% 蔗糖，pH 值 5.8。7 ~ 10 天后，切面出现白色的愈伤组织；10 ~ 15 天愈伤组织明显膨大，开始产生绿色不定芽；20 ~ 30 天时，不定芽大量产生。该培养基产生的愈伤组织和不定芽多，时间短，生长旺盛，可作为继代培养基使用。将株高 2cm 以上的无根苗切割后分接种于 MS+IAA 1.0mg/L+6-BA 0.05mg/L 培养基上，15 天后可见根突和根。生根率达 90% 以上，且根粗壮，植株生长旺盛。试管苗的根长到 2.0cm 左右时，可移栽出瓶。移栽前将瓶口敞开，置于室温下炼苗 2 ~ 3 天，取出并洗去培养基，然后移栽到细河沙中，在阴凉通风处保湿培养，成活后进行常规管理。移栽成活率可达 96% 以上。

毛状根在有效药物成分上要比天然栽培植株中含有的有效成分偏高，并且毛状根具有生长迅速、周期短、生长条件简单等特点，因此可以利用毛状根生产中草药药物成分。王丽以黑龙江省龙葵为实验材料，利用发根农杆菌 *Agrobacterium rhizogenes* A4、C58C1 和 A1476 进行毛状根诱导，结果表明发根农杆菌 A4、C58C1 和 A1476 侵染龙葵叶片均能诱导出毛状根，C58C1 和 A4 诱导率较高，分别为 56% 和 54%，但菌株 A4 诱导的毛状根粗壮且生长较快。用菌株 A4 对龙葵的叶片、茎段和叶柄进行侵染诱导，结果显示叶片诱导率 > 茎段诱导率 > 叶柄诱导率，叶片的毛状根诱导率为 51.7%，叶片生根也最早。以不同浓度的 A4 菌液侵染龙葵叶片，OD_{600}（细菌浓度）为 0.6 时诱导率为 58%，诱导率最高。以菌株 A4 对龙葵叶片进行毛状根诱导时的较佳侵染时间为 5 分钟，预培养和共培养时间均为 2 天时诱导率较高。龙葵毛状根水提物对大肠杆菌、金黄色葡萄球菌和芽孢杆菌均有抑制作用，且对大肠杆菌和金黄色葡萄球菌的抑菌效果显著优于龙葵实生根；对金黄色葡萄球菌的抑菌作用较强。

移栽地要敲细整平，开1.3m宽的畦，按行株距30cm×30cm开穴，深约3cm，施入人畜粪水，每1000m²用种子45g，与草木灰及人畜粪水拌匀撒播穴里，盖草木灰一把，浇水。

（2）直播　穴距30cm，穴深2~2.5cm，每穴5~6粒种子，覆土浇水，出苗后留单株，行距和株距与育苗移栽相同。

（3）保护地栽培　在晚秋、冬季、早春等不良季节，可利用薄膜日光温室及塑料大棚。用种子直接播种，每穴深2cm，放3~5粒种子，穴距30cm，出苗后间苗，长势过高时，掐尖去杈，提高结果率。每1000m²用种量70g。温室或大棚内土壤以腐熟的有机肥作基肥，每1000m²施1吨。可垄栽或平地栽植，垄栽每垄一行，垄栽或平地栽培行距均为70cm，株距30cm，每1000m²保苗3500株左右。栽后浇水，室温保持在20~28℃之间，最高不能超过30℃，温度过高时，可适当开门窗降温，以免叶片灼伤。

刘良还研究了一年两收和一年一收的栽培方法。①一年两收：4月末5月初，用发酵人粪尿做底肥，撒匀，打垄，垄宽65cm，木滚压垄，刨坑，临垄错坑，隔垄成行，坑深8~10cm，施人粪尿或猪粪，坐水栽苗，每穴一株，苗距1.2~1.5m，因地质量而异，缓苗后补苗一次，三铲三趟。6月下旬至7月上旬，苗长至0.5~0.7m高，再在两苗间刨坑，放人粪尿或猪粪一把，将露有白芽的龙葵籽3~4粒撒于坑内，盖土2~3cm，待苗高3~4cm，每穴留壮苗一棵，并松土一次。7月下旬至8月下旬正为龙葵花盛期，对移栽早熟龙葵为采收季节。②一年一收：5月下旬至6月下旬整地打垄，下种株距1.0m，田间管理同一年两收，其收获节为9月中旬至10月上旬。研究结果表明，龙葵更适合于在黑土地上种植，以一年两收的栽种方法最佳，产量最高，可增产60%~70%。

5. 田间管理

苗高7~10cm时匀苗、补苗，每穴有苗3~4株，中耕除草，并施人畜粪水1次。6~7月再中除和施人畜粪水1次。幼苗期应少水勤浇，浇水要轻，以免伤及嫩苗，保持土壤湿润，花期多浇水，果期应减少浇水次数，在雨季和低洼地还要注意排水，以防发生根腐病。生长期间保持充足水分，但不要大水漫灌。植株生长进入中期后，每隔7~10天叶面喷一次奥普尔600倍液，或0.2%~0.3%磷酸二氢钾溶液。一般可让植株自然生长，如果调整茬口，让其尽快成熟，可掐顶、打叉，使果实充分发育成熟。适时封顶、及时采收嫩茎叶和追肥也是种植龙葵的关键，这样可促进分枝发生，促进果实发育，有利于提高产量。采第1次果后每亩追施磷酸二铵 15kg 和硫酸钾 10kg。

要注意株间透光。阳光照射程度的不同会改变龙葵果实的生长期，从而对甾体类生物碱的质量分数变化产生影响。阳光照射充分的龙葵开花结果早，成长快，5月中旬已经结出青果；阳光照射较少的龙葵开花结果期则延缓 20 多天，成熟期也随后推迟。

除草剂和生长调节剂对龙葵的生长有明显影响。梁友等对乙氧氟草醚、五氟磺草胺、二甲戊灵、仲丁灵4种土壤处理除草剂对龙葵的生长影响进行了研究，结果表明乙氧氟草醚剂量较低时不会影响龙葵的出苗，超过一定剂量时对龙葵出苗率有显著影响；五氟磺草胺可抑制龙葵叶绿素 a、叶绿素 b、叶绿素 a+b、类胡萝卜素含量的生成，影响龙葵出苗；二甲戊灵、仲丁灵对龙葵出苗影响较小。江海澜的研究结果表明，喷施草甘膦会抑制植物的光合作用，导致龙葵叶绿素含量下降，龙葵幼苗对低剂量（15g/667m²）处理的草甘膦具有承受能力，随着时间延长，草甘膦对幼苗的伤害作用加强。

氯氟吡氧乙酸、灭草松和扑草净三种除草剂在药后第9天时对龙葵的杀灭为 100%。赤霉素与草甘膦混用能增大对龙葵生物量抑制率；赤霉素与扑草净组合处理对龙葵鲜重抑制率比扑草净单独使用更大，而缩节胺与扑草净混用能增大对龙葵的株高抑制率；缩节胺与三氟啶磺隆混用能增大对龙葵的生物量抑制率。

重金属对龙葵幼苗生长有一定影响。郭智等采用营养液培养法研究了镉胁迫条件下龙葵幼苗生长、生理响应及镉积累特性，结果表明，镉胁迫下龙葵幼苗生长受到一定程度的抑制，并且具有浓度效应和时间效应。低浓度镉（25mol/L）处理15天内显著促进龙葵幼苗根系活力，平均根系活力较对照上升 10.4%；而高浓度镉处理下根系活力呈现先升后降的趋势，镉处理 10 天之后达到峰值下，龙葵幼苗根系活力在整个处理期间较对照植株下降 20.4%。营养液培养条件下龙葵幼苗能够超富集镉，镉含量由高到低依次为叶片 > 茎 > 根系。从株高、根长及叶片色素等生长指标来看，高浓度镉（150mol/L）抑制龙葵幼苗生长。施和平等的研究结果是 25mol/L 镉浓度处理抑制了龙葵幼苗根系生长和合成叶绿素，但叶片脯氨酸和丙二醛含量增加。唐秀梅等在研究中指出，经锡处理后的植物超氧化物歧化酶、过氧化物酶活性和抗坏血酸含量均有所升高，随着镉处理浓度升高，三种酶活性的变化趋势明显。

干旱胁迫对龙葵的生长有显著影响。袭梅的研究结果表明，干旱胁迫对龙葵的生长有显著影响，随着干旱胁迫程度的加剧，龙葵的株高、叶长、叶宽都显著减小，龙葵根、茎、叶的生物量随干旱胁迫的加剧显著下降，而且龙葵茎和叶受到的影响较根明显，根冠比增大。龙葵本身具有一定的结构来适应干旱，如角质层、表皮毛等。在干旱胁迫下，龙葵营养器官解剖结构发生一定的变化，如叶片总厚度、栅栏组织厚度增加等，以利于其保水和提高水分利用效率；龙葵的根和茎也发生一定程度的改变，尤其是木质部导管直径和导管壁厚度的改变，以利于其在缺水条件下吸水和提高水分运输的有效性和安全性。脯氨酸、可溶性糖、可溶性蛋白和丙二醛的含量在干旱胁迫下总体呈上升趋势，而叶片含水量和叶绿素含量随干旱胁迫的加剧而下降，同时抗氧化酶系统的活性随干旱胁迫程度的加剧总体呈上升趋势。单会姣等的研究表明，旱生荒地龙葵中可溶性糖含量明显低于蔬菜大棚和林下，说明龙葵受干旱胁迫对生长影响显著。

单会姣等在龙葵孕蕾期分别以质量分数为 5.0%、10% 的硝酸钾，25.0%、50.0% 的 PEG6000（聚乙二醇），100mmol/L、200mmol/L 的氯化钠处理。于盛果期采集龙葵地上部分，测量地上部分的株高、叶长、叶宽、果实直径，并称量植株的鲜重。每个处理取 15 株，每株取 3 片叶及 3 枚青果，取其平均值，分别测定可溶性糖、含水量、水溶性浸出物、醇溶性浸出物、澳洲茄碱的量。结果见表 1-1、表 1-2。

表 1-1　龙葵植株形态特征表（$n=10$）

胁迫条件	株高（cm）	地茎（mm）	叶长（cm）	叶宽（cm）	结果（个）	果实直径（mm）	单株重（g）	千粒重（g）
对照组	23.05	2.44	4.94	2.47	14	5.01	4.82	0.7773
5.0% 硝酸钾	40.63	3.28	8.14	4.4	19	5.39	9.69	0.7776
10.0% 硝酸钾	40.39	3.27	7.97	4.31	18	5.71	10.27	0.7772
25.0% PEG 6000	32.89	1.72	5.67	2.99	14	4.82	6.18	0.7745
50.0% PEG 6000	29.13	1.93	5.55	3.04	29	5.03	4.94	0.7647
100mmol/L 氯化钠	24.84	1.52	4.85	2.57	13	5.08	4.99	0.7624
200mmol/L 氯化钠	29.03	1.58	4.19	2.25	10	4.89	4.85	0.8100

表 1-2　不同胁迫下龙葵药材内在品质评价指标（*n*=3）

胁迫条件	含水量（%）	水溶性浸出物（%）	醇溶性浸出物（%）	可溶性糖（%）	澳洲茄碱（mg·g^{-1}）	龙葵多糖（%）
对照组	10.03	25.51	19.69	6.76	1.8532	4.64
5.0% 硝酸钾	9.60	19.70	20.10	11.01	1.3700	2.99
10.0% 硝酸钾	9.45	20.80	15.56	7.59	1.6765	2.99
25.0% PEG 6000	9.39	21.69	19.65	6.29	1.2784	3.74
50.0% PEG 6000	9.97	19.08	18.36	7.70	2.5885	4.62
100mmol/L 氯化钠	10.75	20.61	19.18	8.93	1.6093	3.27
200mmol/L 氯化钠	10.14	22.57	20.52	8.40	1.5741	6.91

实验结果表明，硝酸钾处理组可为龙葵的生长提供所需的氮和钾，因此龙葵植株生长较快，而澳洲茄碱积累较少；在干旱和盐的胁迫下，龙葵药材生长慢而澳洲茄碱的积累有所增加，但由于其对 PEG6000 及氯化钠在不同浓度时的敏感程度可能不同，因此澳洲茄碱的含量也存在差异。而作为另一有效成分的多糖，不同的处理组表现出较大差异，硝酸钾处理组在不同浓度下对其无显著影响，但不同浓度的 PEG6000 和氯化钠处理组均表现出差异。结果表明，适当的干旱、高盐低氮有利于龙葵多糖的积累。但干旱、高盐胁迫使龙葵的株高、果实的数量和直径、单株重均减小，不利于总产量。

6. 病虫害防治

龙葵不易发生病虫害。发生时以蚜虫、叶螨类及茄二十八星瓢虫为主。有时为黄曲条跳甲、柑橘龟叶甲和侧多跗线螨，有时出现瘤缘蝽、菜青虫、棉铃虫等。常见病害为白叶病、病毒型病害。合理密植，透气通光，及时清除上茬作物残株和田地杂草可防治病虫害的发生。

（1）防治蚜虫　11月至来年4月之间是蚜虫为害高峰期。蚜虫往往成群密集在叶片背面上，吸取汁液危害嫩叶和嫩茎，造成叶片扭曲、卷缩、变黄。蚜虫数量较多时，植株顶端的叶枝处均布满蚜虫。GAP 种植时可用 0.5% 苦参碱水剂 600 ~ 1000 倍液、1.8% 阿维菌素乳油 3000 ~ 4000 倍液。用 2% 的尿素溶液或碳酸氢铵 800 ~ 1000 倍液，既当叶面肥，杀虫效果又好；用洗衣粉 3 ~ 4g 加水 150mL 充分溶解后喷雾，防治效果可达 98%；也可用 10% 吡虫啉可湿性粉剂 2000 倍液喷雾防治。

（2）防治叶螨　危害龙葵的叶螨类以截形叶螨为主，全年均可发生。成螨和若螨多在叶背面吸取植物汁液，并能吐丝结网，初时出现斑驳失绿小白点，而后小白点渐渐相连成一大灰白色或黄白色块，直至造成整叶片失绿，严重时叶片干枯脱落。在加强田间害螨检查的基础上，在点片发生阶段即及时进行挑治。可选用 10% 浏阳霉素 1000 ~ 2000 倍液、20% 灭扫利乳油 2000 倍液等进行喷雾，并注意不同类型药剂之间的轮换。

（3）防治茄二十八星瓢虫　成虫和幼虫均可取食叶片为害。当发现平均每株龙葵有 1 ~ 2 个瓢虫，可用 2% ~ 5% 的乐果水溶液喷洒。6 ~ 8 月为茄二十八星瓢虫幼虫为害高峰期。成虫、幼虫主要集中在叶背取食叶肉，留下叶脉和表皮，形成一片密密麻麻的小白斑。可人工捕杀幼虫，或喷洒 40% 辛硫磷乳油 1000 倍液。在成虫盛发期可喷洒 40% 乐斯本乳油 2000 倍液或 80% 敌敌畏乳剂 1000 倍液防治。采收期间要喷药 8 天后方可采收。

（4）防治菜青虫、棉铃虫　生育期可用 90% 敌百虫 600 ~ 800 倍液喷洒防治。

（5）病害　白叶病在高温、高湿的条件下易发生，发病初期可用 50% 甲基托布津 800 倍液，每周喷洒 1 次，雨季排水防涝可减轻病害的发生。病毒病在干燥、高温的天气易发生，主要由蚜虫传播。北方地区以夏、秋季发生严重，干旱天气应适当浇水，及时防治，减少病虫害传染源。发病初期用 1.5% 植病灵水剂 800 ~ 1000 倍液，或 0.15% 高锰酸钾液，或 5% 菌毒清 500 倍液，每 7 天 1 次，连喷 3 次。

7. 采收加工

出苗后 2 个月即苗高 7 ~ 10cm 时可采收嫩茎叶。地上部分多在夏、秋季采收。采收主茎叶后的 15 ~ 20 天可再次采收，采收时留下地上部分 5 ~ 10cm，这样有利于促进发侧芽（侧枝），以及增加产量。采收后及时追肥，每次每 $667m^2$ 施尿素 10kg、高效复合肥 15kg，加水浇施。

地上部分采收后鲜用或晒干储藏。采收后进行炮制：采割后除去杂质、老梗及残留根，干燥。或切段：取出略润，切中段，干燥。

果实成熟后易脱落，应及时采收，否则易破裂，种子易散落到田间。要多次分批采收。开花后约 40 天，果实半熟即果皮紫黑或半紫黑伴有绿色，内浆和种子表面絮状物呈绿色时，是采收的最佳时期。采摘时将塑料盆放于秧下，用手指轻拿其半熟界，使其落入盆中，满后倒入塑料桶。采摘半熟果的原因是龙葵全草毒性较大，以未成熟果为最甚，毒性随龙葵果的成熟而逐渐降低或消失，其药效活性也随之下降。所以选择恰好无毒即毒性最小、药效活性相对最高的可食无毒的龙葵半成熟果作为药用部位。采后将浆果沤泡半天，搓洗种子，晒干备用。

移栽的龙葵可采收 4 ~ 5 次。间播植株矮于移栽龙葵，但果大而密，采收 3 ~ 4 次进入霜期。

保护地栽培每株产鲜果 100 ~ 300g，每 1000m² 产果约为 400kg，也有报道果实亩产可达 400 ~ 600kg。每 667m² 产新鲜茎叶和果实总计约 5000kg。

成熟果实在 0 ~ 5℃条件下可存放 20 天不变质。

果实保鲜方法：采摘鲜果洗净，阴干 3 ~ 5 天，按鲜果的保鲜技术（国家发明专利 No.20131011440.8）进行炮制，在阴凉处放置 7 ~ 10 天，晾晒至干。该方法由吉林创岐生态农业技术开发有限公司发明，主要是针对龙葵果在晒干和烘干过程中导致龙葵碱大量丢失的情况而研究出来的独特保鲜方法。经过反复试验表明，经保鲜处理的龙葵鲜果中澳洲茄碱和澳洲茄边碱含量要比龙葵干果高。提示龙葵果入药应以鲜果为好，且龙葵果保鲜技术可以明显提高龙葵药材抗肿瘤有效成分的含量，值得推广使用。

刘秋琼等研究了龙葵果保鲜技术对其抗肿瘤成分澳洲茄碱、澳洲茄边碱含量的影响，结果显示不同批次龙葵干果样品中澳洲茄碱、澳洲茄边碱含量波动较大，保鲜果中澳洲茄碱、澳洲茄边碱含量波动则较小，且 3 个批次龙葵鲜果中澳洲茄碱和澳洲茄边碱的总含量平均为 6.1mg/g；而 3 个批次龙葵干果中澳洲茄碱和澳洲茄边碱的总含量则平均为 3.0mg/g，经保鲜技术处理的龙葵鲜果的澳洲茄碱和澳洲茄边碱的含量要比龙葵干果的高 80% 以上，提示龙葵果入药以鲜果为好。

龙葵干果：采摘鲜果洗净，阴干 3 ~ 5 天后，再晾晒至干，分装成每袋 5g 和 10g，室温保存。

曾聪彦等研究表明，7 月份龙葵生长旺盛期，其茎、叶、果实、果柄各部位的澳洲茄碱、澳洲茄边碱含量均为最高，8 月份之后含量降低，提示 7 月份为龙葵采收的最佳季节；果实中澳洲茄碱、澳洲茄边碱含量最高，其次为叶和全草，茎和果柄含量最低，提示龙葵入药还是应以带果者为好，这与《中国药典》（1977 年版）规定的以带果者为佳一致，且龙葵果中澳洲茄碱、澳洲茄边碱含量为其他部位数倍，说明也可以单独以龙葵果入药。

单会姣等研究结果表明，龙葵地上部分澳洲茄碱含量的高低主要取决于所结果实的多少，以盛果期含量最高，不同成熟程度果实中澳洲茄碱含量的规律为：成熟果实＜青果＜幼果。根据龙葵不同生长阶段所含澳洲茄碱在各器官中的含量变化，苗期、花期、成熟后期及摘除龙葵果实的龙葵地上部分澳洲茄碱的含量极低，甚至未检出，以龙葵的盛果期最高，因此以地上部分用药时的最佳采收期为盛果期，而果则用幼果和青果。其还研究了龙葵药材中可溶性糖的动态积累，结果表明龙葵中可溶性糖的含量基本符合以下规律：根＜茎叶＜果实；不同生长周期的根及茎叶满足：初果期＜花蕾期＜成熟期＜始熟期＜苗期；不同生长周期的果实满足：青果＜幼果＜成熟果实。

王桂艳等对产于黑龙江佳木斯的 2003 年 6 月 20 日（幼苗期）、7 月 9 日（花期）、7 月 17 日（幼果期）、8 月 20 日（青果期）、9 月 18 日（熟果期）全草进行澳洲茄胺的含量测定比较，结果青果期全草中澳洲茄胺的含量较其他时期高，幼苗期和花期时含量最低。从含量测定的整体研究来看，龙葵青果中澳洲茄胺的含量较高，从而影响全草中澳洲茄胺的含量，因此建议龙葵全草的最佳采收期应确定为青果期，以青果较多者质量为佳。与单会姣研究有所不同，可能与幼果、青果的界定时间有关。

杨辉等研究了龙葵甾体类生物碱的表征及其在该植物体内的形成、变化，结果表明甾体类生物碱主要富集在龙葵未成熟果实中，检测出其在未成熟果实内的质量分数最高达到 3.52%，茎叶所含甾体类生物碱的质量分数低于 0.5%。果实内甾体类生物碱在其生长中经历了增加、减少两个时段，在结果 1 个月后，果实内的甾体类生物碱质量分数达到最大，高达 2.5% 以上；果实成熟时甾体类生物碱质量分数反而最小，低于 1%。龙葵的采摘及其生物碱入药，需着重考虑生物碱在该植物不同部位的分布及生长周期。

王立业等采用 MTS 法给药浓度 100μg/mL，检测 HepG-2 细胞，对不同部位、不同采收期龙葵药材的细胞毒活性测试。研究表明，果实和全草有较好的细胞毒活性，抑制率分别为 85.82% 和 78.38%，果实的细胞毒活性最大，其中油酸、亚油酸、β_2-solamargin、Degalactotigonin 为细胞毒活性成分，并且随着它们含量的增加，细胞毒活性增强，其中化合物 Degalactotigonin 对龙葵的细胞毒活性影响最显著，不同采收期的龙葵药材化合物 Degalactotigonin 的含量以 7 月中旬和 8 月初最高。不同采收期药材对 HepG-2 的抑制率也是 7 月中旬和 8 月初最高。因此龙葵的采收期以 7 月中旬和 8 月初为宜。结果见图 1-11、图 1-12。

龙葵不同部位的抑制率

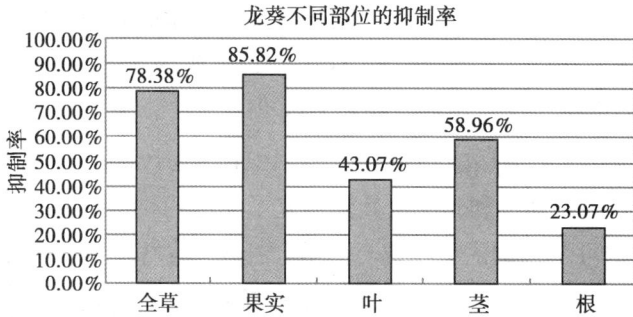

图 1-11　龙葵不同部位的细胞毒活性比较

龙葵不同采收期的抑制率

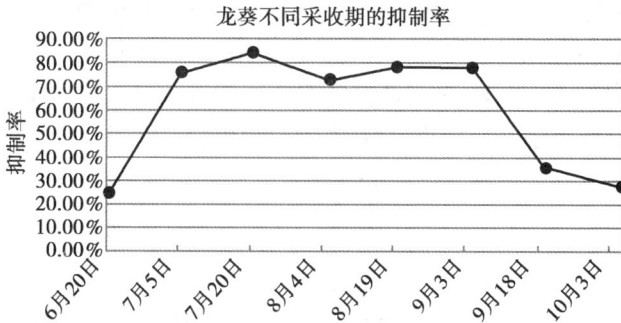

图 1-12　龙葵不同采收期的细胞毒活性比较

三、现代的开发应用

　　龙葵不仅在医药上有充分应用，在资源的综合开发方面也有较大进展。龙葵可当菜蔬食用，焯水后凉拌或者切碎作为包子或者饺子的馅食用，或清炒、凉拌豆腐丝等；可用于制作功能性茶饮，如龙葵 50g、半边莲 50g、蜂蜜 20g 做成的茶饮，具有清热解毒的作用。龙葵果成熟后，紫黑光亮，可当水果食用，但因其含少量龙葵碱，故不能多食。经加工，龙葵果现已被开发出果酱、果醋、果酒、果脯、口香糖、软糖、食用色素。在日化方面已经开发出漱口水、牙膏。在农业应用中已被广泛应用于土壤修复、茄科作物嫁接时的砧木、农作物有机防治的杀虫剂及除草剂等，安全无毒副作用。

（一）营养保健方面

1. 龙葵作为蔬菜食用

随着生活水平的提高，人们越来越追求绿色食品，龙葵恰好适应这种潮流。

将龙葵幼苗或炒或凉拌，美味可口、营养丰富。又由于其铁、碘含量较高，是缺碘地区补碘的又一种方法。

2. 龙葵作为水果食用

龙葵果色泽鲜艳，肉香口感好，果味纯正浓厚，营养丰富，是一种绿色保健水果。但切忌食用未成熟的龙葵果实。每100g龙葵成熟果汁中含总酸13g、果糖1.3g，且果中的蛋白质和淀粉含量较高。果实中共含有17种氨基酸，其中天冬氨酸的含量最高，谷氨酸次之，蛋氨酸最低。果实中含有多种矿物质，其中K、Na、Mg、Fe的含量较高。其蛋白质、淀粉、灰分和总酸度比苹果、桃和葡萄等常用果蔬中的含量还要高。维生素C为40.10mg，是西红柿的2倍，马铃薯的2.5倍，茄子的13倍；维生素B_1为0.0877mg，与马铃薯和西红柿接近，是茄子含量的3倍；维生素B_2为1.057mg，约为茄子的26倍；维生素A为0.0303mg；Ca为13.9mg；异亮氨酸为0.101mg/100mg；缬氨酸为0.113mg/100mg；亮氨酸0.157mg/100mg；苯丙氨酸0.114mg/100mg；苏氨酸为0.089mg/100mg。此外，龙葵茎、叶的营养也比较丰富，如叶中所含Ca和人体必需氨基酸总量分别是果实中含量的60倍和2.1倍。茎和叶含碘量较高，是缺碘地区补碘的好方法。

3. 龙葵漱口水

龙葵提取物在漱口水中的应用将进一步提升口腔用品在口腔护理上的功能，为口腔清洁、清除炎症、口气清新提供帮助。

4. 龙葵牙膏

澳洲茄胺具有抑菌作用，因此把龙葵的活性成分融入牙膏，对于牙龈炎、口腔溃疡的患者来说，具有较好的疗效，而且可以预防龋齿，有利于口腔卫生。

（二）食品方面

1. 果蔬

龙葵果肉酸甜可口，可作为野生水果食用。龙葵嫩梢、叶可做汤、作火锅料、凉拌或炒食，每100g龙葵叶含蛋白质4.3g、碳水化合物5.0g、脂肪0.8g、胡萝卜素0.93mg、维生素B_2 0.12mg、维生素C 137mg，含有丰富的营养成分，很受广大消费者欢迎。龙葵果实为多肉浆果，成熟的龙葵果含糖高，并富有人体所必需的氨基酸、矿物质、维生素等营养物质。龙葵果中汁占69%，果籽占

22%，果皮占9%，蛋白质、淀粉、粗纤维等含量较高，还含有丰富的矿物质，其中K的含量最高，其次是P、Mg、Ca、Na、Si、I等。每100g龙葵果含蛋白质3.01g、淀粉1.22g、粗纤维2.01g、总糖7.22g、还原糖5.84g、氨基酸0.923g、维生素C 40.1mg、维生素B_1 0.087mg、维生素B_2 1.067mg、维生素A 0.030mg、钙13.9mg、锌0.4mg、铁2.2mg、碘5.45mg。

因龙葵中含龙葵素、茄碱等有毒物质，故茎叶于食用前需用开水漂烫和浸泡以去除毒素。

2. 龙葵饮料

将龙葵果制成果汁饮料，不但消暑解渴，而且营养丰富，能预防某些疾病，具有一定的保健作用。

王丽君等人以东北野生龙葵成熟果为原料，破碎后用95%乙醇浸取，过滤，减压浓缩至1/4倍，得比重为1.08的黑-玫瑰红色的黏稠状龙葵浓缩果汁，该浓缩果汁每100mL中含维生素A 13600国际单位，维生素C 132.00mg，100mL龙葵浓缩果汁相当于13.5kg胡萝卜或196kg香蕉的维生素A含量，其维生素A含量为所有水果和蔬菜之首。北方野生龙葵浓缩果汁含17种植物氨基酸，其中以天冬氨酸196.5mg/100mL含量为最高，胱氨酸5.72mg/100mL为最低；17种氨基酸总含量为1060mg/mL，其中7种必需氨基酸总含量为2350.80mg/100mL。

杨萍以新鲜成熟的龙葵果和山葡萄为原料做成饮料，最佳配方为：龙葵汁35%、山葡萄汁35%、蔗糖8%、柠檬酸0.10%、海藻酸钠0.15%，该饮料口感细腻，酸甜适口，具有浓郁的龙葵山葡萄的复合香气，是集营养和保健于一体的天然饮品，适合各种人群饮用。

李维江等以发酵乳和龙葵汁为主要原料，研究了野生龙葵汁乳酸菌饮料的最佳工艺与配方，结果表明龙葵汁10%、乳化稳定剂0.4%、发酵乳30%、白砂糖10.5%、菌种比1∶1，42℃发酵4小时，配制的乳酸菌饮料具有较好的口感和稳定性。用龙葵果制作饮料，工艺简单，所得饮料色正味美，富含营养，具有保健功能，适合于各类人群饮用。

蒋继丰等以龙葵果为原料，研究采用酵母菌和醋酸菌连续液态发酵生产龙葵果醋的发酵工艺，结果表明，发酵温度为32℃，发酵液容量为40%，接种量为20%较理想，既能保证质量，又能降低成本。

王晓英等以感官评价为指标，采用正交试验方法，确定龙葵果茶的最佳配方为：龙葵果汁45mL/100mL、蔗糖20g/100mL、柠檬酸0.16g/100mL，CMC与黄原胶为复合稳定剂，添加量为 0.05、0.01g/100mL。此配方及工艺制备的龙葵果茶冲调后呈淡紫红色，果汁澄清透明，酸甜可口，具有龙葵果的特殊风味，是一种营养丰富的果茶饮品。王晓英等还进行了龙葵果蓝莓复合酸牛乳饮料的研制，以龙葵果、蓝莓、牛乳为主要原料，通过单因素试验和正交试验确定饮料最佳配方：龙葵果汁与蓝莓汁体积比为 6：4，混合汁添加量为 40mL/100mL，白砂糖添加量为 10g/100mL，柠檬酸添加量为 0.07g/100mL，稳定剂为黄原胶、果胶、卡拉胶（2：1：1）的复合稳定剂，添加量为 0.2g/100mL。

翁梁等研制了野生龙葵果酸奶，并对其工艺条件进行研究。实验将龙葵果榨汁与牛乳一起发酵，通过正交试验确定酸奶的最佳配方和发酵工艺，结果显示龙葵酸奶的最佳配方为龙葵汁 9%、蔗糖 10%、复配稳定剂（黄原胶：明胶：琼脂=1：1：1）0.3%；龙葵酸奶最佳发酵工艺条件为接种量 3%，发酵温度 39℃，发酵时间 4 小时。工艺流程：龙葵果→榨汁→过滤→调配（牛乳＋蔗糖＋复配稳定剂）→均质→灭菌→冷却→接种→发酵→后熟→成品。榨汁时将龙葵果沥干水后加入 0.1% 抗坏血酸和 0.05% 柠檬酸打浆，打浆结束后在汁液中加入 0.05% 的果胶酶，45℃保温 5 小时，再将汁液过 60 目筛。调配混匀后预热到 70℃，静置 10 分钟，在 70℃时均质（压强 20MPa）1 次，均质后升温至 90～95℃，杀菌 5 分钟，杀菌结束后迅速将混合乳液冷却至 35～42℃。将经 3 次活化后的菌株接种到复原乳培养基中进行驯化，再将驯化后的保加利亚乳杆菌和嗜热链球菌按 1：1 接种到牛乳培养基中制备生产发酵剂。在无菌操作条件下，将生产发酵剂按一定的量接入冷却后的混合乳液中，充分混匀装瓶发酵，达到凝乳状态终止发酵，取出置于冰箱 0～4℃中冷藏后熟 12 小时。

林柯等以野生龙葵果为主要原料，经乳酸发酵，再经调配、杀菌等工艺研制出龙葵乳酸发酵饮料。试验结果表明，龙葵乳酸发酵的最佳发酵条件为乳酸菌接种量 6%，发酵温度 38℃，发酵时间 12 小时；龙葵乳酸发酵饮料的最佳配方为龙葵发酵汁 30%，白砂糖 12%，柠檬酸 0.06%，稳定剂 0.4%。

山豆根龙葵薄荷茶。有人称其为肿瘤患者的茶饮。配方：山豆根、龙葵、夏枯草各 30g，嫩薄荷 3g。将山豆根、龙葵、夏枯草、嫩薄荷冲洗一下，放入砂锅中，加水煎取汁液。代茶饮，分 2 次服，每日 1 剂。可清热解毒。适用于早期喉癌。

3. 龙葵果酒

龙葵果酒酒液紫红透明，色泽鲜艳，酒味醇厚纯正，香气浓郁，风格独特，具有营养保健价值。

刘志明等以成熟龙葵果、蜂蜜、白砂糖为原料，龙葵果浆体的含糖量17%，果酒醇母和活性干醇母比例为3:1，加量1.3%，发酵时间5天，发酵温度26℃，酿制的龙葵果酒色泽浅黄，酒味芳香，口感醇厚，总糖含量8%～10%，酒精含量8.5%，pH值为4.1～4.4。曹军胜将成熟龙葵果实装入筐内用流动的清水漂洗，然后取出淋干，放入高速组织捣碎机捣碎，得到浆体；蜂蜜加入1倍量的水稀释后，在90℃灭菌5分钟，冷却至30℃左右备用；按4:1的比例将龙葵果浆和经处理的蜂蜜混合，再用白砂糖调至含糖量为17%左右，接入5%龙葵果汁培养成的酒母进行酒精发酵，温度控制在25℃，发酵5～7天，主发酵结束，压滤出新酒液，封坛后醇1个月（20～25℃），澄清处理，并且用白砂糖和适量蜂蜜调酒度，陈酿6个月至1年后得色紫红、澄清透明、有光泽、具有龙葵果酒应有的芳香、入口醇和、酸甜可口的果酒，其总糖8%，酒精含量15%（V/V），总酸0.4g/100mL（以柠檬酸计）。

罗永华等人对龙葵果果酒提取工艺进行了研究，结果表明龙葵果发酵的最佳工艺条件为：发酵温度30℃，发酵液的加糖量为15g，接种量为30%，发酵周期为6～7天。马微微等人研究了自制龙葵果酒止咳化痰作用，其用龙葵果实2000g，加入白酒5000g浸泡30天至酒呈暗红色。结果表明，龙葵果酒（5～20mL/kg）具有止咳作用，且溶剂对照组与模型组比较无显著性差异，说明龙葵果酒止咳效果与白酒及给药浓度无关；龙葵果酒（10～20mL/kg）能增加小鼠气管酚红排泌量，有显著的祛痰作用。

张彦等研究了以生产龙葵饮料的下脚料果渣为原料生产龙葵果酒的加工工艺。龙葵酒酿造工艺流程如下：龙葵果渣→调浆→破碎匀浆（添加SO_2）→成分调整→接种→发酵→渣液分离→补加SO_2→陈酿澄清→调配→灌装→成品。调浆时将加工龙葵饮料的下脚料果渣按1:4加水调成浆状。破碎匀浆（添加SO_2）将上述浆液用高速匀浆器破碎3次，以形成较稳定的悬浊液，同时添加60mg/L的硫代硫酸钠，此悬浊液称为"果浆"。经测定该果浆含糖量为4.3%，为发酵顺利，应适当添加葡萄糖至糖度18%以提高发酵酒度。把经分离驯化的啤酒酵母用龙葵果汁进行扩大培养，制成酒母，接入调整成分后的果浆中。采用密闭式发酵，在发酵过程中装料不宜过满，以2/3容量为宜，每天要开动搅拌器5分钟。当酒盖下沉、液面平静、有明显的酒香、无霉臭和酸味时，可视为前发酵结束，然后密封发酵罐，待酒液澄清后，分离出上清液，余下的酒渣离心分离。分离出

的酒液应立即补加 SO_2 并密封陈酿。龙葵酒装瓶后置于 70℃ 的热水中杀菌 20 分钟后取出冷却即得成品。结果表明，选择固液比 1∶4，接种量 8%，糖度 18%，温度 22℃，pH 值 3.4，主发酵 7 天，每分钟 4000 转离心 25 分钟，可得到澄清的酒液，陈酿后酒味更佳。

蒋继丰等研究了液态发酵法生产龙葵果酒的工艺。以生产龙葵饮料的下脚料果渣为原料，采用液态发酵法生产果酒的研究，在国内外均属首次报道，该法具有发酵速度快、易于控制等优点。

宋世勇等以具有高营养的龙葵果为原料，配制出一种低度饮料酒，该酒的酒度（20℃时体积分数）为 18%，挥发酸（以乙酸计）为 0.1mg/100mL，糖度（以葡萄糖计，质量分数）10%，总酸（以柠檬酸计）为 0.45g/100mL。该低度饮料酒既保留了龙葵果中的营养成分，又解决了部分地区野生龙葵果的处理问题，同时也满足了市场上当代年轻人对低度饮料酒的需求。

龙葵果酒的酿造过程中常出现后期酒精度下降问题，这是因为温度在 33℃ 左右时，发酵液中的糖不再转化为酒精而转化为乙酸，因此在发酵过程中达到最高酒精度含量时，应及时结束发酵，这样才能酿造出酒精度合格、口味柔和的果酒。

4. 龙葵果罐头

加工条件为烫漂温度 60℃，烫漂时间 10 分钟，糖水浓度 60%，排气温度 40℃，排气时间 15 分钟。在此条件下罐头产品感官与品质最佳。

5. 龙葵果酱

将果实大、成熟度适中的龙葵果用饮用水冲洗，清洗后的果实放入研磨机磨碎。再将磨碎的果实送入搅拌机搅拌，使果实变成糊状稀料，然后用粗纱布把稀料过滤，去掉渣子。在过滤好的稀料里加入适量蜂蜜（1kg 龙葵加入 100 ~ 200g 蜂蜜即可）后进行第二次搅拌，使蜂蜜与龙葵果稀料混合均匀，封装即可。该方法制作的果酱风味独特，酸甜适口，营养丰富，在常温下可储存 1 年以上。

6. 食用色素

龙葵果成熟时为紫黑色，含有丰富的红色素。以龙葵果红色素为提取资源，可降低提取天然红色素的成本，龙葵红色素易于提取，品质好，营养丰富，在一定条件的控制下性质较稳定，是优质的天然色素资源，具有一定的开发价值。范萃丽等采用超声波辅助浸提法，对龙葵果红色素的浸提条件进行系统研究，确定其最佳浸提工艺，即浸提溶剂为柠檬酸水溶液，质量分数为 1.5%，料液比为 1:10（g/mL），提取温度为 50℃，浸提时间为 30 分钟。曹熙敏以野生龙葵果实为原料，采用微波辅助萃取法，对龙葵果红色素的最佳浸提条件及浸提溶剂条件进行了筛选，结果表明微波辅助提取龙葵果红色素的最佳浸提条件是以 1.5% 柠檬酸溶液为提取剂，微波火力为中高火，料液比为 1:20，微波处理时间 1 分钟。与传统的加热提取和常温提取相比，此法极大地缩短了提取时间，而且提取率也明显提高。该色素在酸性条件下（pH ≤ 3）具有较好的稳定性，温度不超过 60℃比较稳定，Cu^{2+} 和 Al^{3+} 对色素溶液有增色作用，Fe^{3+} 对色素有不良影响，能使色素溶液变色；氧化剂 H_2O_2 对色素有严重的破坏作用；蔗糖、葡萄糖对色素溶液具有一定的保护作用。

另外可提取食用褐、绿、蓝染料及花青苷色素。龙葵果的色素在不同 pH 的水或 95% 乙醇中显示不同颜色，当 pH 值 1 ~ 5 时显玫瑰红色，pH 值 5.5 ~ 6 时蓝紫色，pH 值 7 时蓝色，pH 值 8 ~ 14 时在水中显蓝色，在乙醇中显绿色。龙葵果含花青苷色素（果皮含量最高），它很容易通过浸取的办法溶出。溶剂可以是醇类或酸类的水溶液，醇类以乙醇为宜，它无毒且价格相对便宜；酸类如柠檬酸、酒石酸、醋酸、盐酸皆可。徐亚维等以龙葵果为原料，以原花青素提取率为指标，通过正交试验，确定野生龙葵果中原花青素的最佳提取工艺条件为：提取溶剂为 60% 的乙醇，料液比 1:15，提取温度 25℃，提取时间 80 分钟；此优化条件下提取野生龙葵果中原花青素的含量最高，达 0.0552%。徐亚维还以龙葵果为原料，以吸附和解吸效果为分析指标，对比分析了 5 种不同树脂等其他因素对龙葵果中花青素的分离纯化效果。其中 AB-8 树脂最适合分离纯化龙葵果中的花青素，最佳吸附和解吸条件为：吸附温度为 35℃，吸附时间为 6 小时，流速为 2mL/min，解吸温度为 30℃，乙醇浓度为 70%，乙醇用量为 9 倍体积。

7. 龙葵糖

龙葵中含有很多活性成分，具有清热去火、抗菌等作用。把其中活性成分提取物加入口香糖中，则口香糖柔软耐嚼，能部分清除附着在牙层表面的细菌、污垢及食品残渣，起到洁齿、消除口臭、清洁口腔的作用，而且对牙龈炎也有一定的治疗和预防作用，特别适合现在工作压力较大的人群食用。食用软糖中加入龙葵的功能成分，则既保持了龙葵的特色，又丰富了糖果的品种，是一种集保健、风味、口感于一体的新型软糖，非常适合有轻度高血压的老年人食用。

（三）农业方面

龙葵植物亲和力强，容易成活，抗性强，不易生病虫，含生物碱有一定的生物毒性，因此被广泛应用于农业方面。

在嫁接技术中作为砧木。张沿江等人用龙葵嫁接茄子，亲和力强，容易成活。植株适应范围广，长势强。同样的土壤条件，嫁接苗生长健壮，抗病能力强，一般的黄萎病、褐斑病等不再发生。节间明显缩短30%左右，每株可同时坐果3～6个，产量明显提高。

杀虫作用。赵博光的试验结果表明，龙葵对马铃薯甲虫雌成虫具有特殊产卵引诱力，甚至比马铃薯引诱力强3倍，但龙葵并不能支持其幼虫的生长，因而可以把龙葵称作马铃薯甲虫的"死亡陷阱"。利用这种特性对害虫进行防治和监测，在被危害的植物周围种植这些"死亡陷阱"植物以引诱害虫产卵，并自动将后代消灭，不失为一种无公害、花费小的新的生物防治和监测方法。刘世巍等研究发现，龙葵绿果对小菜蛾具有很高的触杀活性，杀虫活性由大到小依次为石油醚萃取物＞氯仿萃取物＞乙酸乙酯萃取物＞正丁醇萃取物＞水萃取物，其中石油醚萃取物的杀虫活性最高，72小时的校正死亡率可达83.33%。龙葵、蒲公英提取物对番茄早疫病原菌、黄瓜黑星病原菌、辣椒丝核病原菌、黄瓜枯萎病原菌有一定抑菌作用，龙葵提取物的总体抑制率比蒲公英的高，乙醇为最佳提取溶剂。

土壤修复。龙葵是重金属镉超累积植物，它生长周期短，生物量大；具有较强的抗逆境能力，较强的争光、争水和争肥能力；营养生长迅速，繁殖能力强，在环境条件适宜情况下生物量能够急剧提高。若对这些特点加以充分利用，有利于弥补现有修复植物生长周期长及生物量较小等缺点，因而是较理想的植物修复资源。

通过对重金属镉（Cd）超累积植物龙葵 *Solanum nigrum* L. 内生菌优势种进行分离纯化，并用含 Cd^{2+} 培养基初步筛选，得到7株有抗性的菌株，分别命名为 SDE01～07，其中 SDE06 在 Cd^{2+} 浓度为 80mg/L 的条件下仍能生长，抗性最强，经鉴定此菌株属芽孢杆菌属 *Bacillus* sp.。对 SDE06 在不同条件下去除 Cd^{2+} 的情况进行研究的结果表明，正交试验得最佳实验条件为培养时间36小时，pH 值6.0，温度37℃，初始 Cd^{2+} 浓度为 20mg/L，此条件下 Cd^{2+} 的去除率达80.5%。

杨杰等研究结果表明，谷氨酸、甘氨酸、半胱氨酸复合处理能够促进龙葵对土壤环境中镉、多环芳烃的富集作用，且 0.3mmol/kg 谷氨酸 +0.3mmol/kg 甘氨酸 +0.3mmol/kg 半胱氨酸复合处理效果最佳。王林等研究指出（NH$_4$）$_2$SO$_4$ 能显著增加龙葵地上部分干重，达到显著提高龙葵地上部分（茎、叶）镉的积累量；高浓度 KCl 处理可以明显增加龙葵茎、叶镉含量，然而抑制地上部分干重增加。毛亮等的研究表明，垃圾填埋场土壤中筛选的绿色木霉菌和淡紫拟青霉菌株有促进龙葵生长的作用，可增强龙葵对 Cd、Pb 的超富集能力。裴昕等研究中发现，刈割处理后的龙葵生物量和生长速率都显著增加，通过比较不同时期龙葵地上部镉的积累量，发现刈割可有效促进龙葵对镉的富集能力。

除草作用。何付丽等人研究了龙葵果实汁液除草活性，其活性较高，热稳定性较好，在 150℃下加热 0.5 小时依然保持除草活性。龙葵果实汁液对龙葵种子萌发的抑制作用高于对反枝苋的抑制作用。水培 14 天，龙葵果实汁液含量为 1% 时，只能推迟龙葵种子的萌发时间，对最终的发芽率没有影响；含量为 5% 时，龙葵种子的发芽率仅为 21.5%；含量为 10% 时能够完全抑制龙葵种子的萌发；含量低于 5% 时，对反枝苋种子萌发没有影响；含量为 10%、15%、20% 时，反枝苋的发芽率分别为 60.00%、43.75%、22.50%。

孙芳等研究表明，龙葵中的两种糖苷生物碱对黄瓜和生菜幼根生长具有明显的抑制作用，并且呈浓度依赖性关系，因此尽可能不要与黄瓜和生菜轮作、间作或套作。

（四）医药应用方面

精制龙葵汤抗肿瘤效果较之于传统组方，有了极大的提高。据悉，其目前已经获得多项国家专利。山东青岛第六人民医院和北京市肿瘤防治研究所共同研制的白英龙葵复方制剂对人胃癌细胞有抑制作用。龙葵片对原发性肝癌有明显的治疗作用。复方龙葵片可治疗老年慢性气管炎。口服龙葵浓缩果汁配成的龙葵止咳冲剂可止咳、平喘、祛痰，用于治疗急性或慢性气管炎。用龙葵栓（主要药物为龙葵、木鳖子、蚤休、大黄、马鞭草等）治疗慢性细菌性前列腺炎，效果优于野菊花栓。龙葵草合剂治疗功能失调性子宫出血，总有效率达 90%。用龙葵散（新鲜龙葵果实 50g，白矾 30g）外敷可治疗复发性口疮。复方龙葵颗粒剂可清热解毒，镇咳祛痰，用于治疗急性、慢性气管炎。复方龙葵糖浆可治疗肝癌。欣力康可清热解毒，扶正益气，可辅助治疗癌症。复方龙葵胶囊可治疗肿瘤。

龙葵在我国分布广泛，资源丰富，生活环境要求不高，易于人工栽培，有很高的营养价值和药用价值，在药用和食用、农业、日用化工等领域表现出越来越广阔的前景，有望成为新的开发热点。今后在龙葵资源的开发利用过程中，应在资源保护的前提下，加强龙葵的综合利用和产品的深加工，注重研发新产品，优势开发出一系列具有药用和保健价值的药品、饮料、食品，推进龙葵由资源优势向经济优势的转化。

第三节　生药学研究

一、基原

龙葵果来自龙葵 *Solanum nigrum* L. 的近成熟果实。龙葵果实乌黑紫色，平均直径 0.98mm，单果重 0.48g；每花序中有花 7.2 个；种子千粒重 1.01g。植物形态见"品种与产地"。少花龙葵果实亮黑紫色。

研究表明，龙葵在我国有 5 个不同形态类型，分别为黄果龙葵、紫茎龙葵、绿茎龙葵、绿脉少花龙葵、褐脉少花龙葵，根据酯酶及过氧化物酶同工酶进行等级分类，共两大类，前三种为一类，后两种为另一类；按形态、地理分布、染色体倍数将龙葵分为两种，即龙葵和少花龙葵。龙葵的染色体基数为 12，即 X=12。少花龙葵是二倍体（2X=24）；黄果龙葵是四倍体（4X=48）；龙葵是六倍体（6X=72）。

二、性状鉴别

1. 果实

干品呈类球形，皱缩，直径 2～5mm。表面黑褐色、黄绿色，顶端有一圆形花柱残痕，下端时有一细果柄。体轻易碎，种子多数，圆扁形，黄白色。气微，味酸微苦。

2. 鲜果

呈类球形、球形，直径 2～8mm。表面黄绿色，果体柔软水润，其余同（干）果实。

3. 全草

茎圆柱形，多分枝，长 30～70cm，直径 0.2～1cm，表面绿色或黄绿色，具纵皱纹。质硬而脆，断面黄白色，中空。叶皱缩或破碎，完整者呈卵形或椭圆形，长 2 ～ 12cm，宽 2 ～ 6cm，先端锐尖或钝，全缘或有不规则波状锯齿，暗绿色，两面光滑或疏被短柔毛；叶柄长 0.3 ～ 2.2cm。聚伞花序蝎尾状，腋外生，花 3 ～ 6（10）朵，花萼棕褐色，花冠棕黄色。浆果少见，球形，柴黑色或棕褐色，皱缩。种子多数，黄白色。气微味淡。以茎叶色绿、带果者为佳。

三、显微鉴别

1. 果实显微横切

外果皮为一列石细胞，外壁凸凹不平。中果皮为数列薄壁细胞，一般 3 ～ 5 列。内果皮常看不清。种皮表皮为一列石细胞，外被种毛，其内为被挤压的 2 ～ 3 列薄壁细胞，最内为一列长方形细胞。胚与子叶细胞含糊粉粒和脂肪油滴。

2. 果实粉末特征

粉末褐色、棕黄色或黄绿色，外果皮石细胞多角形或类圆形，可见多数网纹。外果皮表皮细胞表面观为多角形，壁稍增厚，有角质纹理。外果皮及种皮石细胞直径 50 ～ 150μm。种皮石细胞表面观垂周壁弯曲，近内侧强烈增厚，壁孔明显，侧面观内侧壁与垂周壁增厚，可见增厚的条纹。种毛为单细胞针状毛。胚乳与子叶细胞含众多糊粉粒和脂肪油滴。见图 1-13。

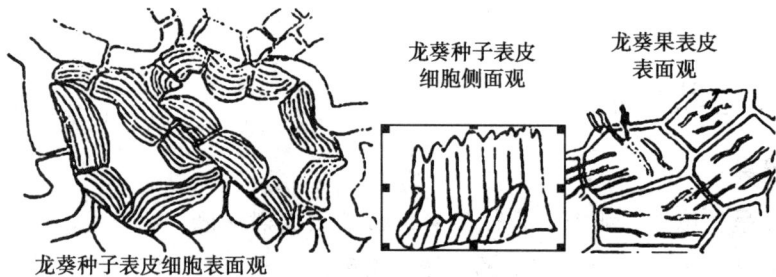

龙葵种子表皮细胞侧面观

龙葵果表皮表面观

龙葵种子表皮细胞表面观

图 1-13　果实粉末特征图

3. 叶片构造

主脉向上下两面凸起，且两面均有 1 ～ 3 列厚角细胞，维管束双韧型，木质部新月形，有形成层。薄壁细胞中可见砂晶。上表皮细胞近长方形，外被角质层，下表皮细胞近方形，较小。栅栏组织 1 列细胞，较长，在叶脉处不延续。海绵组织细胞两层，排列较紧密。上、下表皮细胞垂周壁波状弯曲，有不等式气

孔，副卫细胞 3 ~ 5 个。非腺毛 1 ~ 5 细胞，以 3 ~ 4 细胞多见，有的有 1 ~ 2
细胞缢缩，长 33 ~ 324μm，直径 21 ~ 75μm，壁稍厚，具疣状突起。腺毛头 1 ~
4 细胞，类圆形，直径 24 ~ 33μm。其中一种头为多细胞，柄为单细胞，头细
胞 1 层者为 4 个细胞，呈扁圆形，长 42.5μm，宽 52.9μm，头细胞下有一个颈细
胞，柄长 27.2μm，斜生；头细胞 3 层者呈椭圆形，长 51.3μm，宽 36.7μm，柄长
41.0μm，弯曲，背地生长。另一种头为单细胞的腺毛的柄由 2 ~ 5 个细胞组成，
叶柄具 1 ~ 3 束双韧型维管束。见图 1-14。

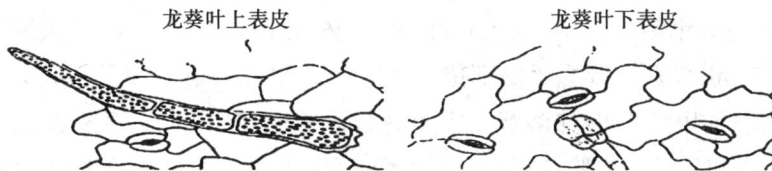

图 1-14　龙葵叶上下表皮图

4. 茎横切面

近圆形，有四个棱脊，在棱脊处有厚角细胞。表皮细胞一列，近长方形，外壁稍增厚且栓化，被较厚的角质层。皮层近表皮处 2 ~ 3 层为厚角细胞，未见内皮层。中柱鞘处有壁稍厚的非木化的纤维束。维管束环列，双韧型，大小相间排列不明显，韧皮部小，时见砂晶。形成层成环。初生木质部 8 ~ 10 束，次生木质部发达，木质部细胞均木质化，射线细胞 2 ~ 3 列。髓较大，周围有髓周韧皮束，很小，与木质部之间有薄壁细胞隔开。见图 1-15。

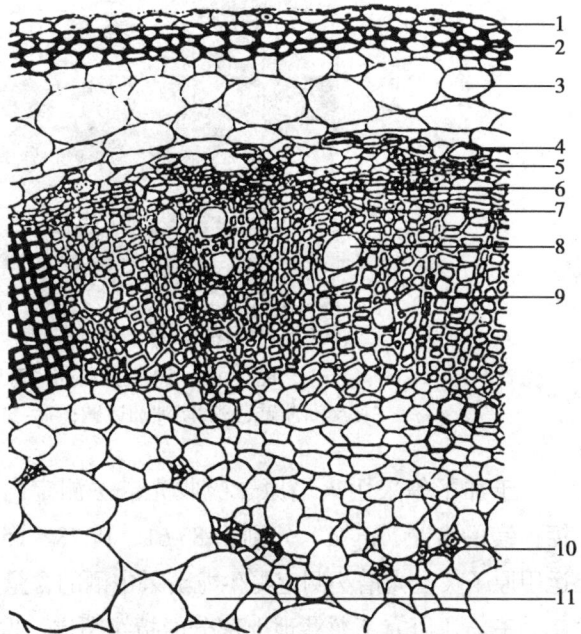

图 1-15　龙葵茎横切面构造详图（×200）

1. 表皮；2. 厚角组织；3. 皮层；4. 中柱鞘纤维；5. 韧皮部；6. 形成层；7. 砂晶；8. 木质部；9. 射线；10. 髓周韧皮束；11. 髓

四、理化鉴别与质量控制

皂苷的泡沫反应、浓硫酸-乙醇反应均为阳性，显示含有皂苷；甾体生物碱的碘化铋钾、碘化汞钾、碘-碘化钾反应均为阳性，显示含有甾体生物碱。

唐于平等取龙葵地上部分的粉末15g，加75%甲醇150mL，加热回流1小时，放冷，滤过，滤液蒸干，残渣加水10mL使溶解，通过D101型大孔吸附树脂（10g，500mm×20mm）柱，以30%乙醇150mL洗脱，弃去30%乙醇部位，再用75%乙醇150mL洗脱，收集洗脱液，蒸干，残渣加甲醇5mL使溶解，溶液加于中性氧化铝柱（100～120目，5g，内径15mm，用甲醇湿法装柱）上，用甲醇150mL洗脱，弃去甲醇部位，再用85%甲醇150mL洗脱，收集洗脱液，蒸干，残渣加甲醇1mL使溶解，作为供试品溶液。吸取上述溶液3μL，与对照品溶液分别点于同一硅胶G板上，以乙酸乙酯-甲醇-浓氨试液（2∶9∶1）为展开剂，展开，取出，晾干，喷以改良碘化铋钾试液，晾干，日光下检视。供试品色谱中，在与对照品色谱相应的位置上，显相同颜色的斑点。结果见图1-16。

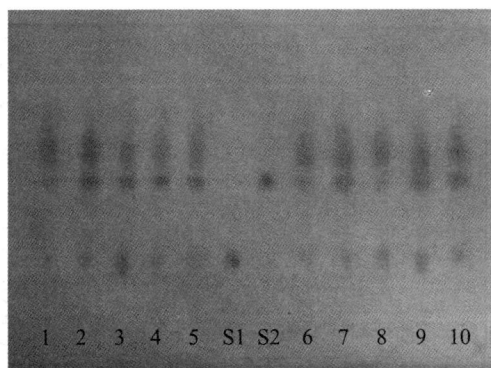

图1-16 10批龙葵药材薄层色谱图
S1.澳洲茄碱；S2.澳洲茄边碱；1～10为10批龙葵药材

于加平等采用火焰原子吸收光谱法测定出野生龙葵果中铁、锰、锌、铜、钙、镁的含量（μg/g）分别为83.61、17.78、35.47、8.03、6977.27、302.19，再运用原子荧光光谱法测定野生龙葵果中硒的含量为0.018μg/g。

王立业研究了龙葵地上部分的指纹图谱。取本品粉末约2g，真空干燥12小时，精密称定，加60%乙醇20mL，超声提取2次，每次20分钟，滤过，合并滤液，减压回收乙醇至近干，用60%乙醇转移至25mL容量瓶中，加60%乙醇至刻度，摇匀，用微孔滤膜（0.45μm）滤过，即得供试品溶液。用 Phenomendex C$_{18}$（250mm×4.6mm）柱，流动相系统用A：乙腈（0.3‰三乙胺），B：水：甲醇=8:2（0.3‰三乙胺）系统。二元线性梯度洗脱：0～10分钟，10%～15%A；10～15分钟，15%～30%A；15～30分钟，30%～34%A；30～52分钟，34%～50%A；52～55分钟，50%～55%。柱温30℃，进样量25μL测定41批次指纹图谱。经过相似度软件处理可以看出，不同产地的龙葵药材之间化学成分存在较大的差异，根据它们的相似度值，将收集到的41批龙葵药材分为三类：第一类药材间的相似度小于0.50，如S25、S29、S31、S32、S37，产地分别为上海、广东深圳、广西桂林、黑龙江鹤岗、辽宁沈阳（6月20日采），这类药材的各成分含量明显有别于其他产地药材。第二类药材的相似度在0.55～0.9之间，如S6、S9、S24、S40、S13、S19、S20、S21、S23、S36，药材来自吉林梅河口、河北唐山、内蒙古赤峰、安徽黄山县、湖南郴州、辽宁大连、新疆乌鲁木齐、海南海口、辽宁沈阳（10月5日和7月5日采），相似度略低，也不宜采用。第三类相似度均在0.9～1.00之间，药材的产地为辽宁海城、山东泰安、吉林长春、北京顺义、河北石家庄、吉林梅河口、河南平顶山、内蒙古通辽、河北唐山、河北廊坊、辽宁朝阳、天津蓟县、陕西西安、吉林四平、河南郑州、辽宁锦州、山西运城、河南信阳、山东德州、辽宁沈阳（7月25日）、内蒙古赤峰、陕西咸阳等地，主要集中于东北、华北、西北和华中北部各省。见表1-3、表1-4。

表 1-3　样品情况汇总

样品编号	样品产地	采集时间	样品编号	样品产地	采集时间
1	辽宁海城	2006.08	22	辽宁沈阳	2006.08
2	山东泰安	2006.08	23	海南海口	2006.08
3	吉林长春	2006.08	24	内蒙古赤峰	2006.08
4	北京顺义	2006.08	25	上海	2006.08
5	河北石家庄	2006.08	26	陕西西安	2006.08
6	吉林梅河口	2006.08	27	河南郑州	2006.08
7	河南平顶山	2006.08	28	山西运城	2006.08
8	内蒙古通辽	2006.08	29	广东深圳	2006.08
9	河北唐山	2006.08	30	浙江杭州	2006.07
10	河北廊坊	2006.08	31	广西桂林	2006.07

续表

样品编号	样品产地	采集时间	样品编号	样品产地	采集时间
11	辽宁朝阳	2006.08	32	黑龙江鹤岗	2006.09
12	天津蓟县	2006.08	33	陕西咸阳	2006.08
13	安徽黄山县	2006.08	34	辽宁沈阳	2006.07.20
14	吉林四平	2006.08	35	辽宁沈阳	2006.08.05
15	辽宁锦州	2006.07	36	辽宁沈阳	2006.07.05
16	河南信阳	2006.09	37	辽宁沈阳	2006.06.20
17	山东德州	2006.08	38	辽宁沈阳	2006.09.04
18	沈阳东陵	2006.07.25	39	辽宁沈阳	2006.09.19
19	湖南郴州	2006.08	40	辽宁沈阳	2006.10.5
20	辽宁大连	2006.08	41	辽宁沈阳	2006.08.19
21	新疆乌鲁木齐	2006.08			

表 1-4 不同产地和不同采收期的 41 批龙葵药材指纹图谱相似度比较

编号	相似度	编号	相似度	编号	相似度	编号	相似度
S1	0.965	S12	0.979	S23	0.587	S34	0.953
S2	0.954	S13	0.847	S24	0.863	S35	0.978
S3	0.942	S14	0.974	S25	0.406	S36	0.537
S4	0.985	S15	0.971	S26	0.941	S37	0.414
S5	0.964	S16	0.909	S27	0.927	S38	0.935
S6	0.962	S17	0.853	S28	0.961	S39	0.943
S7	0.984	S18	0.954	S29	0.363	S40	0.876
S8	0.983	S19	0.83	S30	0.518	S41	0.945
S9	0.882	S20	0.557	S31	0.283		
S10	0.911	S21	0.801	S32	0.362		
S11	0.933	S22	0.942	S33	0.978		

龙葵地上部分的共有模式图和沈阳龙葵地上部分参照指纹图谱见图 1-17。

制备：将经分离得到的 12 个对照品（a、b、c、d、e、f、g、h、i、j、k、l）分别取适量，以 60% 乙醇溶解制成一定浓度的对照品溶液。按上述条件进行实验，得图谱如图 1-18 所示。

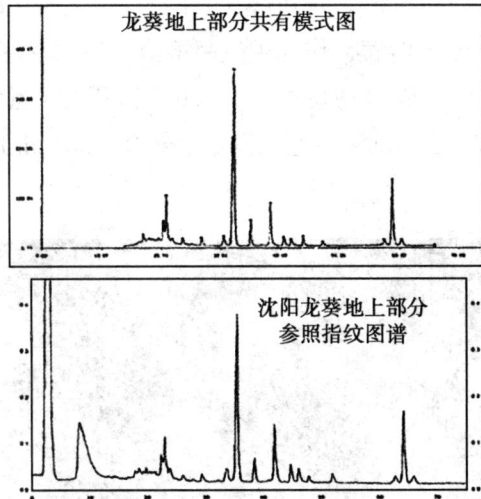

图1-17　龙葵地上部分的共有模式图（上）和
沈阳龙葵地上部分参照指纹图谱（下）

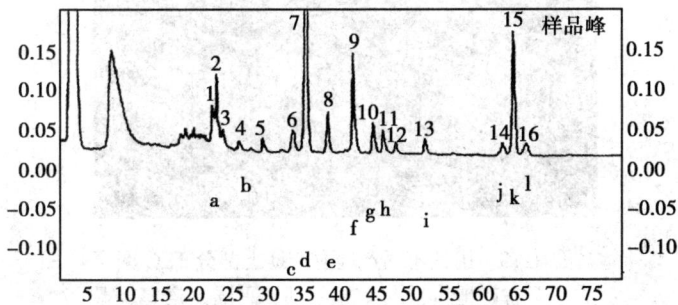

图1-18　龙葵的12个对照品HPLC图
a-2；b-4；c-6；d-7；e-8；f-9；g-10；h-11；i-13；j-14；k-15；l-16

　　袁建海等利用反相高效液相色谱法快速测定龙葵中3种甾体生物碱的含量。采用 Agilent Zorbax SB-C$_{18}$（150mm×4.6mm，5μm）色谱柱，以乙腈-1%磷酸为流动相，流速1.0mL/min，进样量20μL，柱温30℃，205nm条件下检测，以梯度洗脱方式在30分钟内分离了澳洲茄碱、澳洲茄边碱和khasianine 3种生物碱。澳洲茄碱含量测定的线性范围为0.860～10.320μg（r=0.9997）；澳洲茄边碱含量测定的线性范围为0.726～8.710μg（r=0.9997）；khasianine含量测定的线性范围为0.696～8.352μg（r=0.9998），平均回收率分别为100.18%、99.08%、99.88%。

取龙葵地上部分的粉末 3g，加甲醇 30mL，超声处理 30 分钟，滤过，滤液蒸干，残渣加甲醇 2mL 使溶解，作为供试品溶液。另取龙葵对照药材 3g，同法制成对照药材溶液。用硅胶 G 薄层板，二氯甲烷 - 甲醇 - 氨水（8∶1.5∶0.4）为展开剂，以 10% 硫酸 - 乙醇试液显色，再置紫外灯（365nm）下检视斑点，分离效果好。结果见图 1-19。

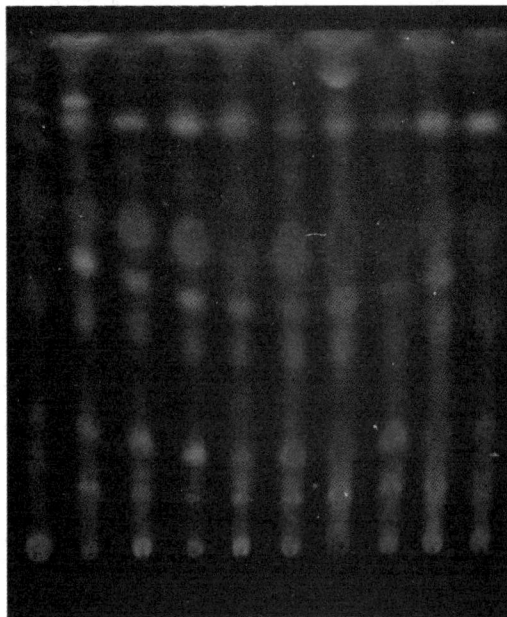

图 1-19　山西不同产地龙葵地上部分 TLC 图
从左至右产地依次为太原南郊、平陆、定襄、晋城华草药业、双鹤医药公司、稷山、大同药材公司、太原南郊、绛县药材公司、运城神农百草堂

李志辉等采用 UPLC 法，以澳洲茄碱、澳洲茄边碱和 khasianine 为指标；色谱条件为：ACQUITY UPLC BEH C_{18} 色谱柱（2.1mm × 250mm，1.7μm），甲醇 -0.5% 乙酸水溶液为流动相，梯度洗脱，检测波长为 205nm，流速为 0.5mL/min，柱温为 35℃；对分别采购于广东各区田间及药材批发市场的龙葵药材（地上部分）进行质量分析，结果龙葵药材中 3 个成分进样量依次在 0.865 ～ 17.300μg、0.730 ～ 14.600μg、0.700 ～ 14.000μg 内与峰面积线性关系良好（r=0.9999），平均加样回收率（n=9）分别为 98.86%、98.91%、98.27%，RSD 值均小于 1.50%；广东省境内 8 个产区龙葵药材质量存在差异。结果见表 1-5。

表 1-5　龙葵药材中 3 种指标成分质量分数（n=6）

样品来源	澳洲茄碱		澳洲茄边碱		khasianine	
	质量分数 / mg · g⁻¹	RSD/%	质量分数 / mg · g⁻¹	RSD/%	质量分数 / mg · g⁻¹	RSD/%
广东番禺	0.75	0.47	1.13	0.57	0.73	0.47
广东黄埔	0.71	0.18	1.25	0.49	0.69	0.59
广东开平	0.89	0.21	1.20	0.64	0.62	0.67
广东恩平	0.94	0.42	1.50	0.37	0.61	0.49
广东湛江	0.72	0.85	1.20	0.19	0.53	0.81
广东韶关	0.94	0.18	1.81	0.57	0.76	0.87
广东致信	0.95	0.83	1.27	0.64	0.82	0.91
广东番禺	0.94	0.19	1.94	0.81	0.94	0.67

采用 HPLC-ELSD 法测定 10 批药材中澳洲茄碱和澳洲茄边碱含量，色谱条件：色谱柱 Alltima C$_{18}$（250mm × 4.6mm，5μm）；流动相：0.02% 三乙胺乙腈 - 水（38∶62）；流速：1.0mL/min；ELSD 条件：气体压力 30psi，漂移管温度 70℃，喷雾器温度 36℃。此条件下样品中的澳洲茄碱和澳洲茄边碱可达到良好的分离，其含量范围分别为 0.005% ~ 0.0048%、0.006% ~ 0.053%，并测定得其水分范围为 7.25% ~ 11.2%、总灰分范围为 10.1% ~ 15.7%、酸不溶性范围为 0.499% ~ 2.08%、稀乙醇浸出物范围为 14.1% ~ 23.9%。结果见表 1-6。

表 1-6　龙葵药材测定结果表（%，n=2）

编号	水分含量	总灰分	酸不溶性灰分	浸出物含量	澳洲茄碱	澳洲茄边碱
1	7.81	10.3	0.865	14.8	0.010	0.009
2	8.15	10.1	0.727	16.2	0.048	0.053
3	9.62	15.7	1.670	23.9	0.019	0.025
4	9.04	11.2	0.965	20.0	0.033	0.039
5	7.59	12.8	0.888	20.6	0.007	0.009
6	8.22	14.0	2.080	15.8	0.009	0.010
7	7.69	12.6	1.350	21.3	0.032	0.025
8	7.25	14.3	1.890	14.1	0.005	0.006
9	11.2	12.3	0.921	22.8	0.042	0.049
10	10.6	11.3	0.499	19.6	0.042	0.045

袁海建等对 6 个不同地区龙葵茎叶中澳洲茄碱进行了含量测定，其平均量在 0.5445 ~ 1.5049mg/g；果实中澳洲茄碱的平均量在 0.8555 ~ 3.4408mg/g。其中连云港灌南地区龙葵茎叶和果实中澳洲茄碱的量最高，分别为 1.5049、3.4408mg/g；南京栖霞地区茎叶中量最低，为 0.5445mg/g；南京江宁地区果实中量最低，为 0.8555mg/g。同一时期、不同产地龙葵药材茎叶和果实中澳洲茄碱量差异较大，澳洲茄碱和澳洲茄边碱在药材中的含量，在江苏境内由北向南大致呈现递减现象，而 khasianine 在药材中的含量则相反。

广州中医药大学硕士研究生董鹏鹏在导师梅全喜教授的指导下收集来自全国各地龙葵果的样品 12 个（表 1-7），建立龙葵果药材的 HPLC 指纹图谱分析方法，为该药材的鉴别及质量评价提供依据。

表 1-7　12 批龙葵果样品来源信息及相似度

样品编号	植物基原	产地	采收时间	相似度
S1	*Solanum nigrum* Linn.	安徽	2015.12	0.988
S2	*Solanum nigrum* Linn.	安徽	2015.12	0.964
S3	*Solanum nigrum* Linn.	河南郑州	2016.01	0.953
S4	*Solanum nigrum* Linn.	河北保定	2015.12	0.803
S5	*Solanum nigrum* Linn.	河北安国	2015.12	0.986
S6	*Solanum nigrum* Linn.	广西	2015.12	0.966
S7	*Solanum nigrum* Linn.	湖南	2015.12	0.971
S8	*Solanum nigrum* Linn.	辽宁沈阳	2015.12	0.941
S9	*Solanum nigrum* Linn.	辽宁营口	2016.01	0.960
S10	*Solanum nigrum* Linn.	黑龙江齐齐哈尔	2015.12	0.951
S11	*Solanum nigrum* Linn.	江苏	2015.12	0.753
S12	*Solanum nigrum* Linn.	吉林	2015.12	0.595

注：S12 样品为采用保鲜技术处理后的龙葵鲜果，简称龙葵保鲜果，其余为龙葵干果

本研究对 12 批龙葵果样品进行了 HPLC 指纹图谱分析，从中筛选出 10 批龙葵果样品建立了 HPLC 指纹图谱（样本 S11 质量相对较差，S12 为鲜果，二者与其他样品的色谱图差异较大，故建立指纹图谱时将其剔除），确定 12 个共有峰，并指认出澳洲茄碱、澳洲茄边碱 2 个主要的色谱峰，为龙葵果药材的鉴别和质量评价提供了依据。见图 1-20。

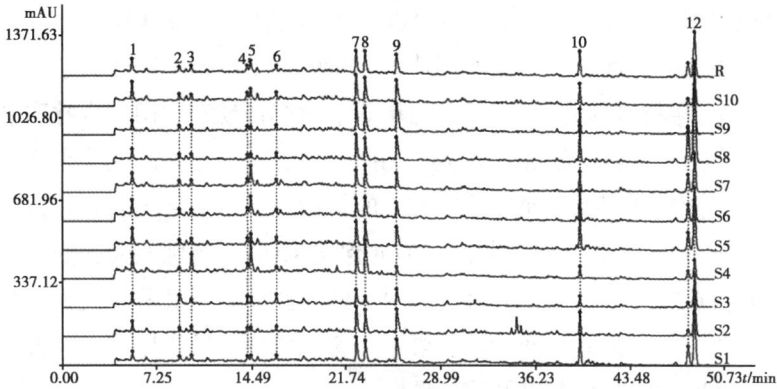

图 1-20 10 批龙葵果药材 HPLC 指纹图谱

11 批龙葵干果经相似度评价计算得到的相似度在 0.753 ~ 0.988 之间，结合色谱图的直观分析，发现不同产地的龙葵干果之间同一化学成分的含量存在较大差异，龙葵干果的质量良莠不齐，这可能与龙葵果的产地、生长环境、采收时间、贮藏方式有关。而龙葵保鲜果的图谱与干果之间也有较大的差别，与干果共有模式的相似度只有 0.595，说明采用保鲜技术处理后的龙葵鲜果与干果之间化学成分的种类具有一定差别，但就已经指认的澳洲茄碱、澳洲茄边碱 2 个色谱峰来说，鲜果峰的面积比干果大，即龙葵保鲜果中澳洲茄碱、澳洲茄边碱的含量高于干果，印证了课题组前期研究中认为龙葵果保鲜技术可以保持龙葵果中抗肿瘤有效成分的结论（图 1-21）。

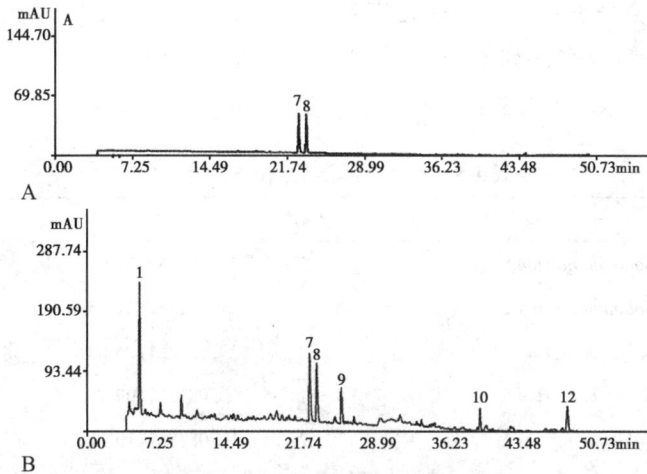

图 1-21 鲜果与混合对照品的比较

A. 混合对照品 HPLC 图谱；B. S12（鲜果）的 HPLC 图谱

单会姣等对来自 10 个省市 24 个不同产地龙葵中澳洲茄碱的含量进行测定，结果表明辽西地区所产龙葵中的澳洲茄碱含量较高。广州中医药大学附属中山医院硕士研究生张帆在导师梅全喜教授的指导下对产自辽宁沈阳、吉林四平、河北保定、河北安国、安徽、江苏、新疆、湖南、广西 9 个地方的龙葵果样品进行了龙葵总碱（包括澳洲茄碱和澳洲茄边碱）的含量测定，结果表明吉林四平的总碱含量（mg/g）最高，达 14.85，其次为河北保定 10.97，新疆 9.90，安徽 8.35，河北安国 7.91，辽宁 7.62，湖南 6.11，广西 5.53，江苏产者最低，仅为 0.57。从这个结果看，总的来说是北方产的龙葵果中龙葵总碱的含量要比南方产者高，北方地区又以吉林四平所产龙葵果的质量最好。

五、DNA 条形码鉴定

近年来，DNA 条形码技术因具有较强的通用性和鉴定结果的可靠性而广泛应用于中药的鉴别。为确保龙葵药材质量和临床安全用药，笔者研究团队的陈小露等收集各产区的不同基原及其近缘种龙葵样品共 61 份，对其进行 ITS2 分子鉴定方法的研究。

1. 样品来源

本研究从大兴安岭地区、广东、广西、山西、山东、湖北、北京、河北、安徽等地通过野生采集、药材市场购买等方式收集龙葵及其近缘种共 61 份样品，包括龙葵 21 份，少花龙葵 3 份，红果龙葵 21 份，白英 6 份，青杞 6 份，十萼茄样本 4 份。本研究分析所采用的 ITS2 序列共 75 条，其中 61 条序列为实验所得，另从 GenBank 下载 14 条序列（GenBank 登录号：EF108406，KC540784、86-87、90、93，GU323359，KC540788-89、91、95），见表 1-8。

表 1-8　龙葵及其混伪品的样本信息

中文名	拉丁名	样本数	编号	样本来源
龙葵	*Solanum nigrum* L.	3	YC0818MT01-03	大兴安岭地区
龙葵	*Solanum nigrum* L.	2	YC0818MT04-05	山东烟台市
龙葵	*Solanum nigrum* L.	3	YC0818MT06-08	北京植物园
龙葵	*Solanum nigrum* L.	1	YC0818MT09	广西桂林市
龙葵	*Solanum nigrum* L.	2	YC0818MT10-11	广东广州市
龙葵	*Solanum nigrum* L.	1	YC0818MT12	广东肇庆市

续表

中文名	拉丁名	样本数	编号	样本来源
龙葵	*Solanum nigrum* L.	2	YC0818MT13-14	山西临汾市
龙葵	*Solanum nigrum* L.	3	YC0818MT15-17	北京市
龙葵	*Solanum nigrum* L.	2	YC0818MT18-19	中国中医科学院中药研究所
龙葵	*Solanum nigrum* L.	2	GQ434667-68	GenBank
少花龙葵	*Solanum americanum* Mill.	1	YC0819MT03	广东广州市
少花龙葵	*Solanum americanum* Mill.	6	KC540784、86-87、790、793	GenBank
			EF108406	GenBank
红果龙葵	*Solanum villosum* Mill.	2	YC0820MT19-20	北京市
红果龙葵	*Solanum villosum* Mill.	1	YC0820MT21	中国中医科学院中药研究所
红果龙葵	*Solanum villosum* Mill.	6	GU323359	GenBank
			KC540788-89	GenBank
			KC540791、95	GenBank
白英	*Solanum lyratum* Thunb.	3	YC0668MT07-09	北京市
白英	*Solanum lyratum* Thunb.	1	YC0668MT10	广东肇庆市
白英	*Solanum lyratum* Thunb.	2	YC0668MT11-12	湖北神农架
青杞	*Solanum septemlobum* Bunge	6	YC0821MT01-06	北京市
十萼茄	*Lycianthes biflora*（Lour.）Bitter	1	YC0822MT01	广东肇庆市
十萼茄	*Lycianthes biflora*（Lour.）Bitter	3	YC0822MT02-04	广东广州市
北美刺龙葵	*Solanum carolinense* L.	3	KC539140-42	GenBank
药材	Herba Solani Nigri	22	YC0818MT20	河北安国药市
			YC0818MT21	安徽亳州药市
			YC0819MT01-02	广西玉林药市
			YC0820MT01-05	广州市
			YC0820MT06-08	广西玉林药市
			YC0820MT09-11	河北安国药市
			YC0820MT12-14	安徽亳州药市
			YC0820MT15-18	北京同仁堂药店

2. 鉴定方法

（1）样品处理　采用DNA条形码标准操作流程进行，用酒精擦拭药材及原植物表面，取每个样本约20mg，用高通量组织球磨仪（45Hz，120s）研磨后，经核分离液（2%PVP，20ml/L EDTA，100mmol/L pH值8.0 Tris-HCl和0.7mol/L NaCl）洗涤3次（800μL/次），再采用试剂盒（Tiangen Biotech Co.，China）提取每个样本的总DNA。ITS2通用引物ITS2F和ITS3R。其中，正向引物ITS2F：5′-ATGCGATACTTGGTGTGAAT-3′；ITS3R：5′-GACGCTTCTCCAGACTACAAT-3′。反应体系与PCR反应条件见表1-9。

表1-9　反应体系与PCR反应条件

成分	25μL反应总体系	PCR反应条件
2 × *Taq* PCR Master Mix	12.50μL	94℃ 5min
正向引物（2.5μM）	1.00μL	94℃ 30sec，56℃ 30sec，72℃ 45sec，35 cycles
反向引物（2.5μM）	1.00μL	72℃ 10min
DD H$_2$O	8.50μL	
DNA模板（基因组DNA<0.1μg）	2μL	

（2）数据处理　用CodonCode Aligner V 5.1.2对测序峰图进行序列质量分析，并采用基于隐马尔科夫模型HMMer注释方法进行注释，从而获得ITS2序列，将所得的ITS2序列用MEGA5.1进行比对分析其序列长度、变异位点及碱基缺失等。基于K2P模型对龙葵及其近缘种的种内及种间遗传距离进行分析，采用邻接（NJ）法构建龙葵及其近缘种的系统聚类树，采用bootstrap重复1000次进行检验。

3. 结果与分析

（1）DNA提取及PCR扩增结果分析　对龙葵及其近缘种的药材和基原植物进行DNA提取，在提取过程中，采用核分离液进行洗涤，有效去除药材的色素、多糖、多酚类次生代谢产物，有效提高DNA的纯度。对提取后的DNA进行电泳检测，结果显示PCR产物电泳均呈清晰明亮的单一条带，基原植物叶片和药材的PCR扩增效率均为100%。同时，所有样本测序成功率为100%，峰图没有套峰，质量较好，并且经注释拼接后能得到高质量的基因片段。

（2）种内序列分析　本文ITS2序列包括7个物种共计75条，分析龙葵根及其近缘种的ITS2序列长度、GC含量及种内变异位点。龙葵不同来源样品的

ITS2 序列共 21 条，其药材样本分别来自河北安国药市、安徽亳州药市，其基原植物样本分别采自北京市，山东烟台市，山西临汾市，北京植物园，广西桂林市，广东广州市、肇庆市。其 ITS2 序列长度均为 210bp，种内暂未发现变异位点，种内最大遗传距离为 0，平均 GC 含量为 67.14%。少花龙葵不同来源样品的 ITS2 序列共 9 条，其 ITS2 序列长度比对后长度为 210bp，在 106 位点存在碱基插入或缺失，平均 GC 含量为 68.10%，种内暂未发现变异。红果龙葵 26 条序列，比对后序列长度为 210bp，平均 GC 含量为 66.71%，种内存在 20 位点的 A/C 变异及 172 位点的 T/C 变异，并且在 172 位点存在简并碱基。北美刺龙葵 3 条序列，比对后序列长度为 212bp，平均 GC 含量为 75.00%。白英 6 条序列，比对后序列长度为 214bp，平均 GC 含量为 71.88%，种内存在 25 位点的 T/C 变异。青杞 6 条序列，比对后序列长度为 215bp，平均 GC 含量为 73.33%，种内存在 159 位点的 A/G 变异。十萼茄 4 条序列，比对后序列长度为 211bp，平均 GC 含量为 72.75%，种内存在 178 位点的 A/C 变异。

（3）种间序列分析 龙葵与其近缘种的 7 个物种 ITS2 序列长度在 210 ~ 215bp 之间，Blast 比对后序列长度为 218bp。龙葵 2 个基原 ITS2 序列种间平均 K2P 距离为 0.010，种间最小 K2P 距离为 0.010。龙葵药材与其近缘种间 K2P 距离为 0.010 ~ 0.148，平均遗传距离为 0.050，最小种间距离为 0.010，小于其种内最大遗传距离，具体见表 1-10。

表 1-10 ITS2 序列特征及遗传距离分析

中文名	拉丁名	样本数	单倍型	长度 /bp	GC 含量 /%	种内距离	种间距离
龙葵	*Solanum nigrum* L.	21	1	210	67.14%	0	0.010 ~ 0.148 （0.050）
少花龙葵	*Solanum americanum* Mill.	9	2	210	68.10%	0	0.010 ~ 0.142 （0.035）
红果龙葵	*Solanum villosum* Mill.	26	4	210	66.71%	0 ~ 0.010 （0.002）	0.014 ~ 0.154 （0.051）
白英	*Solanum lyratum* Thunb.	6	2	214	71.88%	0 ~ 0.005 （0.002）	0.044 ~ 0.160 （0.079）
青杞	*Solanum septemlobum* Bunge	6	2	215	73.33%	0 ~ 0.005 （0.002）	0.044 ~ 0.136 （0.076）

续表

中文名	拉丁名	样本数	单倍型	长度/bp	GC含量/%	种内距离	种间距离
北美刺龙葵	*Solanum carolinense* L.	3	1	212	75.00%	0	0.130～0.160（0.148）
十萼茄	*Lycianthes biflora*（Lour.）Bitter	4	2	211	72.75%	0～0.005（0.003）	0.109～0.148（0.120）

4. 龙葵与其近缘种的 NJ 树鉴定

基于龙葵及其近缘种的 75 条 ITS2 序列，以邻接法构建 NJ 树，见图 1-22。21 条龙葵 ITS2 序列独自聚为一支，9 条少花龙葵 ITS2 序列也独自聚为一支，表现出良好的单系性，并且两者的近缘种也各自聚为一支，龙葵与其近缘种之间能够明显区分开。结果表明，基于 NJ 树能够准确鉴定龙葵与其近缘种。

5. 药市流通龙葵药材抽检

为验证建立的基于 ITS2 条形码鉴定龙葵药材及其近缘种方法的可靠性和准确性，笔者从河北安国药市、安徽亳州药市、广州市、广西玉林药市、北京同仁堂药店等购买龙葵药材，共计 22 份样品，进行 DNA 提取，获得 22 条 ITS2 序列。在中药材 DNA 条形码鉴定系统（http://www.tcmbarcode.cn/china/）搜索，同时在 NCBI 数据库 BLAST 搜索。结果显示，只检测到 2 份样品的 ITS2 序列与龙葵基原的序列相似度最高，为 100%；2 份样品的序列与少花龙葵基原的序列相似度最高，为 100%；其余 18 样品的 ITS2 序列与红果龙葵基原的相似度最高，均≥99%。基于 ITS2 序列构建 NJ 树，只有 2 份药材 ITS2 序列与龙葵基原物种聚为一支，2 份药材 ITS2 序列与少花龙葵基原物种聚为一支，18 条 ITS2 序列与红果龙葵基原物种聚为一大支，并且单系性较好。基于 NJ 树鉴定结果与 BLAST 鉴定结果一致，均能准确鉴定龙葵药材与其近缘种，见图 1-22。

本研究共收集龙葵及其近缘种样本 61 份，通过 DNA 试剂盒提取药材总 DNA，全部样品的 DNA 可全部扩增成功，并得到质量较高的 ITS2 序列，说明本实验的 DNA 提取方法、序列引物及反应条件针对龙葵药材稳定性较好。龙葵属于广泛分布的物种，全国各地均产，本研究中基原为龙葵的样本共 21 份，涵盖大兴安岭地区、山东、山西、北京、广东、广西、河北、安徽等地，其种内暂未发现变异；龙葵另一基原少花龙葵共 3 条，种内暂未发现变异。结果表明，上述两种龙葵基原种内较为保守。为验证 DNA 条形码方法鉴定龙葵药材的准确性，笔者从各药材市场及药店购买龙葵药材，通过前期实验所建立的方法成功提取其 DNA，获得 ITS2 序列后，通过 BLAST 比对法及构建系统聚类树（NJ 树）法，鉴定出药市及药店中所销售的龙葵药材大多为近缘种红果龙葵，仅有 4 个样本 ITS2 序列与龙葵的 2 个基原物种的相似度较大。结果表明，药材市场上龙葵掺伪现象严重，而红果龙葵的性味功效及临床应用均与龙葵不同，严重影响了龙葵的临床用药安全。本研究利用 ITS2 序列对龙葵及其近缘种进行了准确的鉴定，为龙葵药材的鉴定提供了分子生物学依据。

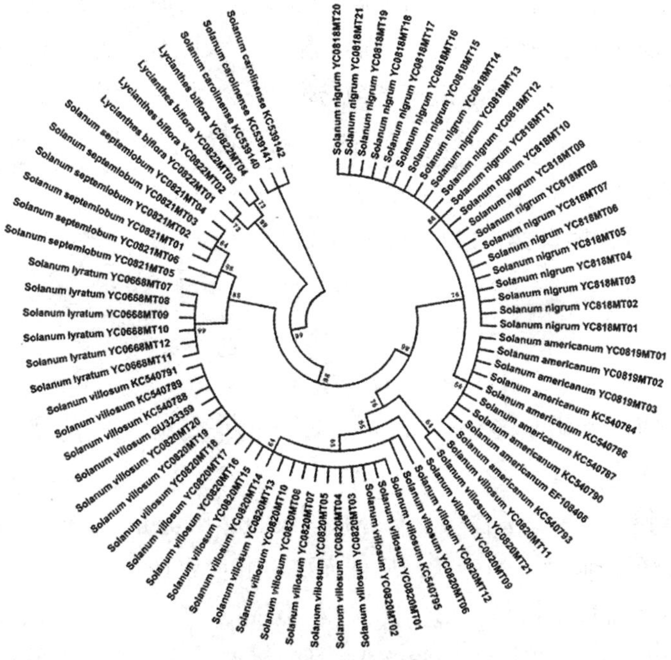

图 1-22　基于 ITS2 序列构建茅莓及其混伪品的 NJ 树 bootstrap 重复 1000 次进行检验，分支扩展树（≥ 50%）

六、药材质量标准

龙葵入药的最早记载见于唐代《药性论》，用的是带果实的全草，其后历代的大型本草如《唐本草》《本草图经》《证类本草》《本草纲目》等都有记载，但一直都不是中医临床的常用药，在民间则是人们的常用药，近代的一些地方中草药志、民间秘方验方手册等多有收载。在民间应用有用全草，亦有用果实的，

也有用鲜草或鲜果的。龙葵作为药材标准收载最早的是《中国药典》(1977 年版
一部)，对龙葵药材的质量标准有详细记载，且在药材"性状"项下有"以茎叶
色绿、带果者为佳"的记载，这与后来的有效成分研究结果"龙葵果的有效成
分龙葵总碱的含量比全草要高"是相吻合的。龙葵在维药中的应用是用果实的，
1999 年出版的《中华人民共和国卫生部药品标准·维吾尔药分册》就收载了
"龙葵果"，其后大量的研究证明龙葵果的抗肿瘤有效成分龙葵总碱的含量比全
草明显要高，甚至高达几倍，而未成熟的鲜果中龙葵总碱的含量要比全草高出
10 倍以上。龙葵总碱是抗肿瘤的主要有效成分，故民间和部分中医医疗机构直
接用鲜龙葵果治疗多种肿瘤。为了确保临床用药的质量，梅全喜教授研究团队
与张锦超总经理的四平创岐科技发展有限公司、广东康美药业合作起草制定了
鲜龙葵果的质量标准，经过广东省药检所审核、复查，并申报广东省食品药品
监督管理局批准，正式发布了广东省中药材标准"鲜龙葵果"。现将这三个标准
附后，以供参考。

1. 龙葵 (《中国药典》1977 年版一部)

龙　葵

Longkui

HERBA SOLANI NIGRI

本品为茄科植物龙葵 *Solanum nigrum* L. 的干燥地上部分。夏、秋二季采割，
除去杂质，干燥。

【性状】本品茎呈圆柱形，有分枝，长 20 ~ 60cm，直径 0.2 ~ 1cm；表面
绿色或黄绿色，抽皱呈沟槽状；质硬而脆，断面黄白色，中空。叶对生，皱缩
或破碎，完整者展平后呈卵形，长 2.5 ~ 10cm，宽 1.5 ~ 5.5cm；暗绿色，全缘
或有不规则的波状粗齿；两面光滑或疏被短柔毛；叶柄长 1 ~ 2cm。聚伞花序侧
生，花 4 ~ 10 朵，多脱落，花萼杯状，棕褐色，花冠棕黄色。浆果球形，直径
约 6mm，表面棕褐色或紫黑色，皱缩。种子多数，棕色。气微，味淡。

以茎叶色绿、带果者为佳。

【炮制】除去老梗及杂质，喷淋清水，切段，干燥。

【性味】苦、微甘，寒；有小毒。

【功能与主治】清解热毒，消肿散结，消炎利尿。用于疮疖肿痛，尿路感
染，小便不利，肿瘤。

【用法与用量】9 ~ 30g；外用适量，鲜品捣烂外敷，干品熬膏外敷或煎汤洗

患处。

【贮藏】置阴凉干燥处。

2. 龙葵果（《中华人民共和国卫生部药品标准·维吾尔药分册》1999 年版）

龙葵果

Longkuiguo

FRUCTUS SOLANI NIGRI

本品为茄科植物龙葵 *Solanum nigrum* L. 的干燥近成熟果实。夏秋采摘，晒干。

【性状】本品呈类球形，皱缩，直径 2 ～ 5mm。表面黑褐色、橙红色或黄绿色，顶端有一圆形花柱残痕，下端有时带一细果柄，体轻易破碎，种子多数圆扁形，黄白色。气微，味酸微苦。

【鉴别】本品横切面：外果皮为 1 列石细胞，外壁凸凹不平。中果皮为数列薄壁细胞，一般 3 ～ 5 列。内果皮细胞常不清楚。种皮表皮亦 1 列石细胞，外被种毛，其内为 2 ～ 3 列被挤压的薄壁细胞，最内为一层长方形细胞。胚及子叶细胞含糊粉粒及脂肪油滴。

粉末褐色、棕黄色或黄绿色。外果皮石细胞多角形或类圆形，可见多数网纹。胚乳及子叶细胞含众多糊粉粒及脂肪油滴。果皮及种皮石细胞，直径 50 ～ 150μm。种毛为单细胞针状毛。

【性质】二级干寒。

【功能与主治】调血解毒，清热止渴，收敛消肿。用于热性气管炎，咽炎，胃炎，肝炎。外敷或外洗治疗头痛、脑膜炎、耳鼻眼疾；捣碎外敷胃脘部，可消肿止痛，治疗胃痛、胃胀；煎汁漱口治疗牙龈肿痛。

【用法与用量】6 ～ 10g。亦可和果汁、菊苣汁各半饮服。

【贮藏】置阴凉干燥处。

3. 鲜龙葵果（《广东省中药材标准》2019 年）

鲜龙葵果

Xian Longkuiguo

SOLANUM FRUTUS PREPARATUM

本品为茄科植物龙葵 *Solanum nigrum* Linn. 的未成熟果实。夏季果实未成熟之前采收，用乙醇处理保鲜，装袋密封。

【性状】本品呈类球形，皱缩，直径 4 ~ 8mm。表面黄绿色至褐绿色，顶端有一圆柱形花柱残痕，果体柔软，果皮薄，内有种子 40 ~ 60 粒，近卵形，扁，长 1.5 ~ 2.2mm，宽 1 ~ 1.5mm，表面黄棕色至棕色。气微，味苦、微酸。

【鉴别】（1）取本品捣烂，至显微镜下观察：外果皮石细胞多角形或类圆形，外平周壁表面有角质网纹；种皮表皮毛为非腺毛，单细胞，附于种皮石细胞上；种皮石细胞表面观不规则多角形，壁厚，波状弯曲，层纹清晰；内胚乳细胞多角形，含脂肪油滴及糊粉粒。

（2）取本品 2g，捣烂，加 1% 盐酸溶液 30mL，超声处理 30 分钟，通过棉花滤过，滤液用浓氨试液调 pH 值至 9 ~ 10，用乙酸乙酯振摇提取 2 次，每次 30mL，合并乙酸乙酯液，蒸干，残渣加甲醇 2mL 使溶解，作为供试品溶液。另取龙葵果对照药材 2g，同法制成对照药材溶液。照薄层色谱法（《中国药典》2015 年版通则 0502）试验，吸取上述两种溶液各 3 ~ 5μL，分别点于同一硅胶 G 薄层板上，以乙酸乙酯 - 甲醇 - 浓氨试液（6∶3∶1）为展开剂，展开，取出，晾干，喷以 10% 硫酸乙醇溶液，在 105℃加热至斑点显色清晰，置紫外光（365nm）下检视。供试品色谱中，在与对照药材色谱相应的位置上，显相同颜色的荧光斑点。

【检查】总灰分　取本品剪碎，照灰分测定法（《中国药典》2015 年版通则 2302，按不易灰化供试品操作）测定，不得过 5.0%。

【浸出物】照醇溶性浸出物测定法（《中国药典》2015 年版通则 2201）项下的热浸法测定，用乙醇作溶剂，不得少于 20.0%。

【含量测定】照高效液相色谱法（《中国药典》2015 年版通则 0512）测定。

色谱条件与系统适应性试验　以十八烷基硅烷键合硅胶为填充剂；以乙腈 –0.3% 磷酸溶液（含 0.5% 三乙胺）（23∶77）为流动相；检测波长为 203nm。理论板数按澳洲茄碱峰计算应不低于 3000。

对照品溶液的制备　精密称取澳洲茄碱、澳洲茄边碱对照品适量，加甲醇制成每 1mL 各含 160μg 的混合溶液，即得。

供试品溶液的制备　取本品粗粉 0.2g，精密称定，置具塞锥形瓶中，精密加入 80% 甲醇 20mL，密塞，称定重量，超声处理（功率 600W，频率 50kHz）45 分钟，放冷，再称定重量，用 80% 甲醇补足减失重量，摇匀，滤过，取续滤液，即得。

测定法　分别精密吸取对照品溶液与供试品溶液各 10μL，注入高效液相色谱仪，测定，即得。

本品按干燥品计算，含澳洲茄碱（$C_{45}H_{73}NO_{16}$）不得少于 1.30%，澳洲茄边碱（$C_{45}H_{73}NO_{15}$）不得少于 1.60%。

【性味与归经】苦、微酸，寒；有小毒。归肺、肝、胃经。

【功能与主治】清热解毒，消肿散结，消炎利尿，生津止渴。用于热性气管炎、咽炎、胃炎、肝炎、尿路感染、小便不利、肿瘤。外敷或外洗治疗头痛、脑膜炎、耳鼻眼疾；捣碎外敷胃脘部，可消肿止痛，治疗胃痛、胃胀；煎汁漱口治疗牙龈肿痛。

【用法与用量】10 ~ 30g。

【贮藏】置阴凉干燥处。

参考文献

［1］唐·李绩，苏敬等撰，尚志钧辑校.新修本草［M］.合肥：安徽科学技术出版社，2004.

［2］苏颖，赵宏岩.本草图经研究［M］.北京：人民卫生出版社，2011.

［3］江苏新医学院.中药大辞典［M］.上海：上海科技出版社，1982.

［4］国家中医药管理局《中华本草》编委会.中华本草［M］.上海：上海科学技术出版社，1999.

［5］梅全喜.广东地产药材研究［M］.广州：广东科技出版社，2011.

［6］范文昌，梅全喜，李楚源.广东地产清热解毒药物大全［M］.北京：中国古籍出版社，2011.

［7］宋·苏颂撰，胡乃长，王致谱辑注，蔡景峰审定.本草图经辑复本［M］.福州：福建科学技术出版社，1988.

［8］宋·唐慎微撰，吴少祯编，郭君双校.经史证类备急本草［M］.北京：中国医药科技出版社，2011.

［9］明·朱橚撰，鲍山辑.救荒本草［M］.北京：古籍出版社，1996.

［10］明·李时珍著，吴少祯整理.本草纲目［M］.北京：中国医药科技出版社，1995.

［11］唐·孟诜撰，张鼎增补，尚志钧辑校.食疗本草［M］.合肥：安徽科学科技出版社，2003.

［12］浙江植物志编委会.浙江植物志［M］.杭州：浙江科学技术出版社，1993.

［13］唐·陈藏器撰，尚志钧辑释.《本草拾遗》辑释［M］.合肥：安徽科学科技出版社，2004.

［14］匡可任，路安民.中国植物志［M］.北京：科学出版社，2004.

［15］郭贵林，邢启妍.黑龙江高等植物检索表［M］.哈尔滨：黑龙江人民教育出版社，1990.

［16］全国中草药汇编编写组.全国中草药汇编（上）［M］.北京：人民教育出版社，1988.

［17］刘淑玲，谢明村，陈忠川.龙葵之本草与药用植物学考证［J］.美国中医药杂志，2007.

［18］廉海霞.青海省龙葵（*Solanum nigrum* L.）生物学特性及人工种植的研究［D］.西宁：青海师范大学，2009.

［19］龙荣华，刘关所.野生蔬菜龙葵［J］.北方园艺，2002，（2）：42-44.

［20］张海洋，徐秀芳.三种龙葵种子萌发特性的研究［J］.北方园艺，2011，（21）：20-23.

［21］程海涛，孙伟，李敬.龙葵规范化种植及资源的开发利用［J］.中国野生植物资源，2014，33（3）：67-69.

［22］卞勇，吕冬霞.龙葵的室内栽培及利用［J］.生物学杂志，2003，20（4）：40-41.

［23］杨彬，颉建明.SA处理对黑果龙葵种子萌发及幼苗生长的影响［J］.长江蔬菜，2011，20（10）：34-35.

［24］杨传杰，魏树和，周启星，等.光照和不同药剂浸种对龙葵种子发芽率的影响［J］.应用生态学报，2009，20（5）：1248-1252.

［25］曲波，张延菊.刺萼龙葵与龙葵种子的形态比较［J］.种子，2009，28（9）：71-73.

［26］刘良.龙葵人工种植高产试验［J］.中药材，2000，23（10）：594-595.

［27］王义明，丛林.龙葵的发生规律及生长发育特性研究初报［J］.杂草科学，1995，（2）：13-14.

［28］潘再莲.龙葵温室嫁接育苗栽培技术［J］.中国农技推广，2012，28（1）：29-30.

［29］刘莲芬，钱关泽.龙葵叶的组织培养［J］.植物生理学报，2005，41（4）：

492.

[30] 王丽. 龙葵毛状根诱导及其抑菌活性研究 [D].佳木斯:佳木斯大学,
2015.

[31] 梁友,贾会娟,董雪,等.4种土壤处理除草剂对龙葵的防除效果及安全性
评价 [J].江西农业大学学报,2014,36(1):102-108.

[32] 江海澜,王俊刚,邓小霞,等.草甘膦对龙葵苗期生理指标的影响 [J].
西北农业学报,2011,20(6):186-189.

[33] 江海澜.除草剂与植物生长调节剂互作对棉田龙葵的影响及生理机制研究
[D].石河子:石河子大学,2013.

[34] 郭智,王涛,奥岩松.镉对龙葵幼苗生长和生理指标的影响 [J].农业环
境科学学报,2009,28(4):755-760.

[35] 施和平,曾宝强,王云灵,等.镉及其与钙组合对褐脉少花龙葵毛状根生
长、抗氧化酶活性和吸收镉的影响 [J].生物工程学报,2010,26(2):
147-158.

[36] 唐秀梅,龚春风,刘鹏等.镉胁迫下龙葵叶中三种抗氧化酶的活性和抗坏
血酸含量的变化 [J].植物生理学通讯,2008,44(6):1135-1136.

[37] 袭梅.干旱胁迫对龙葵解剖结构和生理特性的影响 [D].南京:南京农业
大学,2010.

[38] 单会娇,王冰,许亮,等.环境胁迫对龙葵形态特征及内在品质影响 [J].
现代中药研究与实践,2015,29(5):1-3.

[39] 肖湘黔,曾东强,李德伟.龙葵上三种主要害虫及防治 [J].广西热带农
业,2005,(6):37-38.

[40] 刘秋琼,梅全喜,张锦超,等.龙葵果保鲜技术对澳洲茄碱、澳洲茄边碱
含量的影响 [J].中药材,2015,38(4):727-729.

[41] 曾聪彦,张锦超,梅全喜,等.龙葵不同采收期及不同部位中澳洲茄碱与
澳洲茄边碱的含量分析 [J].时珍国医国药,2015,26(6):1480-1481.

[42] 单会娇,王冰,张建逵,等.龙葵中澳洲茄碱含量的动态规律 [J].中国
现代中药,2015,17(9):931-933.

[43] 单会娇,王冰.龙葵药材中可溶性糖的动态积累 [J].中国实验方剂学杂
志,2010,16(9):100-102.

[44] 王桂艳,刘娟.黑龙江不同产地龙葵中澳洲茄胺含量比较 [J].黑龙江医

药科学，2006，29（3）：62

［45］杨辉，陈晓青，赵宇等.龙葵甾体类生物碱的表征及其在该植物体内的形成、变化［J］.精细化工，2006，23（4）：358-361.

［46］王立业.龙葵（*Solanum nigrum* L.）细胞毒活性成分的继续研究和药材的质量控制研究［D］.沈阳：沈阳药科大学，2007.

［47］新疆维吾尔自治区卫生厅.中华人民共和国卫生部药品标准·维吾尔药分册［S］.乌鲁木齐：新疆科技卫生出版社，1999.

［48］那顺孟和，杨秋林.野生龙葵果中矿物质及维生素含量的分析研究［J］.内蒙古农业大学学报：自然科学版，2000，21（3）：35-38.

［49］文志华.野生资源龙葵的开发利用［J］.云南农业科技，2006，（1）：56-57.

［50］张海洋，徐秀芳，张菊芳.龙葵的营养成分及其开发利用［J］.中国野生植物资源，2004，23（1）：44-46.

［51］米拉，杨秋林，那顺孟和，等.野生龙葵果中营养成分的研究［J］.内蒙古农业大学学报（自然科学版），2002，23（1）：98-100.

［52］梅全喜，张志群，管静，等.龙葵的临床应用研究进展［J］.亚太传统医药，2011，7（11）：168.

［53］王蔚，陆道培.龙葵总提取物对多发性骨髓瘤U266细胞株的作用［J］.北京大学学报（医学版），2005，37（3）：240-244.

［54］王胜惠，丛云峰，梁明，等.龙葵90%醇提取物对荷瘤肝癌小鼠生存时间及肉瘤重影响［J］.黑龙江医学，2005，29（6）：421-422.

［55］Heo KS, Lee SJ, Lim KT. Cytotoxic effect of glycoprotein isolated from *Solanum nigrum* L. through the inhibition of hydroxyl radical-induced DNA-binding activities of NF-kappa B in HT-29 cells［J］. *Environmental Toxicology & Pharmacology*, 2004, 17（1）: 45-54.

［56］赖亚辉，刘良，董莉萍.龙葵浓缩果汁对S_{180}荷瘤小鼠的抑瘤效应［J］.中国预防医学杂志，2005，6（1）：28-29.

［57］马微微，彭海亮，刘央，等.龙葵果酒止咳化痰作用研究［J］.中国酿造，2013，32（5）：119-120.

［58］王丽君，刘良，王正铎，等.北方野生龙葵浓缩果汁营养成分的测定［J］.特产研究，1999，（4）：21-22.

[59] 刘志明，樊涛.龙葵果汁饮料的研制 [J].饮料工业，2006，9（10）：26-29.

[60] 杨萍.复合型龙葵山葡萄功能性果汁的探讨 [J].粮油加工，2010（6）：117-119.

[61] 李维江，李小平，苏志成.野生龙葵汁乳酸菌饮料的研究 [J].饮料工业，2011，14（3）：24-26.

[62] 蒋继丰，于天雁，吴红艳，等.龙葵果醋发酵工艺的研究 [J].齐齐哈尔大学学报：自然科学版，2008，24（4）：83-86.

[63] 王晓英，刘长姣，段连海，等.野生龙葵果茶的生产工艺 [J].食品科技，2014，24（4）：83-86.

[64] 翁梁，李春阳，王乐，等.野生龙葵果酸奶的研制 [J].粮食科技与经济，2015，40（3）：67-69.

[65] 林柯，郝鑫，张斯瑶，等.龙葵乳酸发酵饮料的加工工艺研究 [J].农产品加工（学刊），2014，（2）：32-34.

[66] 王晓英，刘长姣.龙葵果蓝莓复合酸牛乳饮料的研制 [J].食品研究与开发，2014，35（11）：61-64.

[67] 刘志明，张威威，项雪松，等.龙葵果发酵制备果酒的研究 [J].国土与自然资源研究，2007，（1）：95-96.

[68] 曹军胜.龙葵果酒的研制 [J].酿酒，2002，29（3）：79.

[69] 罗永华，王若敏，范翠丽.龙葵果果酒提取工艺研究 [J].广东农业科学，2011，38（9）：86-87.

[70] 张彦，林立冬，王存堂，等.龙葵饮料下脚料发酵生产果酒的工艺研究 [J].齐齐哈尔大学学报，2008，24（5）：65-67.

[71] 蒋继丰，吴红艳，王丰堂，等.液态发酵法生产龙葵果酒的工艺研究 [J].农产品加工·学刊，2008（7）：165-167.

[72] 宋世勇，马潇，孙明亮，等.龙葵果营养调配饮料酒的研制 [J].食品研究与开发，2010，31（8）：118-121.

[73] 韩天龙，金明晓.糖水龙葵果罐头制作工艺研究 [J].保鲜与加工，2006，6（2）：33-34.

[74] 范翠丽，王存连，曹熙敏，等.超声波辅助浸提法提取野生龙葵果红色素的优化工艺 [J].湖北农业科学，2010，49（10）：2524-2526.

［75］曹熙敏.微波辅助浸提法提取野生龙葵果红色素的工艺筛选［J］.江苏农业科学，2011，39（3）：378-379.

［76］徐亚维，张新研，吕绍武，等.龙葵果中原花青素优化提取试验研究［J］.现代农业科技，2010，（23）：12-14.

［77］徐亚维，李尧，赵洋，等.龙葵果中花青素的纯化工艺［J］.江苏农业科学，2010，（5）：372-374.

［78］张沿江，张翠艳.龙葵嫁接茄子技术［J］.农村科学实验，2001，（4）：14.

［79］赵博光.龙葵对马铃薯甲虫产卵的引诱作用［J］.植物检疫，1996，10（3）：137-138.

［80］曹喆.超累积植物龙葵内生菌的分离纯化及其去除 Cd^{2+} 的实验研究［D］.长沙：湖南大学，2009.

［81］郭智，原海燕，陈留根.镉胁迫对龙葵幼苗氮代谢及其相关酶活性的影响［J］.生态环境学报，2010，19（5）：1087-1091.

［82］杨传杰，魏树和，周启星，等.外源氨基酸对龙葵修复 Cd-PAHs 污染土壤的强化作用［J］.生态学杂志，2009，28（9）：1829-1834.

［83］王林，周启星，孙约兵.氮肥和钾肥强化龙葵修复镉污染土壤［J］.中国环境科学，2008，28（10）：915-920.

［84］毛亮，靳治国，高扬等.微生物对龙葵的生理活性和吸收重金属的影响［J］.农业环境科学学报2011，30（1）：29-36.

［85］裴昕，郭智，李建勇.刈割对龙葵生长和富集镉的影响及其机理［J］.上海交通大学学报（农业科学版），2007，25（2）：125-129.

［86］何付丽，曲春鹤，闫春秀，等.龙葵果实汁液的除草活性初探［J］.杂草科学，2008，（4）：33-34，51.

［87］刘世巍，丁建海，刘立红，等.龙葵绿果对小菜蛾的杀虫活性初探［J］.农药，2009，48（9）：683-685.

［88］孙芳.龙葵中糖苷生物碱的结构及其化感作用研究［D］.长春：东北师范大学，2007.

［89］徐秀芳，张海洋，赵永勋，等.5个不同形态类型龙葵的同工酶研究［J］.武汉植物学研究2001，19（1）：77-82.

［90］张海洋，徐秀芳，董锡文.3种龙葵表皮毛类型及发育过程观察研究［J］.西北植物学报，2000，20（2）：313-316.

[91] 张淑华.龙葵的生药鉴别 [J].河北医学院学报，1983，4（3）：182-186.

[92] 樊绍钵，陈德锋，韩梅，等.龙葵的显微鉴定 [J].中药材，1992，15（9）：23-24.

[93] 刘林凤，徐丽霞，李慧博，等.龙葵的显微鉴别研究 [J].中国现代药物应用，2012，6（24）：9-10.

[94] 于加平，张艳娣.原子光谱法测定野生龙葵果中微量元素的含量 [J].光谱实验室，2010，27（4）：1385-1388.

[95] 袁海建，陈宜刚，蔡宝昌，等.反相高效液相色谱法同时分析龙葵中3种甾体生物碱 [J].中国中药杂志，2011，36（12）：1630-1632.

[96] 唐于平，张彦华，钱大玮，等.龙葵药材的质量评价研究 [J].南京中医药大学学报，2012，28（4）：374-377.

[97] 李志辉，孟军华，肖晖.龙葵的质量分析研究 [J].中药新药与临床药理，2012，23（6）：661-664.

[98] 高淑红，苏珍枝，高宝益，等.龙葵药材薄层鉴别研究 [J].中国医药导报，2013，10（12）：106-108.

[99] 刘林凤，高宝益，高淑红，等.龙葵药材质量标准 [J].中国实验方剂学杂志，2013，19（9）：77-79.

[100] 袁海建，贾晓斌，陈彦，等.不同产地龙葵药材中澳洲茄碱量的分析研究 [J].中草药，2008，39（5）：772-774.

[101] 单会娇，张建逵，许亮，等.24个产地龙葵中澳洲茄碱的含量测定 [J].中成药，2011，33（3）：483-485.

[102] 董鹏鹏，梅全喜，张帆.龙葵果HPLC指纹图谱研究 [J].中药材，2016，39（6）：1333-1336.

[103] 张帆.基于抗肿瘤有效成分龙葵碱含量测定的龙葵果产地质量差异与应用方法的研究 [D].广州：广州中医药大学，2017.

[104] 陈小露，柏宁宁，向丽，等.基于DNA条形码鉴定龙葵及其近缘种 [J].中药材，2017，40（2）：253-256.

第二章　鲜龙葵果的化学成分

中药鲜药是中医治病的特色之一，其临床应用贯穿于中医药学起源与发展的整个过程，其中，在温病治疗中使用鲜药较多，一部分鲜药比干药的作用效果更佳，起效更迅速，在温病治疗上更具重要意义。鲜龙葵果含有丰富的龙葵生物碱，而龙葵生物碱具有显著的抗肿瘤药理活性。这类成分在龙葵果的干燥加工过程中会有大量损失。因此，在临床上应用鲜龙葵果治疗肿瘤往往会取得更好的疗效。

龙葵果味苦、酸、微甘，性寒，具有清热解毒、消肿散结、消炎利尿、生津止渴的功效，可用于疮疖肿痛、尿路感染、小便不利及各种肿瘤等的治疗。现代研究表明，药效物质是其药理作用及临床应用发挥作用的主要物质基础，鲜龙葵果在抗肿瘤方面有显著的疗效，与其在新鲜状态下能较多地保留抗肿瘤有效成分——龙葵生物碱密切相关。因此研究鲜龙葵果的化学成分对其进一步药理作用及临床研究，以及进一步的开发研究、推广应用具有重要的推动作用。

现代研究发现，龙葵或鲜龙葵果主要含甾体类、有机酸类、木脂素类、微量元素、多糖及其他类成分。其中甾体类化学成分又分为甾体生物碱类、甾体皂苷类，为龙葵或龙葵果抗肿瘤活性的主要有效成分。研究报道，龙葵或鲜龙葵果中的澳洲茄碱、澳洲茄边碱是其抗肿瘤的主要活性成分，因此该类生物碱的研究成为国内外研究学者的主要研究方向。

根据研究报道，龙葵生物碱在龙葵果实中含量最高，比茎、叶、花、根部含量要高出 3 ~ 5 倍，鲜果又比干果含量高，因此用鲜龙葵果防治各种肿瘤疾病具有显著的疗效。研究发现，不同产地、采收期及加工炮制方法，均对龙葵果的澳洲茄碱、澳洲茄边碱等甾体类生物碱的含量具有一定的影响。

目前对龙葵果化学成分进行研究的主要技术手段有：大孔吸附树脂、硅胶柱色谱、ODS 柱色谱、Sephadex LH-20 凝胶柱及制备型高效液相色谱、半制备型高效液相色谱等分离手段；理化性质初步判定、现代光谱学（红外光谱 IR、质谱 MS、氢谱 ^{1}H-NMR、碳谱 ^{13}C-NMR 和圆二色谱 2D-NMR）数据分析化合物

结构、化学降解和衍生化等鉴定化合物结构手段；薄层扫描法、高效液相色谱
法、气相色谱 - 质谱联用法、高效液相色谱 - 质谱联用法等含量测定手段。

　　周新兰等通过综合运用 D-101 大孔吸附树脂、硅胶柱色谱、ODS 柱色
谱、Sephadex LH-20 柱色谱及制备型反相高效液相色谱等多种色谱分离手
段，对龙葵乙醇提取物的化学成分进行系统研究，从中分离得到 43 个化合
物，包括 42 个甾体皂苷类化合物和一个甾体皂苷元。其中，8 个化合物分子
中含有 N 原子，为生物碱型甾体皂苷类化合物；35 个化合物分子中不含有 N
原子，为非生物碱型甾体皂苷类化合物。利用理化性质、现代光谱学（IR、
MS、^{1}H-NMR、^{13}C-NMR 和 2D-NMR）及化学降解与衍生化（酸水解、Molish
反应）等手段鉴定了化合物结构，分别为：solasonine、β_1-solasonine、β_2-
solasonine、solamargine、β_2-solamargine、solanigroside P、solanigroside Q、（3β，
12β，22α，25R）-3，12-dihydroxy-spirosol-5-en-27-oic acid、hypoglaucin H、
dumoside、degalactotigonin、tigogenin 3-O-β-D-glucopyranosyl-（1→2）-O-［β-D-
glucopyranosyl-（1→3）]-O-β-D-glucopyranosyl-（1→4）-O-β-D-galactopyranoside、
nigrumnin Ⅰ、solanigroside C、solanigroside D、solanigroside E、solanigroside
F、solanigroside G、solanigroside H、uttroside B、uttroside A、（22α，25R）-26-O-
（β-D-glucopyranosyl）-22-methoxy-furost-5-3β，26-diol-3-O-β-D-glucopyranosyl-
（1→2）-O-［β-D-xylopyranosyl-（1→3）]-O-β-D-glucopyranosyl-（1→4）-O-β-
D-galactopyranoside、（22α,25R）-26-O-（β-D-glucopyranosyl）-22-hydroxy-furost-5-3β，
26-diol-3-O-β-D-glucopyranosyl-（1→2）-O-［β-D-xylopyranosyl-（1→3）]-O-β-
D-glucopyranosyl-（1→4）-O-β-D-galactopyranoside、（5α，22α，25R）-26-O-
（β-D-glucopyranosyl）-22-methoxy-furostan-3β，26-diol-3-O-β-D-glucopyranosyl-
（1→2）-O-［β-D-glucopyranosyl-（1→3）]-O-β-D-glucopyranosyl-（1→4）-O-β-
D-galactopyranoside、（5α，22α，25R）-26-O-（β-D-glucopyranosyl）-22-hydroxy-
furost-3β，26-diol-3-O-β-D-glucopyranosyl-（1→2）-O-［β-D-glucopyranosyl-
（1→3）]-O-β-D-glucopyranosyl-（1→4）-O-β-D-galactopyranoside、
solanigroside Ⅰ、solanigroside J、solanigroside K、solanigroside L、solanigroside M、
solanigroside N、solanigroside O、solanigroside R、solanigroside S、solanigroside T、
5α-pregn-16-en-3β-ol-20-one lycotetraoside、solanigroside A、solanigroside B、（5α，
20S）-3β，16β-dihydroxy pregn-22-carboxylic acid（22，16）-lactone-3-（O-β-D-
glucopyranosyl-（1→2）-O-［β-D-xylpyranosyl-（1→3）]-O-β-D-glucopyranosyl-

（1→4）-O-β-D-galactopyranoside、solanigroside U、solanigroside V、solanigroside W、solanigroside X。赵莹等采用硅胶柱色谱、Sephadex LH-20 柱及反相高效液相色谱等色谱技术分离化学成分，并通过理化性质和波谱数据分析鉴定化合物结构以研究龙葵全草的化学成分，从龙葵氯仿部位分离鉴定得到 6 个化合物，分别为：（+）- 松脂素、（+）- 丁香脂素、（+）- 麦迪奥脂素、东莨菪内酯、二十四烷酸、β- 谷甾醇。王立业等通过硅胶柱色谱、ODS 柱色谱、Sephadex LH-20 柱色谱及制备型反相高效液相色谱等多种色谱学分离手段，对龙葵果实和全草（30% 大孔树脂洗脱部分）的化学成分进行了研究，共分离并鉴定得到了 14 个化合物，利用理化性质、现代波谱学（IR、MS、^{1}H-NMR、^{13}C-NMR 和 2D-NMR）及化学降解与衍生化手段鉴定化合物的结构，分别为：oleic acid、linoleic acid、palmitic acid、β_2-solamargine、solamargine、degalactotigonin、uttroside B、syringaresinol-4-O-β-D-glucopyranoside、pinoresinol-4-O-β-D-glucopyranoside、6-methoxy-7-hydroxycoumarin、3，4-dihydroxybenzoic acid、p-hydroxybe nzoicacid、3-methoxy-4-hydroxybenzoic acid、adenosine。并从龙葵 60% 乙醇提取物中分离得到 7 个非皂苷类化合物：6- 甲氧基 -7- 羟基香豆素、丁香脂素 -4-O-β-D- 葡萄糖苷、松脂素 -4-O-β-D- 葡萄糖苷、3，4- 二羟基苯甲酸、对羟基苯甲酸、3- 甲氧基 -4- 羟基苯甲酸、腺苷。王立业等还利用蒸发光检测器 - 高效液相色谱（ELSD-HPLC）技术对不同产地和不同采收期的 41 批龙葵药材进行指纹图谱研究。采用正交实验对样品制备方法进行了优化，采用国家药典委员会颁布的指纹图谱相似度评价软件对采集到的 41 批数据进行相似度评价，得到共有模式，建立起了参照指纹图谱，对其中的 12 个主要色谱峰进行了指认，建立了 HPLC 含量测定方法，对其中的 5 个主要体外细胞毒活性成分进行含量测定，结果发现，龙葵随采收日期的变化其相似度值呈规律性变化。这种规律性变化揭示了龙葵的生长周期，在六月下旬至七月上旬采集的龙葵相似度很低，在 0.5 以下；七月中旬至八月初采集的龙葵相似度攀升，并且在 8 月 4 日采集的龙葵相似度达到了 0.994；从八月初至九月中旬，均有较高的相似度，相似度位于 0.95 以上；到了九月末相似度呈下降趋势；10 月 5 日采集的龙葵相似度为 0.814，已经低于 0.85。因此根据龙葵相似度结合不同采收期龙葵的活性变化趋势线，确定了龙葵的采收期为七月上旬至九月初。结合药理活性研究的结果，发现龙葵中抗肿瘤活性成分的含量高低对其活性也有较大的影响，因此结合不同采收期龙葵活性成分的含量变化，可以确定龙葵抗肿瘤活性较强的最佳采收期为七月上旬到八月初，在此采收期的龙葵药材不仅具有很高的相似度，而且抗肿瘤活性成分的含量明显高于其他季节采收的药材。

第一节　甾体类成分

一、甾体生物碱类

甾体生物碱主要有澳洲茄边碱（solamargine）、澳洲茄碱（solasonine）、solanigroside P、solanigroside Q、β₁-solasonine、β₂-solamargine、β₂-solasonine、（3β,12β,22α,25R）-3,12-dihydroxy-spirosol-5-en-27-oic acid、澳洲茄胺、番茄烯胺、N-甲基澳洲茄胺、澳洲茄醇胺、毛叶冬珊瑚碱、12β, 27-dihydroxy solasodine、23-O-acetyl-12β-hydroxysolasodine、γ-solamargine、龙葵碱、12β-hydroxy solasodine β-solatrioside、12β, 27-dihydroxy solasodine β-chacotrioside 等，其主要化合物名称及结构如下。

1.澳洲茄边碱：solamargine，即（3β, 22α, 25R）-spirosol-5-en-3-O-α-L-rhamnopyranosyl-（1→2）-［O-α-L-rhamnopyranosyl-（1→4）］-O-β-D-glucopyranoside。分子式为 $C_{45}H_{73}NO_{15}$，相对分子质量为 867。结构式见图 2-1。

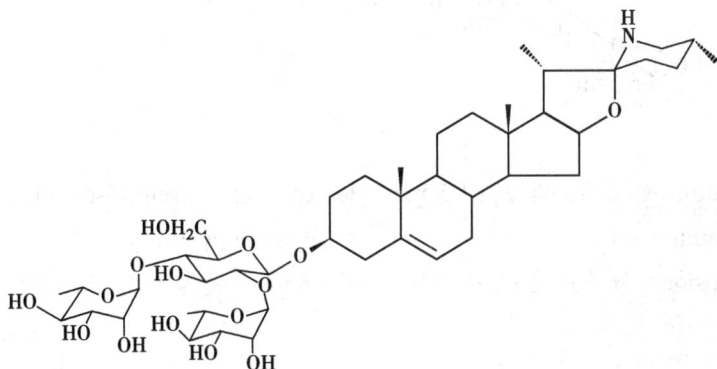

图 2-1

2.澳洲茄碱：solasonine，即（3β, 22α, 25R）-spirosol-5-en-3-O-α-L-rhamnopyranosyl）-（1→2）-［O-β-D-glucopyranosyl-（1→3）］-O-β-D-galcopyranoside。分子式为 $C_{45}H_{73}NO_{16}$，相对分子质量为 883。结构式见图 2-2。

3. solanigroside P：即 solanaviol-3-O-（α-L-rhamnopyranosyl）-（1→4）-O-β-D-glucopyranoside，即（3β, 12β, 22α, 25R）-spirosol-5-en-3β, 12β-diol-3-O-（α-L-rhamnopyranosyl）-（1→4）-O-β-D-glucopyranoside。分子式为 $C_{39}H_{63}NO_{12}$，相对

分子质量为 737。结构式见图 2-3。

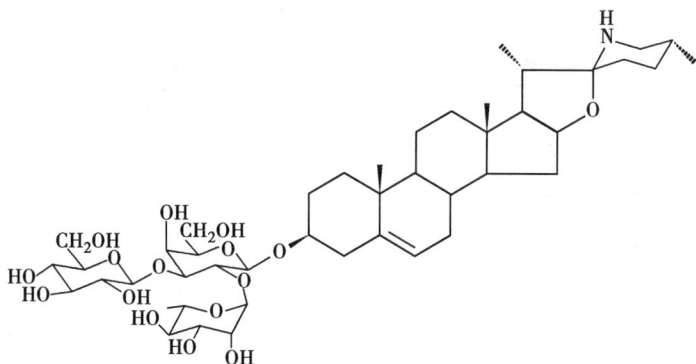

图 2-2

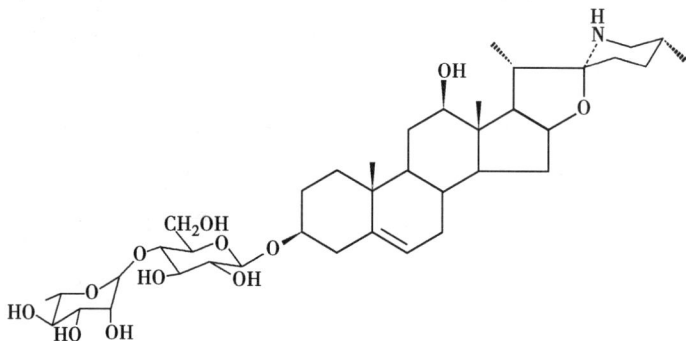

图 2-3

4. solanigroside Q：即 20-（5-methyl-2-pyridyl）-pregn-5-ene-3β，16β-diol，3-O-α-L-rhamnopyranosyl-（1→2）-O-［α-L-rhamnopyranosyl-（1→4）］-O-β-D-glucopyranoside。分子式为 $C_{45}H_{69}NO_{15}$，相对分子质量为 863。结构式见图 2-4。

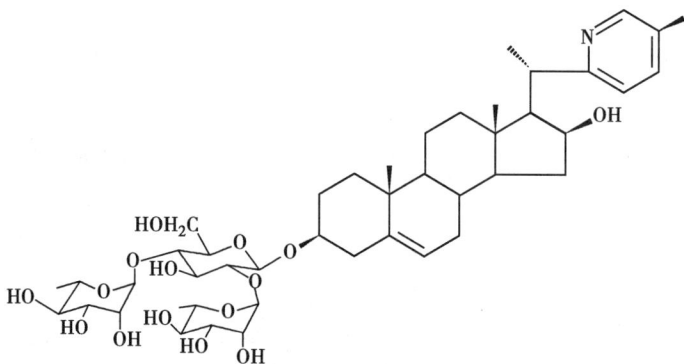

图 2-4

5. β_1-solasonine：即（3β，22α，$25R$）-spirosol-5-en-3-yl-O-α-L-rhamnopyranosyl-（$1\rightarrow2$）-O-β-D-galactopyranoside。分子式为 $C_{39}H_{63}NO_{11}$，相对分子质量为 721。结构式见图 2-5。

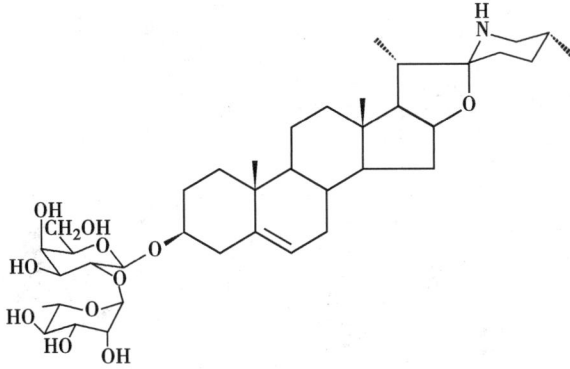

图 2-5

6. β_2-solamargine：即（3β，22α，$25R$）-spirosol-5-en-3-O-α-L-rhamnopyranosyl）-（$1\rightarrow4$）-O-β-D-glucopyranoside。分子式为 $C_{39}H_{63}NO_{11}$，相对分子质量为 721。结构式见图 2-6。

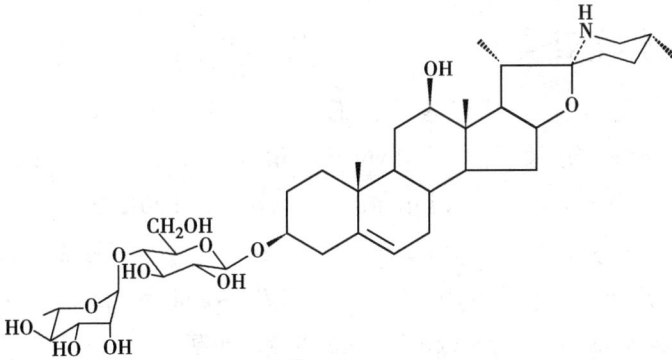

图 2-6

7. β_2-solasonine：即（3β，22α，$25R$）-spirosol-5-en-3-yl-O-β-D-glucopyranosy-（$1\rightarrow3$）-O-β-D-galactopyranoside。分子式为 $C_{39}H_{63}NO_{12}$，相对分子质量为 737。结构式见图 2-7。

8.（3β，12β，22α，$25R$）-3, 12-dihydroxy-spirosol-5-en-27-oic acid：分子式为 $C_{27}H_{41}NO_5$，相对分子质量为 459。结构式见图 2-8。

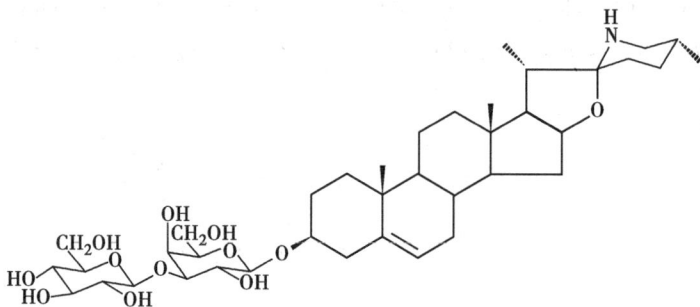

图 2-7

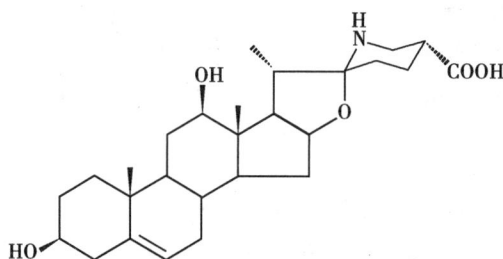

图 2-8

二、甾体皂苷类

龙葵甾体皂苷类主要有薯蓣皂苷元、β-谷甾醇、豆甾醇、替告皂苷元、pterosterone、胡萝卜苷、hypoglaucin H、dumoside、5α-pregn-16-en-3β-ol-20-one-lycotetraoside、solanigroside W、solanigroside B、（5α，20S）-3β，16β-dihydroxy pregn-22-carboxylic acid（22，16）lactone-3-O-β-D-glucopyranosyl-（1→2）-O-[β-D-xylopyranosyl-（1→3）]-O-β-D- glucopyranosyl-（1→4）-O-β-D-galactopyranoside、solanigroside X、去半乳糖替告皂苷、solanigroside T、solanigroside H、solanigroside G、solanigroside A、solanigroside R、solanigroside S、tigogenin 3-O-β-D-glucopyranosyl-（1→2）-O-[β-D-glucopyranosyl-（1→3）]-O-β-D-glucopyranosyl-（1→4）-O-β-D-glucopyranoside、solanigroside O、solanigroside U、solanigroside V、solanigroside C、（25R）-5α-furost-3β，22α-diol-12-one-26-carboxylic acid-3-O-β-D-glucopyranosyl-（1→4）-[O-β-D-glucopyranosyl-（1→2）-O-β-D-glucopyranosyl-（1→4）-O-β-D-galactopyranoside、nigrumnin I、solanigroside D、solanigroside E、solanigroside F、（3β，22α，25R）-

26-O-（β-D-glucopyranosyl）-22-hydroxy-furost-5-en-3-O-β-D-glucopyranosyl-（1→2）-O-［β-D-xylopyranosyl-（1→3）］-O-β-D-glucopyranosyl-（1→4）-O-β-D-galactopyranoside、solanigroside L、solanigroside M、uttroside B、（3β，22α，25R）-26-O-（β-D-glucopyranosyl）-22-methoxy-furost-5-en-3-O-β-D-glucopyranosyl-（1→2）-O-［β-D-xylopyranosyl-（1→3）］-O-β-D-glucopyranosyl-（1→4）-O-β-D-galactopyranoside、solanigroside K、solanigroside N、uttroside A、（3β，5α，22R）-26-O-（β-D-glucopyranosyl）-22-hydroxy-furostan-3-O-β-D-glucopyranosyl-（1→2）-O-［β-D-glucopyranosyl-（1→3）］-O-β-D-glucopyranosyl-（1→4）-O-β-D-galactopyranoside、（3β,5α,25R）-26-（β-D-glucopyranosyl）-22-glucopyranosyl）-22-methoxy-furstan-3-O-β-D-glucopyranosyl-（1→2）-O-［β-D-glucopyranosyl-（1→3）］-O-β-D-glucopyranosyl-（1→4）-β-D-galactopyranoside、solanigroside J、solanigroside I。此外，甾体皂苷类还有 12-keto-porrigenin、uttronin B、inunigroside A、nigrumnin Ⅱ、nigroside A 等化学成分。

1. 薯蓣皂苷元：diosgenin。分子式为 $C_{27}H_{42}O_3$，相对分子质量为 414。结构式见图 2-9。

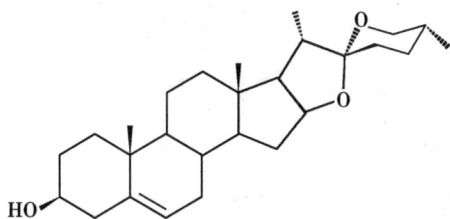

图 2-9

2. β- 谷甾醇：β-sitosterol。分子式为 $C_{29}H_{50}O$，相对分子质量为 414。结构式见图 2-10。

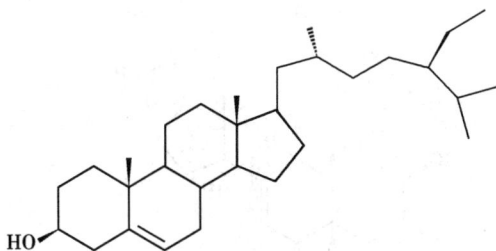

图 2-10

3. 豆甾醇：stigmasterol。分子式为 $C_{29}H_{48}O$，相对分子质量为412。结构式见图 2-11。

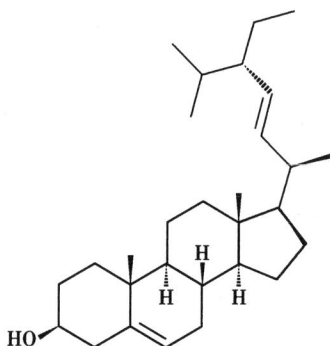

图 2-11

4. 替告皂苷元：tigogenin。分子式为 $C_{27}H_{44}O_3$，相对分子质量为416。结构式见图 2-12。

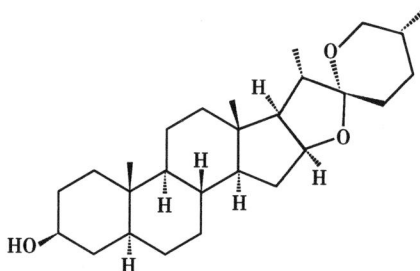

图 2-12

5. pterosterone：分子式为 $C_{27}H_{44}O_7$，相对分子质量为480。结构式见图 2-13。

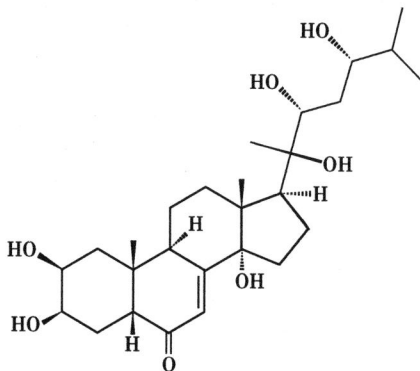

图 2-13

6. 胡萝卜苷：daucosterol。分子式为 $C_{35}H_{60}O_6$，相对分子质量为 576。结构式见图 2-14。

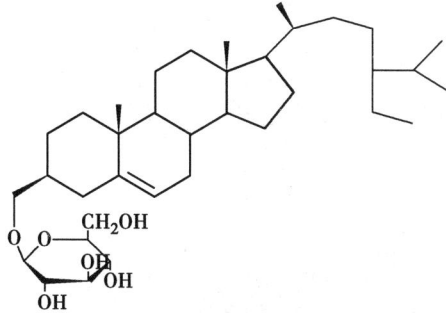

图 2-14

7. hypoglaucin H：即 pregna-5,16-dien-3β-ol-20-one 3-O-α-L-rhamnopyranosyl-（1 → 2）-O-［α-L-rhamnopyranosyl-（1 → 4）］-O-β-D-glucopyranoside。分子式为 $C_{39}H_{60}O_{15}$，相对分子质量为 768。结构式见图 2-15。

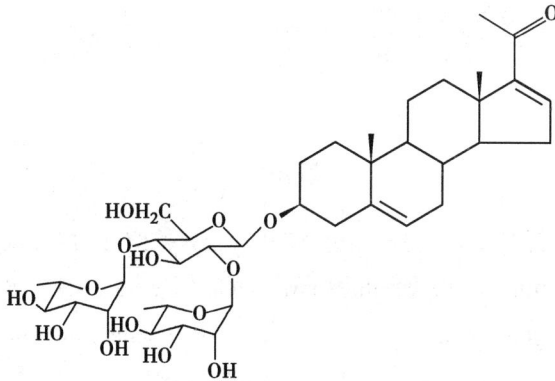

图 2-15

8. dumoside：即 20S-3β,16β-diol-pregane-5-22carboxylic acid-（22, 16）-lactone-3-O-α-L-rhamnopyranosyl-（1 → 2）-O-［α-L-rhamnopyranosyl-（1 → 4）］-O-β-D-glucopyranoside。分子式为 $C_{40}H_{60}O_{16}$，相对分子质量为 796。结构式见图 2-16。

9. 5α-pregn-16-en-3β-ol-20-one-lycotetraoside：即 5α-pregn-16-en-3β-ol-20-one-3-O-β-D-glucopyranosyl-（1 → 2）-O-［β-D-xylopyranosyl-（1 → 3）］-O-β-D-glucopyranosyl-（1 → 4）-O-β-D-galactopyranoside。分子式为 $C_{44}H_{70}O_{21}$，相对分子质量为 934。结构式见图 2-17。

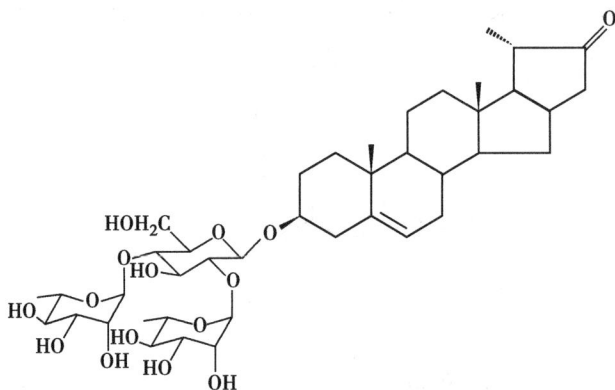

图 2-16

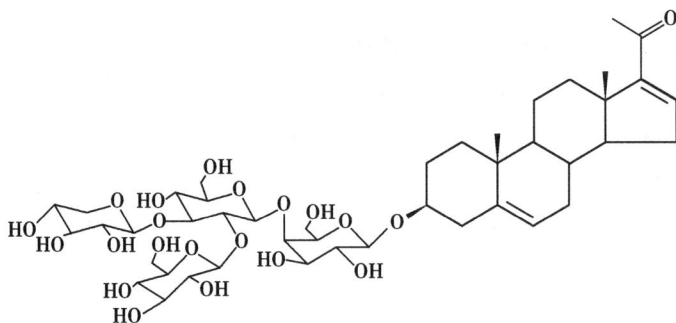

图 2-17

10. solanigroside W：即（5α）-3β,16β-dihydroxy-20（22）-ene-pregn-22-carboxylic acid（22，16）-lactone-3-O-β-D-glucopyranosyl-（1→2）-O-［β-D-xylopyranosyl-（1→3）］-O-β-D-glucopyranosyl-（1→4）-O-β-D-galactopyranoside。分子式为 $C_{45}H_{70}O_{22}$，相对分子质量为 962。结构式见图 2-18。

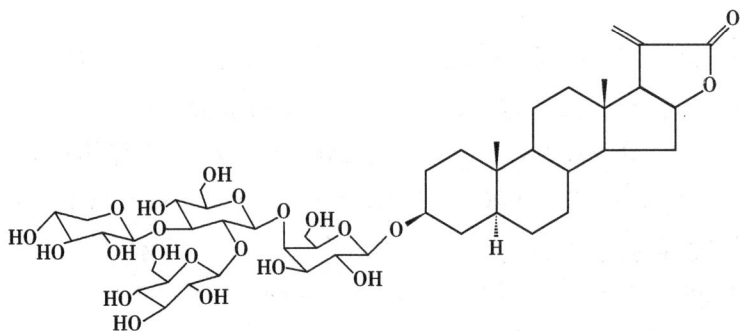

图 2-18

11. solanigroside B：即 5α-pregn-16-en-3β-ol-20-one-3-O-β-D-glucopyranosyl-（1→2）-O-［β-D-glucopyranosyl-（1→3）］-O-β-D-glucopyranosyl-（1→4）-O-β-D-galactopyranoside。分子式为 $C_{45}H_{72}O_{22}$，相对分子质量为964。结构式见图 2-19。

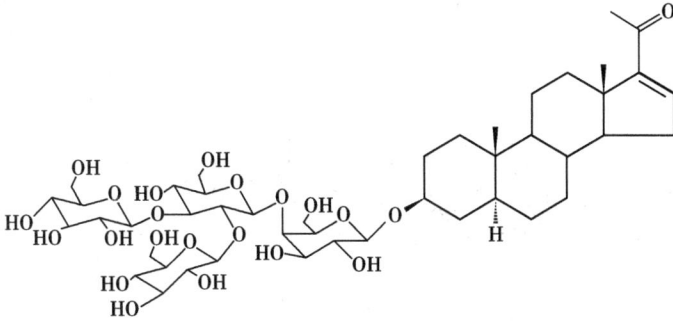

图 2-19

12.（5α，20S）-3β，16β-dihydroxy pregn-22-carboxylic acid（22，16）lactone-3-O-β-D-glucopyranosyl-（1→2）-O-［β-D-xylopyranosyl-（1→3）］-O-β-D-glucopyranosyl-（1→4）-O-β-D-galactopyranoside：分子式为 $C_{45}H_{72}O_{22}$，相对分子质量为964。结构式见图 2-20。

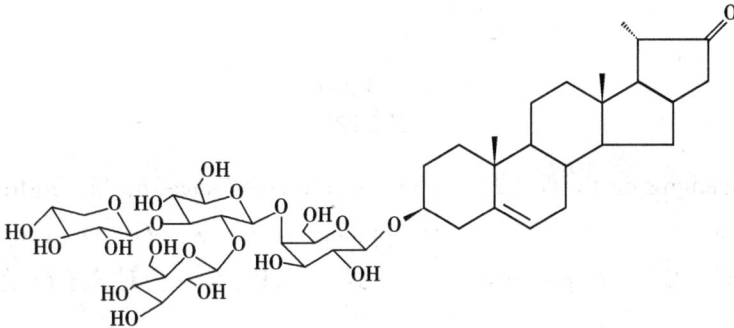

图 2-20

13. solanigroside X：即（3β，5α，16β，20S）-pregnane-3，16，20-trihydroxy-20-carboxylic acid（22，16）-lactone-3-O-β-D-glucopyranosyl-（1→2）-O-［β-D-xylopyranosyl-（1→3）］-O-β-D-glucopyranosyl-（1→4）-O-β-D-galactopyranoside。分子式为 $C_{45}H_{72}O_{23}$，相对分子质量为980。结构式见图 2-21。

14. 去半乳糖替告皂苷：degalactotigonin，即（3β，5α，25R）-spirostan-3-O-β-D-glucopyranosyl-（1→2）-O-［β-D-xylopyranosyl-（1→3）］-O-β-D-glucopyranosyl-

（1→4）-*O*-β-D-galactopyranoside。分子式为 $C_{50}H_{82}O_{22}$，相对分子质量为1034。结构式见图 2-22。

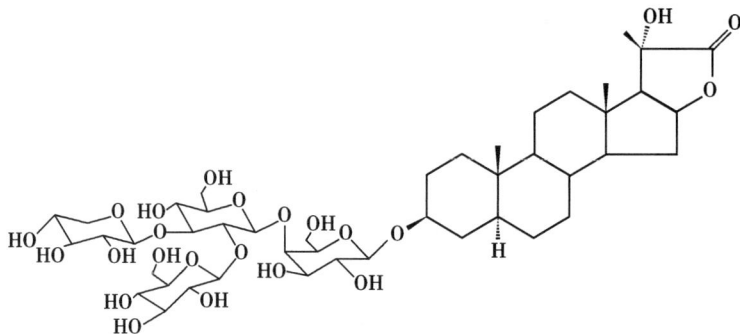

图 2-21

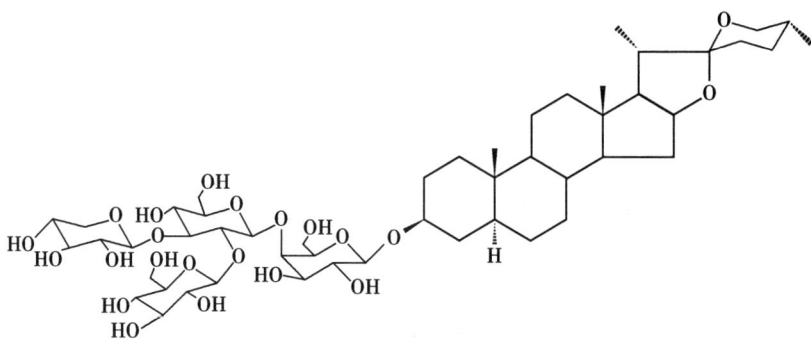

图 2-22

15. solanigroside T：即（22*S*，25*R*）-cholestane-5-ene-3β，22，26-triol-3-*O*-β-D-glucopyranosyl-（1→2）-*O*-[β-D-xylopyranosyl-（1→3）]-*O*-β-D-glucopyranosyl-（1→4）-*O*-β-D-galactopyranoside。分子式为 $C_{50}H_{84}O_{22}$，相对分子质量为1036。结构式见图 2-23。

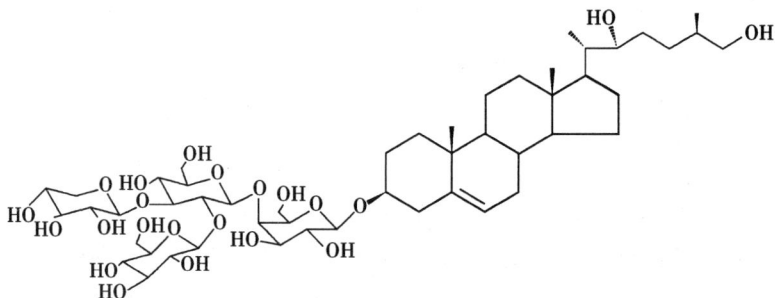

图 2-23

16. solanigroside H：即（25*R*）-ene-3*β*-17*α*-dihydroxy-spirostan-3-*O*-*β*-D-glucopyranosyl-（1 → 2）-*O*-*α*-L-rhamnnosyl-（1 → 4）-*O*-［*α*-L-rhamnnosyl-（1 → 2）］-*O*-*β*-D-glucopyranoside。分子式为 $C_{51}H_{82}O_{22}$，相对分子质量为 1046。结构式见图 2-24。

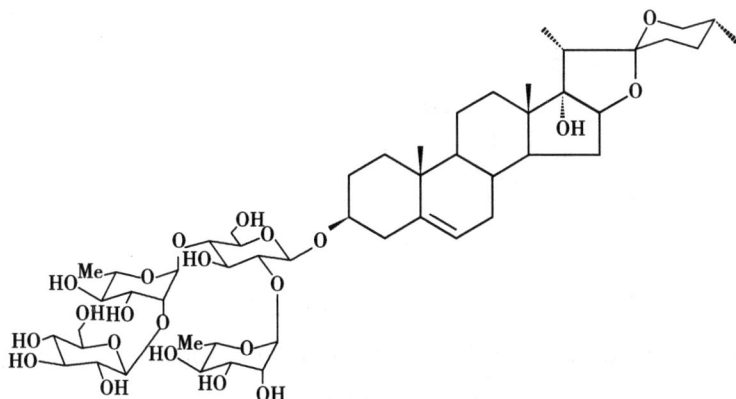

图 2-24

17. solanigroside G：（25*R*）-3*β*，15*α*-dihydroxy-5*α*-spirostan-3-*O*-*β*-D-glucopyranosyl-（1 → 2）-*O*-［*β*-D-xylopyranosyl-（1 → 3）］-*O*-*β*-D-glucopyranosyl-（1 → 4）-*O*-*β*-D-galactopyranoside。分子式为 $C_{50}H_{82}O_{23}$，相对分子质量为 1050。结构式见图 2-25。

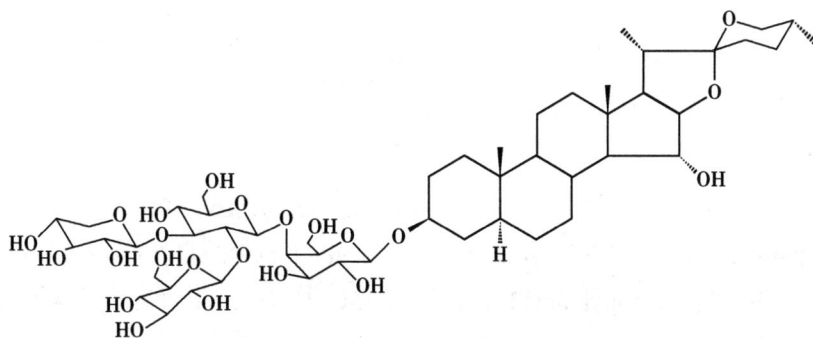

图 2-25

18. solanigroside A：5*α*-pregn-16-en-3*β*-ol-20-one-3-*O*-*α*-L-arabinopyranosyl-（1 → 2）-*O*-［*β*-D-xylopyranosyl-（1 → 3）］-*O*-*β*-D-glucopyranosyl-（1 → 4）-*O*-［*α*-L-rhamnopyranosyl-（1 → 2）］-*O*-*β*-D-galactopyranoside。分子式为 $C_{49}H_{78}O_{24}$，

相对分子质量为 1050。结构式见图 2-26。

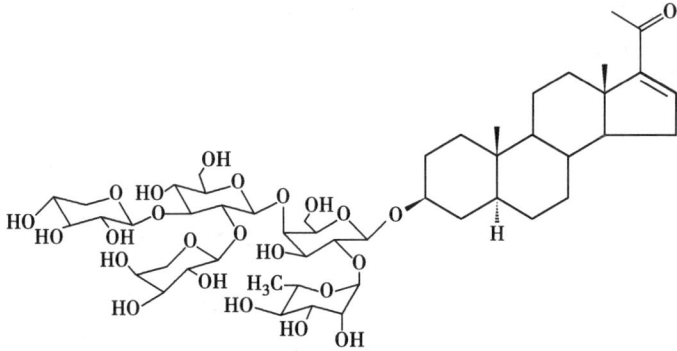

图 2-26

19. solanigroside R：即（22S，25R）-cholestane-5-ene-3β，16α，22，26-tetrol-3-O-β-D-glucopyranosyl-（1 → 2）-O-［β-D-xylopyranosyl-（1 → 3）］-O-β-D-glucopyranosyl-（1 → 4）-O-β-D-galactopyranoside。分子式为 $C_{50}H_{84}O_{23}$，相对分子质量为 1052。结构式见图 2-27。

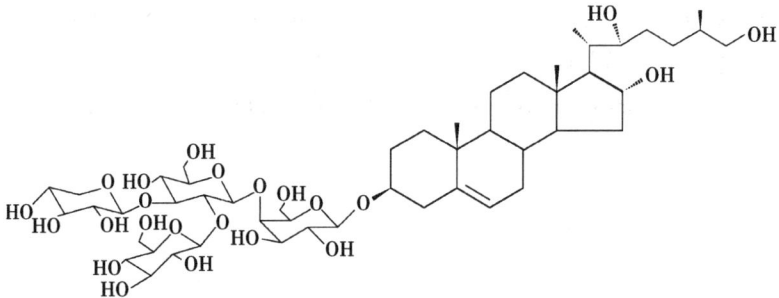

图 2-27

20. solanigroside S：（22S，25R）-5α-cholestane-3β，16α，22，26-tetrol-3-O-β-D-glucopyranosyl-（1 → 2）-O-[β-D-xylopyranosyl-（1 → 3）]-O-β-D-glucopyranosyl-（1 → 4）-O-β-D-galactopyranoside。分子式为 $C_{50}H_{86}O_{23}$，相对分子质量为 1054。结构式见图 2-28。

21. tigogenin 3-O-β-D-glucopyranosyl-（1 → 2）-O-［β-D-glucopyranosyl-（1 → 3）］-O-β-D-glucopyranosyl-（1 → 4）-O-β-D-glucopyranoside。分子式为 $C_{51}H_{84}O_{23}$，相对分子质量为 1064。结构式见图 2-29。

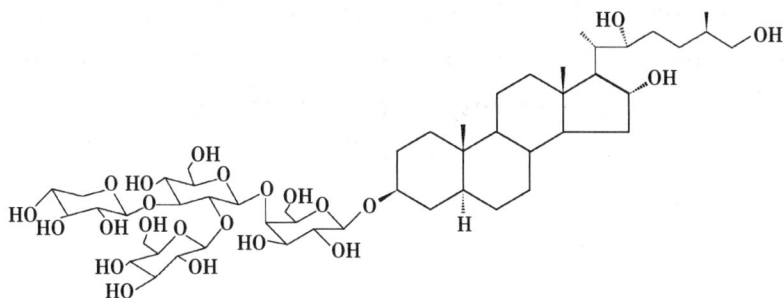

图 2-28

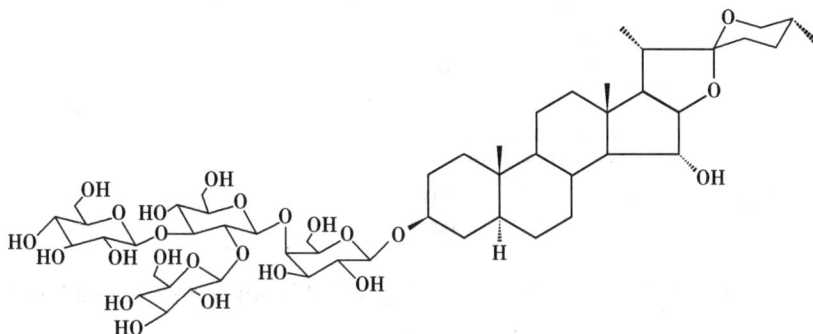

图 2-29

22. solanigroside O：即（25R）-22β-5α-furost-16α-methoxy-3β, 26-diol-3-O-β-D-glucopyranosyl-（1→2）-O-[β-D-xylopyranosyl-（1→3）]-O-β-D-glucopyranosyl-（1→4）-O-β-D-galactopyranoside。分子式为 $C_{51}H_{86}O_{23}$，相对分子质量为 1066。结构式见图 2-30。

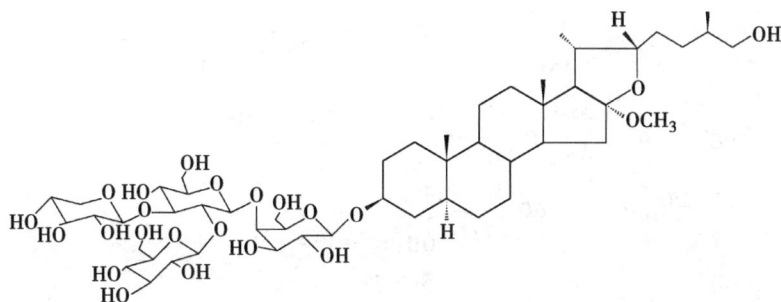

图 2-30

23. solanigroside U：（5α，20S）-3β，16β-dihydroxy-pregn-22-carboxylic acid（22，16）-lactone-3-O-α-L-arabinopyranosyl-（1→2）-O-［β-D-xylopyranosyl-（1→3）］-O-β-D-glucopyranosyl-（1→4）-O-［α-L-rhamnopyranosyl-（1→2）-O-β-D-galactopyranoside。分子式为 $C_{50}H_{80}O_{25}$，相对分子质量为1080。结构式见图2-31。

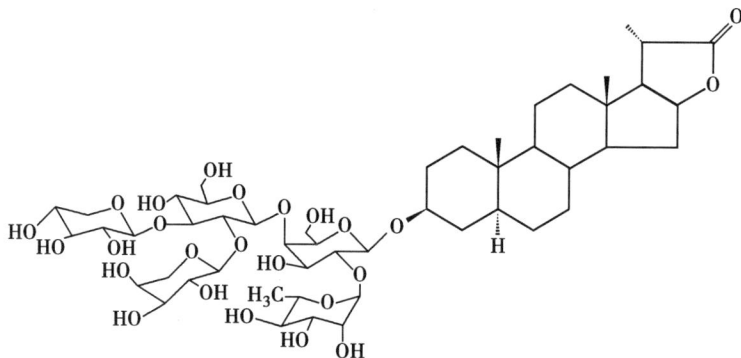

图 2-31

24. solanigroside V：即（5α，20S）-3β，16β-dihydroxy pregn-22-carboxylic acid（22，16）-lactone-3-O-β-D-xylopyranosyl-（1→2）-O-［β-D-xylopyranosyl-（1→3）］-O-β-D-glucopyranosyl-（1→4）-O-［α-L-rhamnopyranosyl-（1→2）］-O-β-D-galactopyranoside。分子式为 $C_{50}H_{80}O_{25}$，相对分子质量为1080。结构式见图2-32。

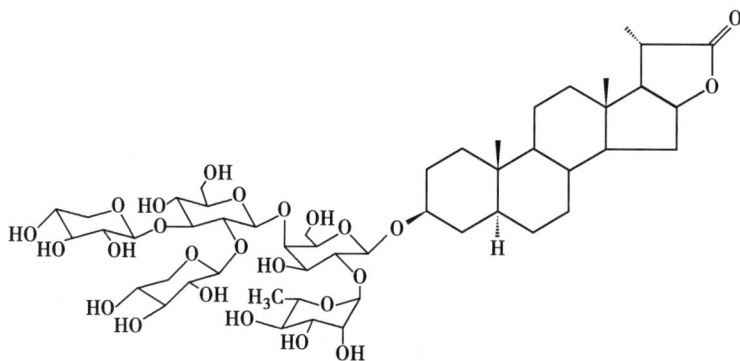

图 2-32

25. solanigroside C：即（22R，25R）-3β，15α，23α-trihydroxy-5α-spirostan-26-one 3-O-β-D-glucopyranosyl-（1→2）-O-［β-D-glucopyranosyl-（1→3）］-O-β-D-

glucopyranosyl-（1→4）-O-β-D-galactopyranoside。分子式为 $C_{51}H_{82}O_{26}$，相对分子质量为 1110。结构式见图 2-33。

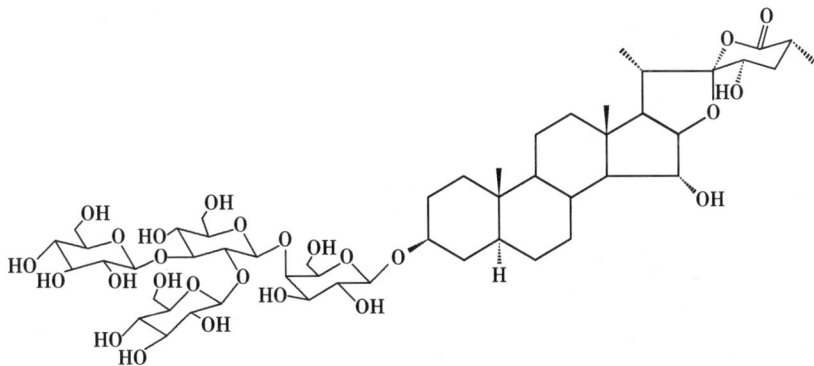

图 2-33

26.（25R）-5α-furost-3β，22α-diol-12-one-26-carboxylic acid-3-O-β-D-glucopyranosyl-（1→4）-[O-β-D-glucopyranosyl-（1→2）-O-β-D-glucopyranosyl-（1→4）-O-β-D-galactopyranoside。分子式为 $C_{51}H_{82}O_{26}$，相对分子质量为 1110。结构式见图 2-34。

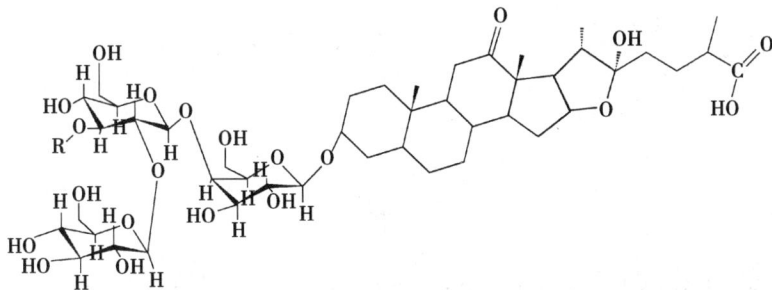

图 2-34

27. nigrumnin I：即为（3β，5α，25R）-spirostan-3-O-α-L-arabinopyranosyl-（1→2）-O-[β-D-xylopyranosyl-（1→3）]-O-β-D-glucopyranosyl-（1→4）-O-[α-L-rhamnopyranosyl-（1→2）-O-β-D-galactopyranoside。分子式为 $C_{55}H_{90}O_{25}$，相对分子质量为 1150。结构式见图 2-35。

28. solanigroside D：即（22R，25R）-3β，23α-dihydroxy-5α-spirostan-26-one-3-O-α-L-arabinopyranosyl-（1→2）-O-[β-D-xylopyranosyl-（1→3）]-O-β-D-glucopyranosyl-（1→4）-O-[α-L-rhamnopyranosyl-（1→2）]-O-β-D-galactopyranoside。

分子式为 $C_{55}H_{88}O_{27}$，相对分子质量为 1180。结构式见图 2-36。

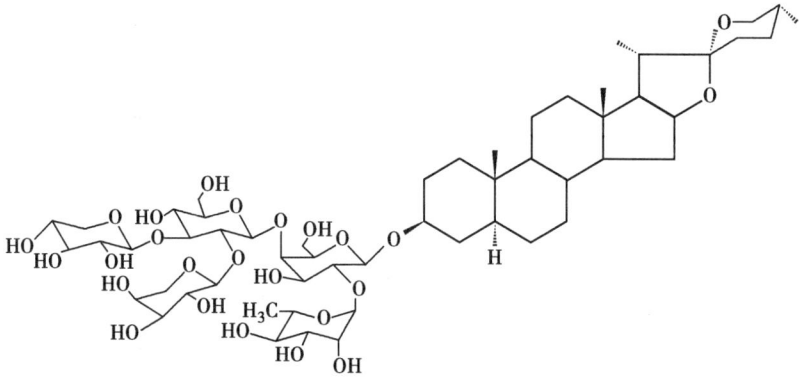

图 2-35

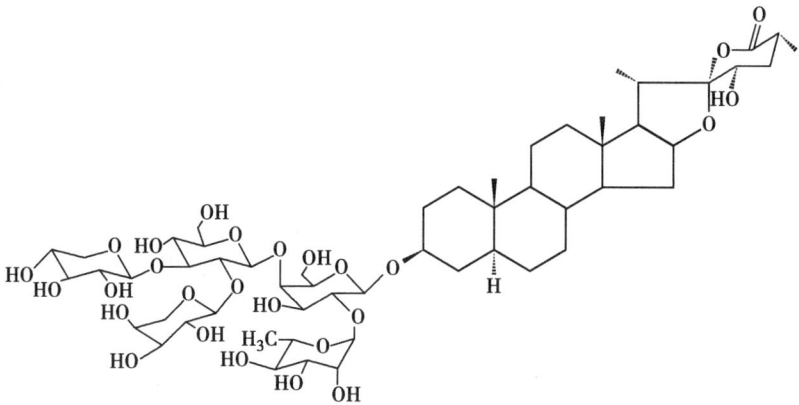

图 2-36

29. solanigroside E：（22R，25R）-3β，15α，23α-trihydroxy-5α-spirostan-26-one-3-O-α-L-arabinopyranosyl-（1→2）-O-［β-D-xylopyranosyl-（1→3）］-O-β-D-glucopyranosyl-（1→4）-O-［α-L-rhamnopyranosyl-（1→2）］-O-β-D-galactopyranoside。分子式为 $C_{55}H_{88}O_{28}$，相对分子质量为 1196。结构式见图 2-37。

30. solanigroside F：23-O-β-D-glucopyranosyl-（25R）-3β，23α-dihydroxy-5α-spirostan-3-O-β-D-glucopyranosyl-（1→2）-O-［β-D-xylopyranosyl-（1→3）］-O-β-D-glucopyranosyl-（1→4）-O-β-D-galactopyranoside。分子式为 $C_{57}H_{92}O_{28}$，相对分子质量为 1224。结构式见图 2-38。

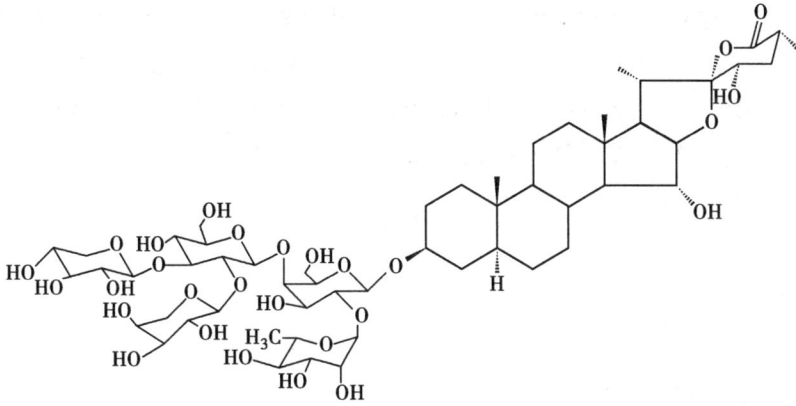

图 2-37

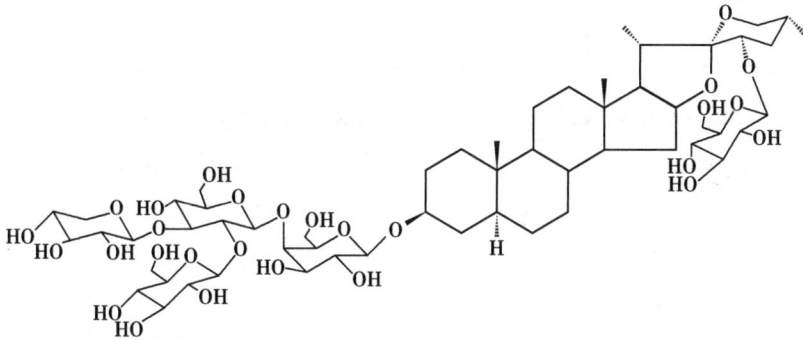

图 2-38

31.（3β, 22α, 25R）-26-O-（β-D-glucopyranosyl）-22-hydroxy-furost-5-en-3-O-β-D-glucopyranosyl-（1→2）-O-[β-D-xylopyranosyl-（1→3）]-O-β-D-glucopyranosyl-（1→4）-O-β-D-galactopyranoside。分子式为 $C_{57}H_{92}O_{28}$，相对分子质量为 1224。结构式见图 2-39。

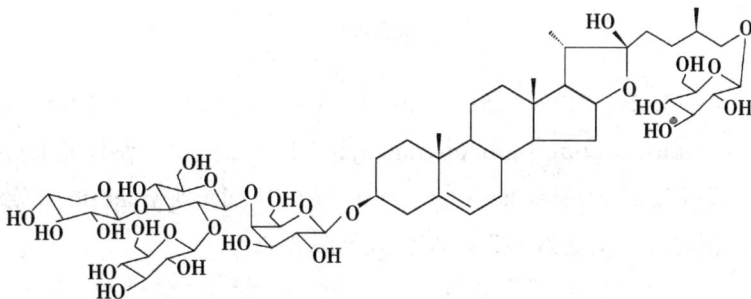

图 2-39

32. solanigroside L：（22α，25R）-26-O-β-D-glucopyranosyl-22-hydroxyl-5α-furost-20（21）-ene-3β，26-diol-3-O-β-D-glucopyranosyl-（1→2）-O-［β-D-xylopyranosyl-（1→3）］-O-β-D-glucopyranosyl-（1→4）-O-β-D-galactopyranoside。分子式为 $C_{57}H_{92}O_{28}$，相对分子质量为 1224。结构式见图 2-40。

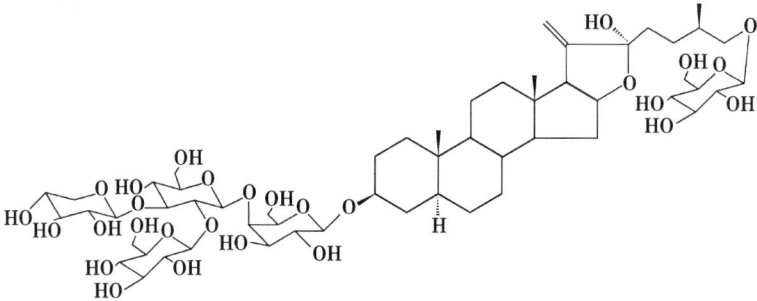

图 2-40

33. solanigroside M：（25R）-26-O-β-D-glucopyranosyl-5α-furost-22（23）-ene-3β，20β，26-triol-3-O-β-D-glucopyranosyl-（1→2）-O-［β-D-xylopyranosyl-（1→3）］-O-β-D-glucopyranosyl-（1→4）-O-β-D-galactopyranoside。分子式为 $C_{57}H_{92}O_{28}$，相对分子质量为 1224。结构式见图 2-41。

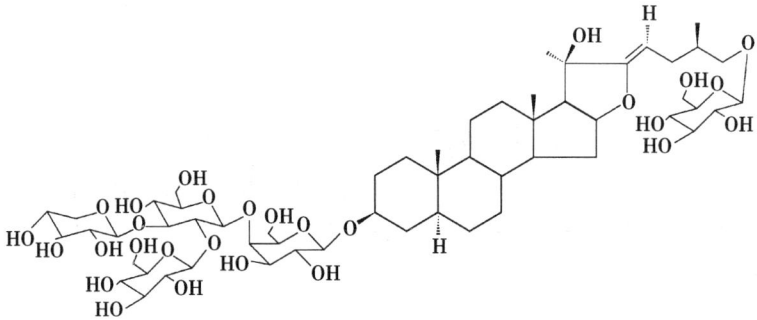

图 2-41

34. uttroside B：（22α，25R）-26-O-β-D-glucopyranosyl-22-hydroxyl-5α-furost-3β，26-diol-3-O-β-D-glucopyranosyl-（1→2）-O-［β-D-xylopyranosyl-（1→3）］-O-β-D-glucopyranosyl-（1→4）-O-β-D-galactopyranoside。分子式为 $C_{57}H_{94}O_{28}$，相对分子质量为 1226。结构式见图 2-42。

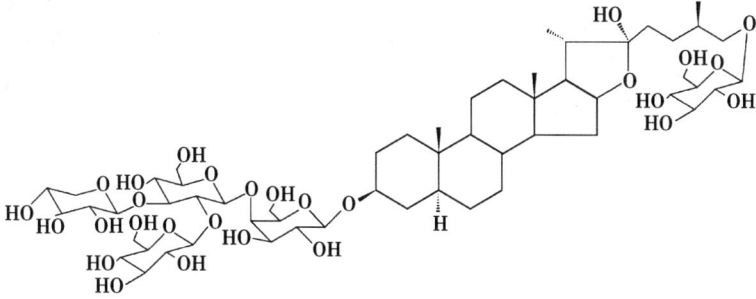

图 2-42

35.（$3\beta,22\alpha,25R$）-26-O-（β-D-glucopyranosyl）-22-methoxy-furost-5-en-3-O-β-D-glucopyranosyl-（$1 \rightarrow 2$）-O-［β-D-xylopyranosyl-（$1 \rightarrow 3$）］-O-β-D-glucopyranosyl-（$1 \rightarrow 4$）-O-β-D-galactopyranoside：分子式为 $C_{57}H_{94}O_{28}$，相对分子质量为 1226。结构式见图 2-43。

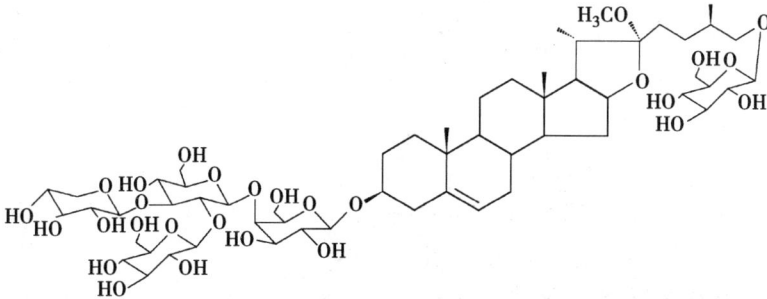

图 2-43

36. solanigroside K：（22α，$25R$）-26-O-β-D-glucopyranosyl-22-methoxy-5α-furost-20（21）-ene-3β，26-diol-3-O-β-D-glucopyranosyl-（$1 \rightarrow 2$）-O-［β-D-xylopyranosyl-（$1 \rightarrow 3$）］-O-β-D-glucopyranosyl-（$1 \rightarrow 4$）-O-β-D-galactopyranoside。分子式为 $C_{57}H_{94}O_{28}$，相对分子质量为 1226。结构式见图 2-44。

37. solanigroside N：（$25R$）-26-O-β-D-glucopyranosyl-5α-furost-20β-methoxy-22（23）-ene-3β，26-diol-3-O-β-D-glucopyranosyl-（$1 \rightarrow 2$）-O-［β-D-xylopyranosyl-（$1 \rightarrow 3$）］-O-β-D-glucopyranosyl-（$1 \rightarrow 4$）-O-β-D-galactopyranoside。分子式为 $C_{57}H_{94}O_{28}$，相对分子质量为 1226。结构式见图 2-45。

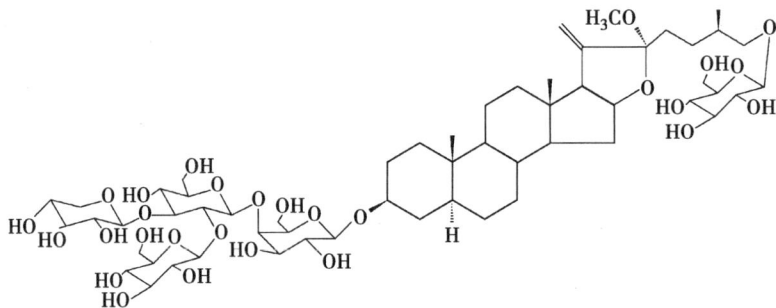

图 2-44

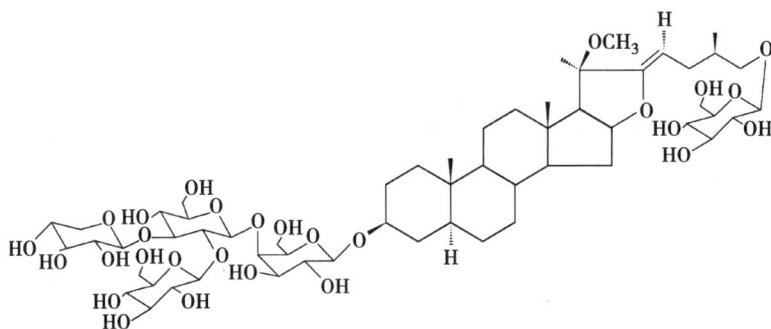

图 2-45

38. uttroside A：（22α，25R）-26-O-β-D-glucopyranosyl-22-methoxyl-5α-furost-3β，26-diol-3-O-β-D-glucopyranosyl-（1→2）-O-［β-D-xylopyranosyl-（1→3）］-O-β-D-glucopyranosyl-（1→4）-O-β-D-galactopyranoside。分子式为 $C_{57}H_{96}O_{28}$，相对分子质量为 1228。结构式见图 2-46。

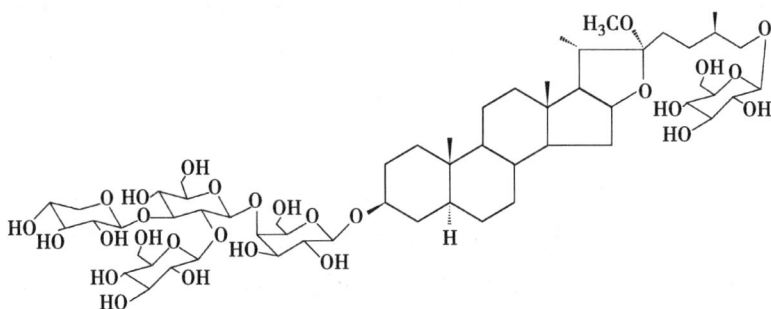

图 2-46

39.（3β, 5α, 22R）-26-O-（β-D-glucopyranosyl）-22-hydroxy-furostan-3-O-β-D-glucopyranosyl-（1→2）-O-[β-D-glucopyranosyl-（1→3）]-O-β-D-glucopyranosyl-（1→4）-O-β-D-galactopyranoside。分子式为 $C_{57}H_{96}O_{29}$，相对分子质量为1244。结构式见图2-47。

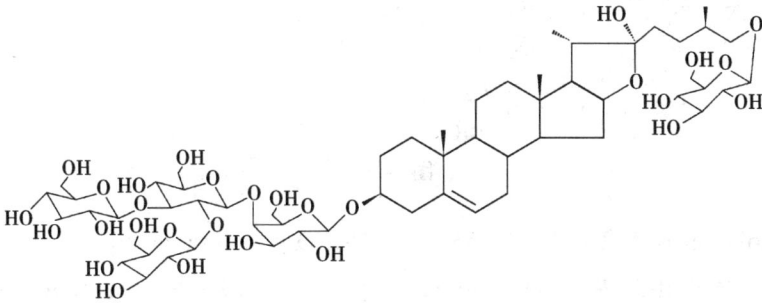

图2-47

40.（3β,5α,25R）-26-（β-D-glucopyranosyl）-22-glucopyranosyl）-22-methoxy-furstan-3-O-β-D-glucopyranosyl-（1→2）-O-[β-D-glucopyranosyl-（1→3）]-O-β-D-glucopyranosyl-（1→4）-β-D-galactopyranoside。分子式为 $C_{58}H_{98}O_{29}$，相对分子质量为1258。结构式见图2-48。

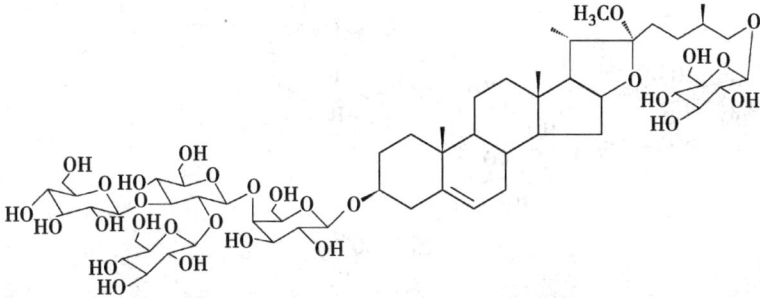

图2-48

41. solanigroside J：（22α, 25R）-26-O-β-D-glucopyranosyl-22-hydroxyl-5α-furost-3β, 26-diol-3-O-α-L-arabinopyranosyl-（1→2）-O-[β-D-xylopyranosyl-（1→3）]-O-β-D-glucopyranosyl-（1→4）-O-[α-L-rhamnopyranosyl-（1→2）]-β-D-galactopyranoside。分子式为 $C_{61}H_{102}O_{31}$，相对分子质量为1330。结构式见图2-49。

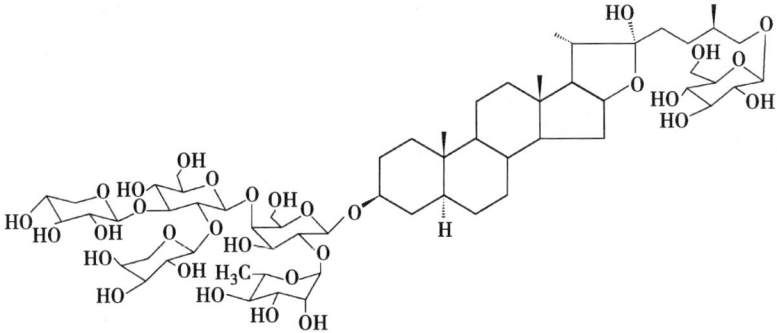

图 2-49

42. solanigroside I：（22α，25R）-26-O-β-D-glucopyranosyl-22-methoxy-5α-furost-3β，26-diol-3-O-α-L-arabinopyranosyl-（1→2）-O-［β-D-xylopyranosyl-（1→3）］-O-β-D-glucopyranosyl-（1→4）-O-［α-L-rhamnopyranosyl-（1→2）］-β-D-galactopyranoside。分子式为 $C_{62}H_{104}O_{31}$，相对分子质量为 1344。结构式见图 2-50。

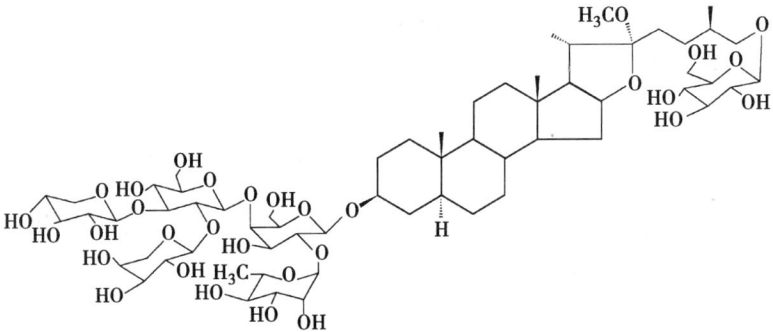

图 2-50

三、不同入药部位、不同产地龙葵生物碱的含量比较

不同产地、采收期及加工炮制方法，均对龙葵果中澳洲茄碱、澳洲茄边碱等甾体类生物碱的含量具有一定影响。袁海建等采用高效液相色谱法对不同批次龙葵药材以澳洲茄碱为衡量指标进行含量测定；实验结果说明，不同批次龙葵药材中澳洲茄碱的含量差异较大，这可能与龙葵的采收期、产地等有关。

李明慧等采用柱层析方法分离化学成分，光谱法进行结构鉴定，高效液相色谱法测定生物碱在龙葵不同部位的含量，建立了龙葵药材中澳洲茄碱、澳洲茄边碱的含量测定方法。研究发现，澳洲茄碱、澳洲茄边碱具有抗癌、抗菌等生物活性，且在龙葵中含量较高，可以作为评价龙葵药材质量的指标成分。此外，还发现龙葵药材不同部位中澳洲茄碱、澳洲茄边碱的含量差异比较大，其中果实含量最高，而茎、叶及果柄中的含量较低，因此龙葵药材入药时应以带果者为好，这与《中国药典》规定以带果者为佳一致。

张卫东等采用乙醇-乙酸提取法对龙葵不同部位的龙葵碱进行对比提取试验，采用紫外分光光度法对龙葵不同部位的生物碱进行含量测定。结果发现，龙葵茎中生物碱的含量为 0.06%，叶中含量为 0.19%，未成熟果实中含量为 0.33%，成熟果实中的含量为 0.06%，因此生物碱含量在龙葵植株各部位的大小顺序为：茎<成熟果实<叶<未成熟果实。并且在文中分析到，当龙葵果实未成熟时，龙葵青果中富集着大量的龙葵碱，一方面阻止了食草动物在果实未成熟时取食；另一方面，各个器官中含有龙葵生物碱，还可以防止青菜虫的取食。随着植株不断生长，龙葵各个部位逐渐成熟，龙葵生物碱在龙葵植物中也不断地发生变化，逐渐转变为其他的无毒物质和多糖，果实变甜。

曾聪彦等采用高效液相色谱法对不同入药部位的龙葵澳洲茄碱和澳洲茄边碱的含量进行分析，研究发现，龙葵的茎、叶、果实、果柄等部位均含有澳洲茄碱、澳洲茄边碱，因此这些部位均可以作为龙葵的入药部位，有利于植物资源的充分利用。研究显示，果实中澳洲茄碱、澳洲茄边碱含量最高，其次为叶和全草，茎和果柄含量最低，提示龙葵入药还是应该带果为好，这与 1977 年版《中国药典》规定的以带果者为佳一致。此外，根据龙葵果中澳洲茄碱、澳洲茄边碱含量为其他部位数倍的实验结果，表明也可以单独以龙葵果入药，有利于在龙葵植株免于破坏的前提下研发高品质龙葵药材，实现可持续利用。

袁海建等采用高效液相色谱法对三个批次不同产地的龙葵药材以澳洲茄碱为衡量指标进行含量测定，实验结果表明不同批次龙葵药材中澳洲茄碱的含量差异较大，提示可能与药材的采收期、产地等有关。张彦华等建立龙葵药材的质量标准，并对市售 10 批药材进行质量分析与评价；研究结果表明，来源于安徽、山东、江西、河南、河北等不同药材市场及饮片公司的龙葵药材中的澳洲茄碱、澳洲茄边碱的含量差异较大，提示其原因可能与生物遗传因素和生态环境影响所致的次生代谢产物的合成和积累不同有关，并提出了需重视市售龙葵的规范统一栽培、采收、加工等以确保临床用药的安全性。刘林凤等利用高效液相色谱法以澳洲茄碱、澳洲茄边碱为指标对龙葵进行含量分析，检测山西太原、平陆、定襄、稷山、晋城等不同产地的龙葵药材中澳洲茄碱、澳洲茄边碱的含量。研究结果表明，10 个批次不同产地的龙葵药材中澳洲茄碱、澳洲茄边碱的含量存在差别，两者的总量也有所不同。董鹏鹏等采用高效液相色谱法对 10 批来源于安徽、河南郑州、河北安国、河北保定、广西、湖南、辽宁沈阳、辽宁营口、黑龙江齐齐哈尔、江苏、吉林等不同产地的龙葵果进行含量测定，并建立龙葵果指纹图谱的分析方法，并确定了 12 个共有峰，指认出澳洲茄碱、澳洲茄边碱 2 个主要的色谱峰，为龙葵果药材的鉴别和质量评价提供了依据。10 批不同产地来源的龙葵干果经相似度评价计算得到的相似度在 0.753 ~ 0.988 之间，结合色谱图的直观分析，发现不同产地龙葵干果之间的同一化学成分的含量存在较大差异，龙葵干果的质量良莠不齐，这可能与龙葵果的产地、生长环境、采收时间、贮藏方式有关。而龙葵保鲜果的图谱与干果之间也有一定差别，龙葵鲜果与干果共有模式的相似度只有 0.595，说明采用保鲜技术处理后的龙葵鲜果与干果之间化学成分的种类和含量有一定差别，但就已指认的澳洲茄碱、澳洲茄边碱 2 个色谱峰来说，峰面积并不比干果小，即龙葵保鲜果中澳洲茄碱、澳洲茄边碱的含量不低于干果。

单会娇等采用高效液相色谱法对 10 个省 24 个不同产地龙葵中的澳洲茄碱含量进行研究，其药材来源见表 2-1。

表 2-1　龙葵药材来源

编号	产地	生境
1	黑龙江省大庆市肇州县肇州镇	路边
2	哈尔滨市南岗区松花江街	路边
3	辽宁省大连市甘井子区南关岭镇	路边
4	辽宁省鞍山市千山区丁香峪	路边
5	辽宁省大连市金州区大黑山	路边
6	辽宁省凤城市	路边
7	四川省泸县云锦镇旺龙村一社	路边
8	山东省禹城市陈庄乡范庄村	路边
9	江苏省南通市海安县城东镇洋蛮河村	路边
10	河北省黄骅市	路边
11（1）	辽宁省葫芦岛市建昌县养马甸子乡养马甸子村	路边

续表

编号	产地	生境
11（2）	辽宁省葫芦岛市建昌县养马甸子乡养马甸子村	林下
11（3）	辽宁省葫芦岛市建昌县养马甸子乡养马甸子村	蔬菜大棚
12	辽宁省锦州市太和区钟和乡	蔬菜园
13	辽宁省朝阳市朝阳县古树沟村	田间
14	辽宁省兴城市大寨乡沙河村	马铃薯地
15	辽宁省大连市开发区双 D 港	荒地
16	江苏省徐州市沛县鹿楼镇	村边湿地
17	安徽省亳州市蒙城县篱笆镇小学	草坪
18	北京大学院内	草坪
19	福建省龙岩市新罗区	草坪
20	河北省冀州市徐家庄乡北榆树村	林下
21	山东省济南市商河县贾庄镇梁家村	林下
22	辽宁省宽甸石柱参种植基地	山上
23	吉林省吉林市长春路	公园内
24	辽宁省铁岭市铁岭县镇西堡	墙根

　　研究发现，龙葵药材中澳洲茄碱含量因产地、生态环境及生长周期不同差异很大，尤以生态环境及生长周期对澳洲茄碱的含量影响最为显著，结果见表 2-2。

表 2-2　龙葵药材中澳洲茄碱含量（$n=3$）

编号	采集日期	生长周期	含量 /（mg/g）
1	2009-10-03	始熟期 *	0.4535
2	2009-07-12	盛果期 *	—
3	2009-07-04	苗期	—
3	2009-07-04	花期	—
3	2009-07-04	初果期 *	—
3	2009-07-04	盛果期 *	0.5095
4	2009-09-13	盛果期	0.6748
5	2009-08-30	盛果期	0.7076
5	2009-10-07	始熟期	0.6912
6	2009-06-20	苗期	—

编号	采集日期	生长周期	含量 / (mg/g)
6	2009-07-12	花期	0.3326
6	2009-08-08	初果期	0.3880
6	2009-08-13	盛果期	1.1154
7	2009-08-16	成熟后期	—
8	2009-08-05	盛果期	0.3153
9	2009-07-09	始熟期 *	0.1812
10	2009-07-28	盛果期	0.8263
10	2009-08-12	始熟期	0.6020
10	2009-08-28	成熟期	0.3789
11（1）	2009-06-27	盛果期	0.1879
11（2）	2009-06-27	盛果期	0.7426
11（3）	2009-06-27	成熟期	—
12	2009-05-25	苗期	—
12	2009-08-25	盛果期	0.9328
13	2009-07-29	盛果期	1.4456
14	2009-07-25	盛果期	2.0757
15	2009-07-03	苗期	—
15	2009-07-03	花期	—
15	2009-07-03	初果期 *	—
15	2009-07-14	盛果期 *	0.2341
15	2009-07-14	始熟期 *	0.1858
15	2009-07-29	成熟期 *	0.1837
16	2009-07-26	始熟期	0.2974
16	2009-08-12	成熟期	0.2685
16	2009-08-28	成熟期	0.3616
17	2009-07-30	盛果期	0.3616
18	2009-09-25	盛果期	1.0060
19	2009-08-22	成熟后期	—
20	2009-07-31	苗期	—
20	2009-07-31	花期	—

续表

编号	采集日期	生长周期	含量 / (mg/g)
20	2009-07-31	盛果期	0.1712
21	2009-08-03	盛果期 *	—
22	2009-08-16	盛果期 *	—
23	2009-08-20	盛果期 *	—
24	2009-07-26	盛果期	0.3658
24	2009-08-15	盛果期	0.4257
24	2009-08-27	始熟期	0.5927

注："—"代表未检出；"*"代表果实已被摘除。

由表 2-2 的结果可知，在产地方面的比较，辽西地区所产龙葵的澳洲茄碱含量较高，可能是因当地比较干旱引起。关于生态环境方面的比较，以田间龙葵的澳洲茄碱含量较高，可能是由于农田中常施加氮肥，有利于澳洲茄碱的合成；马铃薯地中的龙葵澳洲茄碱含量最高，可能是由于马铃薯同为茄科植物，对于龙葵中某些成分的积累有一定协同作用。

四、不同采集时间及加工方法对龙葵生物碱的影响比较

杨辉等采用醇提－酸醇水解法提取了龙葵内的澳洲茄胺，对其进行了定性定量分析，并且以澳洲茄胺为参照品，表征了甾体类生物碱在龙葵中所占的百分含量，考察了龙葵果实成长期内甾体类生物碱的形式、变化趋势。研究结果表明，甾体类生物碱主要富集在龙葵未成熟的果实中，检测出其在未成熟果实内的百分含量最高达到 3.52%；茎叶所含甾体类生物碱的百分含量低于 0.5%；果实内甾体类生物碱的变化经历了增加、减少两个阶段，在结果一个月后，果实内的甾体类生物碱百分含量达到最大，高达 2.5% 以上；果实成熟时的甾体类生物碱百分含量反而达到了最小，低于 1%。同时阳光照射程度的不同也会改变龙葵果实的生长期，从而对甾体类生物碱的百分含量变化产生影响，因此建议龙葵的采摘需重点考虑生物碱在该植物不同部位的分布及生长期、阳光照射等因素。

王桂艳等采用薄层扫描法测定黑龙江不同时期龙葵全草中的澳洲茄胺含量，结果表明不同时期的龙葵全草中澳洲茄胺含量有差异，青果期全草中的澳洲茄胺含量比其他时期高，幼苗期和含花期时的澳洲茄胺含量最低，因此建议龙葵全草

的最佳采收期应为青果期，并且以青果较多者质量为佳。

曾聪彦等采用高效液相色谱法测定不同采收期龙葵中澳洲茄碱、澳洲茄边碱的含量，研究发现，龙葵不同采收期澳洲茄碱、澳洲茄边碱的含量差异较大。从不同采收季节来看，七月份龙葵生长旺盛期的澳洲茄碱、澳洲茄边碱含量均为最高，八月份之后降低，提示七月份为龙葵采收的最佳季节，这与王立业等确定龙葵作为抗肿瘤药物的最佳采收期为七月上旬到八月初相一致。在此采收期的龙葵药材不仅具有很高的相似度，而且抗肿瘤活性成分的含量明显高于其他季节采收的龙葵。

刘秋琼等采用独特的龙葵保鲜技术保存龙葵果，并采用高效液相色谱法对龙葵干果和保鲜处理的鲜果中澳洲茄碱、澳洲茄边碱进行含量测定，比较保鲜技术对其生物碱含量的影响。研究结果显示，不同批次龙葵干果样品中澳洲茄碱、澳洲茄边碱含量波动较小，且三个批次龙葵鲜果中澳洲茄碱和澳洲茄边碱的总含量平均为3.0mg/g；经保鲜技术处理的龙葵鲜果中澳洲茄碱和澳洲茄边碱的含量要比龙葵干果的含量高80%以上，提示龙葵果入药应以鲜果为佳。

目前国内外学者对龙葵有效成分的提取进行了大量的研究工作，龙葵主要药用成分生物碱的提取工艺经多年来的探索已形成较为成熟的模式。季宇彬等利用醇类溶剂提取法来提取三种龙葵生物碱，其具体做法如下：准确称取干燥龙葵果实粉末100g于1000mL三角瓶内，另加入90%乙醇1000mL，在恒温60℃条件下搅拌5小时后抽滤，滤渣再加入相同质量分数乙醇，在相同条件下提取第二遍，滤渣弃去，合并2次滤液，用滤纸充分过滤，用10000×g离心，浮在表层的被收集物质用转动的干燥机干燥，减压回收乙醇后，得到浓缩液；浓缩液处理后，可得到白色干粉，计算提取率，进一步处理后可得到白色粉末，该白色粉末主要为三种生物碱。需要注意的是，龙葵生物碱的提取工艺中，传统方法采用酸溶碱沉氯仿萃取的工艺可迅速导致龙葵生物碱的乳化。刘颖等通过对各种剂量的乙醇质量分数及温度条件进行摸索，提出了龙葵中生物碱的提取工艺和最有效的提取条件，通过引进德国设备，可以大批量生产出纯度较高的白色生物碱晶体，且水溶性较好。

么宏伟等对龙葵果总生物碱提取方法进行研究，采用回流提取法、微波萃取法、超临界二氧化碳流体萃取3种不同的方法从龙葵果中提取总生物碱，在试验中对回流提取法的提取时间、提取温度、料液比3个因素进行了正交试验和分析。结果显示，各提取方法所提取的龙葵果总生物碱含量差异显著，提取量从大到小依次为：微波提取法 > 超临界二氧化碳萃取法 > 回流提取法，因此微波提取法为最佳提取方法。回流提取法最佳提取条件为：提取温度 80℃、料液比 1∶80、提取 5 小时，在此条件下可提取 0.098OD 总生物碱。微波提取法最佳提取条件为：微波温度 30℃、乙醇浓度 60%、微波提取 60 分钟，在此条件下可提取 0.607OD 总生物碱。超临界二氧化碳流体萃取法的最佳提取条件为：萃取温度 50℃、萃取压力 30MPa、萃取时间 100 分钟，此条件下可提取 0.345OD 总生物碱。因此，不同提取条件也可影响龙葵中总生物碱的提取含量。

第二节　其他类成分

一、木脂素类

木脂素类化合物主要有右旋松脂酚、右旋杜仲树脂酚、右旋丁香树脂酚等，其主要化合物的分子式、结构式如下。

1. 丁香脂素 -4-O-β-D- 吡喃葡萄糖苷：分子式为 $C_{28}H_{36}O_{13}$，相对分子质量为 580。结构式见图 2-51。

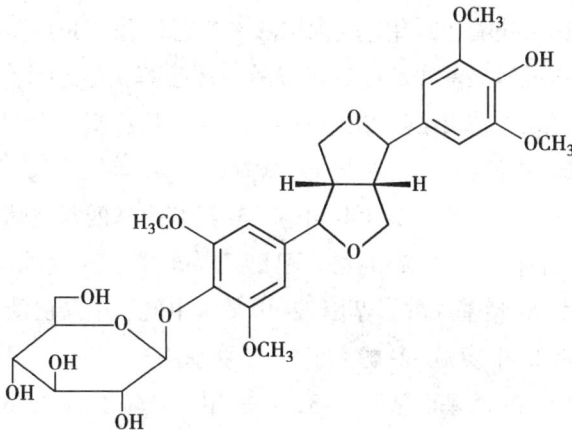

图 2-51

2. 松脂素 -4-O-β-D- 吡喃葡萄糖苷：分子式为 $C_{26}H_{32}O_{11}$，相对分子质量为 520。结构式见图 2-52。

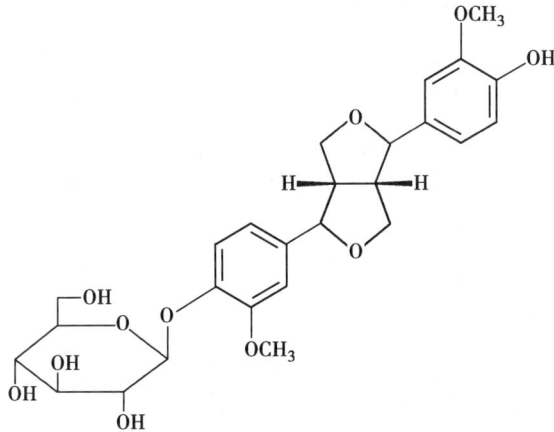

图 2-52

二、挥发油类

龙葵挥发油的化合物种类丰富，包括醇、醛、烷、酯、烯、酮、醚类等成分，如 3- 甲基 -1- 丁醇、2- 甲基 -1- 丁醇、连二硫甲醚、3- 甲基 -2- 戊酮、（E）-2-戊烯醛、1- 戊醇、环戊醇、3- 甲基 -2- 丁烯醇、丙酸酐、2- 羟甲基环己醚、己醛、5- 乙烯醇 -2（3H）- 呋喃、2- 甲基 - 丙烯酸、2- 己烯醛、3- 甲基 -1- 己烯、（Z）-3- 己烯醇、（Z）-3- 己烯醇、（E）-2- 己烯醇、环己醇、环己酮、（E）-4- 庚烯醛、庚醛、2- 丁氧基乙醇、苯甲醚、2- 甲基 -5-（1- 甲基乙基）- 双环［3.1.0］-2- 己烯、（S）- 4- 甲基 -1- 己醇、1，7- 烯 -9- 薄荷醇、2，4- 二甲基戊醛、（Z）-2- 庚烯醛、4- 氧代 -1,4- 二氢 -N-［1-（4- 羟基 - 5- 羟基甲基四氢呋喃）］、1- 庚醇、Z-3,5，5- 三甲基 -2- 己烯、1- 辛烯 -3- 醇、己酸乙烯醇酯、2- 戊基呋喃、1，5- 二甲基 -4- 己烯醇、反 -β- 萜基戊酸、辛醛、2- 甲基苯甲醚、甲酸己酯、（E）- 甲酸 -2-己烯酯、双环［2.2.1］庚烷 -2- 醇 -7，7- 二甲基乙酸、反 -1- 乙基 -3- 甲基环戊烷、2- 异丙基甲苯、2- 乙基己醇、2，3，7- 三甲基辛烷、2，2，6- 三甲基环己酮、苯甲醇、3- 亚甲基 - 正庚烷、苯乙醛、2- 甲基 -2- 丙烯酸己酯、（E）-2- 辛烯醛、（E）-2- 辛烯醇、1- 辛醇、4- 羟基苯戊酮、丙烯酸异冰片酯、4- 甲基 - 5- 癸醇、3，7- 二甲基 -1，6- 辛二烯 -3- 醇、壬醛、3，4- 二甲基环己醇、苯乙醇、1- 甲基 -3-环己烯醛、3，5，5- 三甲基 -2- 环己烯酮、3- 甲基 -1- 甲硫基丁烷、邻苯二甲醚、4，6，6- 三甲基 -3- 二环［3.1.1］庚烯 -2- 醇、（Z）- 3- 壬烯 -1- 醇、（E）-2- 壬烯醛、

1-壬醇、3-十三炔、2，4-二甲基苯甲醛、（Z）-丁酸-3-己烯酯、1-甲基-环辛醇、水杨酸甲酯、2,6,6-三甲基-1,3-环己二烯醛、癸醛、4-甲基-3-戊烯-2-酮、2，6，6-三甲基-1-环己烯-1-甲醛、2-甲基丙烯酸己酯、甲酸异冰片、（E）-3，7-二甲基-2,6-辛烯-1-醇、3，4-二乙基噻吩二乙醚、2，6，6-三甲基-1-环己烯乙醛、1-十一烯、1-辛醇、（R）-6-甲基-1，2-（1，1二甲基乙基）-4氢-1，3-二噁英、异丙基环己烷、对异丙基环己醇、顺-1，2，3，4-四氢-1，6二甲基-4-（1-甲基乙基）-萘、（Z）-丁酸-3-己烯酯、（E）-2-丙基（2，6，6-三甲基-1，3-环己二烯）酮、己酸-2-己烯酯、香叶烯D、十四烷、4，11，11-三甲基-8-次甲基-4-二环［7.2.0］十一烯、石竹烯、1-溴-2-辛醇、（E，E）-（2-己烯酸-2-己烯酯）、（Z）-7，11-二甲基-3-亚甲基-1，6，10-十二三烯、3-溴甲基庚烷、7-甲氧基-2,2-二甲基-二氢-1-苯并吡喃、3-丁烯-4-（2,6,6-三甲基-1-环己烯）、6-甲基-6-（5-甲基呋喃）、（E）-7，11-二甲基-3-亚甲基-1，6，10-十二三烯、3，7-二甲基壬烷、2-噻吩乙酸-9-十二炔-1-酯、二丁基羟基甲苯、十四醛、5-异丙基-7，7-二甲基-2-丙烯-双环［4.1.0］-3-庚烯、6-甲基-5-庚烯-1炔、3，7，11-三甲基-1，6，10-三烯-3-醇、2，2-二甲基-3，4-辛二烯醛、十六烷、十四醛、6,7-二甲氧基-2,2-二甲基-2-苯并吡喃、环十二烷、4-丁基-2-（1-甲基-2-硝基乙基）环己酮、十四醛、十二甲基-环六硅氧烷、1-十四醇、十八烷、2，6，10-三甲基十二烷、6，10，14-三甲基-2-戊酮、1，2-苯二羧酸-2-（2-甲基丙基）酯、（Z）-9，17-十八烯醛、（Z）-（7-十四烯醛）、1，1，1，5，7，7，7-七甲基-3，3-双（三甲基硅氧基）四硅化烷、棕榈酸甲基酯、1-甲基-3-壬基环己烷、邻苯二甲酸二丁酯、4-丁基-2-（1-甲基-2-硝基乙基）环己酮、二甲基烯丙基（丙炔）硅烷、二十一烷、4-丁基-2-（1-甲基-2-硝基乙基）环己酮、3,5,5-三乙基庚醛、7-十二炔、十五烷、植醇、6-甲基庚酸甲酯、十八甲基-环硅氧化烷、二十一烷、1，1，1，5，7，7，7-七甲基-3，3-双（三甲基硅氧基）四硅化烷、十二酸3-己烯酯等。

姚运香等采用水蒸气蒸馏法提取分离了龙葵石油醚部位的挥发油，并用GC-MS联用技术对该挥发油成分进行了分析，结果鉴定出了49个组分，占总出峰面积的97.32%，并确定了其相对百分含量，结果见表2-3。结果表明石油醚部位的挥发油主要含有四大类化学成分，分别为酯类、烷烃类、脂肪酸类和酮类，含量分别为28.77%、27.49%、26.13%、9.38%。其中酯类和脂肪酸为龙葵石油醚部位挥发油的主要成分，酯类成分中含量较大的为棕榈酸乙酯（14.89%）和二氢猕猴桃内酯（4.0%），还有邻苯二甲酸二丁酯、亚油酸乙酯、反油酸乙酯、硬脂酸乙酯、十六碳烯酸乙酯等成分；而脂肪酸类成分中的辛酸（16.76%）、壬酸（5.61%）、棕榈酸（2.82%）含量较高。烷烃类化学成分中含量最多的为 1- 甲氧基 -4- 甲基二环［2.2.2］辛烷（6.14%），酮类成分中主要为植酮（5.34%）和二氢 -5- 戊烯基 -2（3H）- 呋喃酮（2.90%）。结果见表 2-3。

表 2-3　龙葵石油醚部位的挥发油 GC-MS 结果

序号	化合物名称	保留时间 /min	分子式	分子量	相对百分含量 /%	匹配度
1	caprylic acid（正辛酸）	5.713	$C_8H_{16}O_2$	144	5.87	92
2	octanoic acid（辛酸）	5.777	$C_8H_{16}O_2$	144	10.89	91
3	2-octenoic acid（2- 辛烯酸）	6.412	$C_8H_{14}O_2$	142	0.31	83
4	2e-octenoic acid（2e- 辛烯酸）	6.466	$C_8H_{14}O_2$	142	1.06	82
5	nonanoic acid（壬酸）	7.768	$C_9H_{18}O_2$	158	5.61	89
6	1-methoxy-4-methyl bicyclo［2.2.2］octane（1- 甲氧基 -4- 甲基二环［2.2.2］辛烷）	9.609	$C_{10}H_{18}O$	154	6.14	79
7	decanoic acid（癸酸）	10.000	$C_{10}H_{20}O_2$	172	0.94	87
8	5-pentyldihydro-2（3H）-furanone（二氢 -5- 戊烯基 -2（3H）- 呋喃酮）	10.097	$C_9H_{16}O_2$	156	2.90	94
9	paeonal（丹皮酚）	12.034	$C_9H_{10}O_3$	166	3.03	92
10	nonanoic acid, 9-oxo-ethyl ester（9- 氧代 - 壬酸乙酯）	13.384	$C_{11}H_{20}O_3$	200	2.76	92
11	cyclohexyl ketone（二环己基甲酮）	13.799	$C_{13}H_{22}O$	194	1.14	84
12	dihydroactindiolide（二氢猕猴桃内酯）	14.191	$C_{11}H_{16}O_2$	180	4.00	91
13	hexadecane（正十六烷）	15.492	$C_{16}H_{34}$	266	0.55	93
14	cedrol（柏木脑）	15.863	$C_{15}H_{26}O$	222	1.05	89
15	n-dodecane（n- 十二烷）	16.586	$C_{12}H_{26}$	170	0.18	88
16	heptadecane（十七烷）	17.724	$C_{17}H_{36}$	240	0.72	95
17	dodecane, 2, 6, 10-trimethyl-（2, 6, 10- 三甲基十二烷）	17.843	$C_{15}H_{32}$	212	0.36	87
18	phenanthrene（菲）	19.671	$C_{14}H_{10}$	178	0.10	82
19	tetradecanoic acid, ethyl ester（肉豆蔻酸乙酯）	19.774	$C_{16}H_{32}O_2$	256	0.25	89
20	octadecane（十八烷）	19.861	$C_{18}H_{38}$	254	0.98	94

续表

序号	化合物名称	保留时间 /min	分子式	分子量	相对百分含量 /%	匹配度
21	dodecane, 4, 6-dimethyl- (4, 6- 二甲基 - 十二烷）	20.057	$C_{14}H_{30}$	198	0.46	87
22	phytone（植酮）	20.839	$C_{18}H_{36}O$	268	5.34	95
23	pentadecanoic acid, ethyl ester（十五酸乙酯）	21.244	$C_{17}H_{34}O_2$	270	0.68	84
24	diisobutyl phthalate（邻苯二甲酸二异丁酯）	21.399	$C_{16}H_{22}O_4$	278	1.49	95
25	nonadecane（十九烷）	21.905	$C_{19}H_{40}$	269	0.74	93
26	palmitic acid（棕榈酸）	23.151	$C_{16}H_{32}O_2$	256	2.82	93
27	dibutyl phthalate（邻苯二甲酸二丁酯）	23.276	$C_{16}H_{22}O_4$	278	0.77	95
28	ethyl 9-hexadecenoate（十六碳烯酸乙酯）	23.390	$C_{18}H_{34}O_2$	282	0.41	87
29	palmitic acid ethyl ester（棕榈酸乙酯）	23.790	$C_{18}H_{36}O_2$	284	14.89	95
30	*n*-heneicosane（正二十一烷）	25.73	$C_{21}H_{44}$	297	1.68	96
31	linoleic acid ethyl ester（亚油酸乙酯）	26.914	$C_{20}H_{36}O_2$	308	0.47	88
32	9-octadecenoic acid, ethyl ester（反油酸乙酯）	27.008	$C_{20}H_{38}O_2$	310	0.62	86
33	10-undecenoic acid, ethyl ester（10- 十一烯酸乙酯）	27.121	$C_{13}H_{24}O_2$	212	0.17	75
34	octadecanoic acid, ethyl ester（硬脂酸乙酯）	27.465	$C_{20}H_{40}O_2$	313	0.74	89
35	*n*-docosane（二十二烷）	27.524	$C_{22}H_{46}$	311	2.49	96
36	*n*-eicosane（正二十烷）	29.241	$C_{20}H_{42}$	282	2.76	96
37	*n*-tetracosane（正十四烷）	30.893	$C_{24}H_{50}$	338	2.29	96
38	*n*-eicosane（正二十烷）	32.480	$C_{20}H_{42}$	282	2.01	95
39	1,2-benzenedicarboxylic acid, diisooctyl ester（邻苯二甲酸二异辛酯）	33.356	$C_{24}H_{38}O_4$	391	1.43	94
40	chloroacetic acid, dodecyl ester（氯乙酸 - 十二烷基酯）	33.79	$C_{14}H_{27}Cl_2$	263	0.09	69
41	eicosane, 2-cyclohexyl- (2- 环己基二十烷）	33.932	$C_{26}H_{52}$	365	0.1	75
42	*n*-hexatriacontane（正三十六烷）	34.009	$C_{36}H_{74}$	506	1.27	96
43	*n*-nonacosane（正二十九烷）	35.481	$C_{29}H_{60}$	408	1.32	95
44	*n*-tetracosane（正二十四烷）	38.276	$C_{24}H_{50}$	338	0.76	92

续表

序号	化合物名称	保留时间 /min	分子式	分子量	相对百分含量 /%	匹配度
45	n-heptadecylcyclohexane（正十七烷基环己烷）	38.360	$C_{23}H_{46}$	323	0.37	76
46	n-triacontane（正三十烷）	39.606	$C_{30}H_{62}$	422	0.73	89
47	cyclohexane，eicosyl-（二十烷基环己烷）	39.733	$C_{26}H_{52}$	365	0.34	79
48	dotriacontane（正三十二烷）	40.887	$C_{32}H_{66}$	450	0.66	88
49	n-tetratriacontane（正三十四烷）	42.143	$C_{34}H_{70}$	478	0.58	83

其中，某些挥发油的分子式、结构式如下。

1. 对羟基苯甲酸：分子式为 $C_7H_6O_3$，相对分子质量为 138。结构式见图 2-53。

2. 3，4- 二羟基苯甲酸：分子式为 $C_7H_6O_4$，相对分子质量为 154。结构式见图 2-54。

3. 3- 甲氧基 -4- 羟基苯甲酸：分子式为 $C_8H_8O_4$，相对分子质量为 168。结构式见图 2-55。

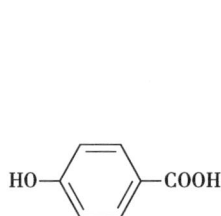
图 2-53

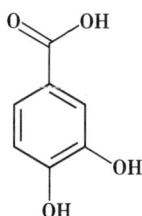
图 2-54

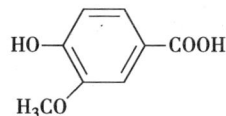
图 2-55

4. 棕榈酸：分子式为 $C_{16}H_{32}O_2$，相对分子质量为 256。结构式见图 2-56。

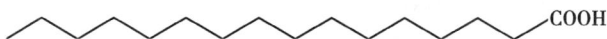
图 2-56

5. 亚油酸：分子式为 $C_{18}H_{32}O_2$，相对分子质量为 280。结构式见图 2-57。

6. 油酸：分子式为 $C_{18}H_{34}O_2$，相对分子质量为 282。结构式见图 2-58。

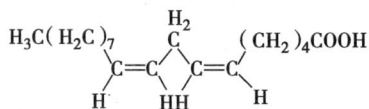
图 2-57

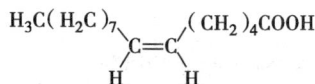
图 2-58

三、多糖类

研究发现，龙葵多糖类化合物具有抑制肿瘤的药理作用并对免疫系统有调节作用，龙葵多糖增强机体免疫功能及抗肿瘤等药理作用已成为研究热点之一，并有望开发成为免疫调节剂和抗放射损伤剂作用于临床。因此研究龙葵多糖类化合物对于更好地了解龙葵果的药效物质基础及进一步开发龙葵果至关重要。李健等研究龙葵多糖对小鼠宫颈癌细胞 U_{14} 生长的抑制作用及对荷瘤小鼠免疫调节作用，龙葵多糖具有显著抑制小鼠宫颈癌 U_{14} 细胞生长的作用，并且能够显著延长荷瘤小鼠的生命周期。细胞因子实验结果表明，龙葵多糖可显著增加荷瘤小鼠血清 IFN-γ 水平，显著降低血清中 IL-44 的水平。龙葵多糖具有抑制腹水型肿瘤 U_{14} 细胞生长、延长荷瘤小鼠存活时间的作用，推测该多糖可能是通过激活机体内免疫系统的活动，进而调节细胞因子的分泌而发挥其抗肿瘤作用的。许龙波等采用试剂盒法测定龙葵多糖对 S_{180} 荷瘤小鼠的红细胞膜唾液酸（SA）、过氧化氢酶（CAT）、超氧化物歧化酶（SOD）含量的影响。结果显示，龙葵多糖能增强 S_{180} 荷瘤小鼠红细胞的 SA、CAT、SOD 含量，推测这可能是龙葵多糖抗肿瘤作用机制之一。

李冠业等采用水提法和碱提法从龙葵中分别获得水溶性多糖和碱溶性多糖，并对两种多糖进行脱蛋白工艺和脱色研究，结果表明盐酸法脱蛋白效果最好，有较高的脱蛋白率和较低的多糖损失率。经 D-900 大孔吸附树脂脱色，脱色率在70% 以上。经脱蛋白及脱色处理，获得精制多糖 SNLWP 和 SNLAP，其得率分别为 3.87%、6.04%。多糖 SNLWP 和 SNLAP 分别经 DEAE Cellouse-52 离子交换纤维素柱分离，Sephadex G-100 凝胶柱层析纯化，得到 4 个主要组分 SNLWP-1、SNLWP-2、SNLAP-1 和 SNLAP-2，分别占多糖总量的 51.47%、11.62%、7.79% 和 34.39%。4 个组分经琼脂糖凝胶电泳、Sephadex G-100 凝胶柱层析、HPGPC 3 种方法鉴定，表明均为均一多糖。对龙葵多糖均一组分理化性质及结构分析，结果显示：①以 H_{22} 腹水瘤小鼠为模型，龙葵多糖 SNLWP、SNLAP 按不同剂量灌胃给药，测定小鼠生存时间、腹腔腹水量、体重及免疫脏器重量。结果表明，两种精制多糖均有延长 H_{22} 腹水瘤小鼠生命的作用，对其恶性腹水细胞有一定的抑制作用，并能提高其免疫脏器指数，且呈剂量依赖关系，对小鼠体重无明显影响。SNLWP［200mg/（kg·d）、100mg/（kg·d）和 SNLAP［200mg/（kg·d）、100mg/（kg·d）］给药组小鼠的生命延长率分别达到 66.3%、61.2%

和 97.4%、63.7%；SNLWP［200mg/（kg·d）、100mg/（kg·d）］和 SNLAP
［（200mg/（kg·d）、100mg/（kg·d）］对腹水瘤小鼠恶性腹水细胞的抑制率分
别为 46.2%、30.8% 和 58.7%、37.4%；SNLWP 和 SNLAP 能显著提高腹水瘤小
鼠的脾脏指数和胸腺指数。实验结果表明，SNLWP 和 SNLAP 对 H_{22} 腹水瘤小
鼠有抗肿瘤作用，且无毒副作用，其抗肿瘤作用可能与提高小鼠免疫功能有关。
②以 H_{22} 腹水瘤小鼠为模型，龙葵均一多糖 SNLWP-1、SNLWP-2、SNLAP-1、
SNLAP-2 按不同剂量灌胃给药，测定小鼠生存时间、腹腔腹水量、体重及免疫
脏器重量。结果表明，SNLWP-1、SNLAP-1 和 SNLAP-2 能显著抑制荷瘤小鼠恶
性腹水细胞的生成，延长其生命率，且呈剂量依赖关系，并对小鼠体重无明显影
响。SNLWP-1［50mg/（kg·d）、100mg/（kg·d）］、SNLAP-1［50mg/（kg·d）、
100mg/（kg·d）］、SNLAP-2［50mg/（kg·d）、100mg/（kg·d）］给药组小鼠的
生命延长率分别达到 63.5%、36.5%，75.9%、64.2%，88.3%、73.7%。SNLWP-1
（50mg/kg·d、100mg/kg·d）、SNLAP-1［50mg/（kg·d）、100mg/（kg·d）］、
SNLAP-2［50mg/（kg·d）、100mg/（kg·d）］对恶性腹水的抑制率分别达到
68.7%、57.8%，65.4%、63.6%，69.5%、66.8%。实验结果显示，SNLWP-1、
SNLAP-1 和 SNLAP-2 对 H_{22} 腹水瘤小鼠有抗肿瘤作用且无毒副作用。李冠业等
还对龙葵多糖抗肿瘤机制进行研究。①以半数抑制浓度（IC_{50}）为指标，采用改
良 MTT 法系统考察了龙葵水提及碱提精多糖 SNLWP、SNLAP，龙葵均一多糖
SNLWP-1、SNLWP-2、SNLAP-1、SNLAP-2 对小鼠肝癌细胞 H_{22} 的增殖抑制作
用。结果表明，龙葵精多糖及其均一多糖对 H_{22} 细胞基本无抑制作用。因此，龙
葵多糖对 H_{22} 细胞无直接的细胞毒作用、抗肿瘤作用，可能主要是通过机体自
身调节作用，增强机体免疫力而间接抑制或杀死肿瘤细胞。②以 H_{22} 腹水瘤小
鼠为模型，龙葵均一多糖 SNLWP-1、SNLWP-2、SNLAP-1、SNLAP-2 按不同剂
量灌胃给药，测定小鼠免疫脏器重量和血清中细胞因子 IL-2、IFN-γ 和 IL-10 含
量。实验结果显示，SNLWP-1［50mg/（kg·d）、100mg/（kg·d）］、SNLAP-1
［50mg/（kg·d）、100mg/（kg·d）］、SNLAP-2［50mg/（kg·d）、100mg/（kg·d）］
能显著提高腹水瘤小鼠的脾脏指数和胸腺指数。SNLWP-1［100mg/（kg·d）］、
SNLAP-1［50mg/（kg·d）、100mg/（kg·d）］、SNLAP-2［50mg/（kg·d）、
100mg/（kg·d）］能显著提高治疗组小鼠外周血血清中 IL-2、IFN-γ 水平，降
低 IL-10 水平。IL-2、IFN-γ 及 IL-10 在诱导免疫反应中发挥关键作用，它们对肿
瘤细胞无直接毒性，而是通过调节机体免疫系统发挥抗肿瘤效应，IL-2 和 IFN-γ

水平的提高可促进小鼠 Th1 细胞活化，增强机体免疫力，IL-10 水平的降低抑制 Th2 细胞活化，进而促进 Th1 细胞活化，也可增强机体免疫力，进而达到抗肿瘤的目的。由此可见，促进机体的免疫功能是龙葵多糖抗肿瘤作用的机制之一。③对龙葵精多糖及均一多糖进行体外抗自由基作用的研究显示，SNLWP、SNLAP、SNLWP-1、SNLAP-1 具有抗 O_2^- 和 ·OH 的双重功效，且呈剂量依赖关系。SNLWP-2、SNLAP-2 清除 O_2^- 及 -OH 作用较弱，但其活性大小也与多糖浓度成正比。因此推测龙葵多糖所表现出的抗肿瘤作用可能与其抗氧化活性具有相关性。

孙海波通过体外实验研究龙葵多糖对人乳腺癌 MCF-7 细胞的促凋亡作用。① MTT 法显示龙葵多糖对人乳腺癌 MCF-7 细胞具有细胞毒作用，其 IC_{50} 值为 603.79μg/mL。②吉姆萨染色结果显示，阴性对照组 MCF-7 细胞排列紧密，呈菱形；随龙葵多糖作用剂量的增高，细胞间连接变松散，密度稀疏，周围碎片增多，体积变小，部分细胞发生皱缩变形等现象，颗粒样物质增多，并有染色致密的凋亡小体形成；Hoechst33258 荧光染色结果显示，阴性对照组中 MCF-7 细胞染色质均匀，核形态规则，给药组细胞呈现致密浓染荧光，细胞形态呈现出细胞凋亡现象；Annexin V-FITC/PI 双染激光共聚焦扫描仪显微镜观察龙葵多糖对人乳腺癌 MCF-7 细胞形态影响结果显示，正常活细胞 AnnexinV 和 PI 均低染，凋亡细胞细胞膜呈绿色荧光，细胞核呈红色荧光，表明龙葵多糖可诱导 MCF-7 细胞凋亡。③ PI 染色流式细胞仪检测龙葵多糖对 MCF-7 细胞凋亡的作用：龙葵多糖作用于 MCF-7 细胞 48 小时后，肿瘤细胞有明显的凋亡峰出现，细胞凋亡随着药物剂量增加而增加，凋亡率由（27.5±2.1）% 上升至（53.8±1.9）%，说明龙葵多糖对 MCF-7 细胞的抑制作用与诱导肿瘤细胞凋亡有关。④ Fluo-3/AM 标记激光共聚焦扫描显微镜检测龙葵多糖对 MCF-7 细胞 Ca^{2+} 浓度的影响的实验结果表明，随着龙葵多糖剂量的增加，细胞内 Ca^{2+} 浓度增幅也相应地增大，且与对照组相比具有统计学意义；比色法研究表明，随着龙葵多糖剂量的增加，细胞内 Caspase-3 活性逐渐增加，且与对照组差异显著。以上实验研究表明，龙葵多糖对人乳腺癌 MCF-7 细胞具有一定的细胞毒作用，可以通过影响人乳腺癌 MCF-7 细胞内第二信使 Ca^{2+} 的浓度并最终激活 Caspase-3 酶活性进而诱导 MCF-7 细胞凋亡。

龙葵多糖对肝损伤也有保护作用。杨云等研究龙葵多糖对四氯化碳（CCl_4）致急性肝损伤小鼠的保护作用，采用 CCl_4 诱导小鼠急性肝损伤模型，连续给

药 7 天后，收集小鼠血清及肝组织标本，测定血清中谷丙转氨酶（ALT）、谷
草转氨酶（AST）和碱性磷酸酶（ALP）的活性；检测肝组织中超氧化物歧化
酶（SOD）、过氧化氢酶（CAT）和谷胱甘肽过氧化物酶（GSH-Px）及丙二醛
（MDA）的水平；计算肝脏指数并同时对肝组织进行病理学检查。结果显示，龙
葵多糖高、中剂量显著性抑制 CCl_4 所致急性肝损伤小鼠血清中 ALT、AST 和
ALP 活性的升高（$P<0.01$），显著性降低肝组织中 MDA 的水平（$P<0.01$），并显
著性升高 SOD、GSH-Px 和 CAT 的活力（$P<0.01$）。肝组织病理切片显示，龙葵
多糖在一定程度上减轻肝脏组织病理性改变。因此，龙葵多糖对 CCl_4 造成的急
性肝损伤小鼠具有显著保护作用，其保护机制可能与龙葵多糖清除自由基、抑
制脂质过氧化作用有关。

郑岳等研究龙葵多糖对四氯化碳（CCl_4）所致肝损伤的保护作用及其机制。
研究发现，与对照组比较，模型组肝脏指数增加（$P<0.01$）；龙葵多糖高剂量组
及百赛诺组肝脏指数均较模型组降低（$P<0.05$）。与对照组比较，模型组血清
AST、ALT 水平均升高，肝组织匀浆 SOD 水平降低、MDA 水平升高（$P<0.05$）；
与模型组比较，龙葵多糖低、高剂量组及百赛诺组血清 AST、ALT 水平均降低，
肝组织匀浆 SOD 水平均升高，MDA 水平均降低（$P<0.05$）。推测龙葵多糖对
CCl_4 所致的肝损伤具有保护作用，其机制可能与龙葵多糖具有增加肝组织抗氧
化作用有关。

肖桂武等从龙葵的水提液中分离得到四种多糖成分，分别为 SNL-1、SNL-
2、SNL-3、SNL-4，分别经比旋光度法、Sephadex LH–20 法分析，证实为单一组
分。经酸水解、Smith 法降解、红外光谱分析等确认，SNL-1 由 L- 鼠李糖、D-
木糖、L- 阿拉伯糖和 D- 葡萄糖组成，摩尔比为 4.9∶1∶2.4∶13，相对分子质量
为 5306。SNL-2 由 D- 葡萄糖、L- 阿拉伯糖组成，摩尔比为 13.3∶1，相对分子
质量为 11200。SNL-1、SNL-2 均为通过 α 和 β 苷键连接而成。SNL-3 由 D- 木糖、
D- 甘露糖、D- 葡萄糖和 D- 半乳糖组成，摩尔比为 76∶9∶5∶10，相对分子质量
为 23700。SNL-4 由 D- 木糖、D- 甘露糖、半乳糖组成，摩尔比为 89∶2∶9，相
对分子质量为 47700。

关于龙葵多糖提取工艺的研究方面，苏依拉其木格采用正交试验法，以粗
多糖得率和总量含量为评价指标，对龙葵多糖提取工艺进行筛选。研究结果显
示，龙葵多糖的最佳提取工艺为：煎煮 2 次，加水 8 倍量，煎煮时间为 2 小时，
该提取工艺经济、简单、稳定、可行。王淑萍等采用水浴法设计三因素三水平正

交试验，对龙葵多糖提取工艺进行研究；采用乙醇沉淀法设计三因素三水平正交试验，对其分离工艺进行探索。正交试验结果显示，水浴法提取中三因素对龙葵多糖提取的影响顺序为：提取温度 > 料液比 > 提取时间，其最佳工艺为：料液比 1∶10，提取时间 30 分钟，提取温度 80℃；乙醇沉淀法分离龙葵多糖中三因素的影响顺序为：乙醇温度 > 沉淀时间 > 乙醇加入量，最佳工艺为：乙醇浓度90%，沉淀时间 8 小时，乙醇加入 3 倍体积，该研究为龙葵的进一步开发和应用奠定了基础。

四、其他类

龙葵其他类化合物有香豆素类、黄酮类等，例如 6- 甲氧基 -7- 羟基香豆素、腺苷、槲皮素、熊果酸、Ethyl β-D-thevetopyranosyl-（1→4）-β-D-oleandropyranoside、Ethyl β-D-thevetopyranosyl-（1→4）-α-D-oleandropyranoside、1-monolinolenin、（E）-docosyl-3-（4-hydroxy-3-methoxyphenyl）acrylate、quercetin-3-O-α-L-rhamanopyranosyl-（1→4）-O-β-D-glucopyranosyl-（1→6）-O-β-D-glucopyranoside 等。

李学彩等采用硅胶柱层析、高效液相色谱法、Sephadex LH-20 等色谱方法从龙葵叶及龙葵青果中分离纯化得到槲皮素、quercetin-3-O-α-L-rhamanopyranosyl-（1→4）-O-β-D-glucopyranosyl-（1→6）-O-β-D-glucopyranoside 等黄酮类化学成分。王立业等通过硅胶柱色谱、ODS 柱色谱、Sephadex LH-20 柱色谱及制备型反相 HPLC 等多种色谱学分离手段，对龙葵果实和全草（30% 大孔树脂洗脱部分）的化学成分进行了研究，共分离并鉴定得到 6- 甲氧基 -7- 羟基香豆素、腺苷等成分。赵莹等通过采用硅胶柱层析、高效液相色谱法、Sephadex LH-20 等色谱方法从龙葵地上部分进行研究，分离鉴定得到熊果酸、1-monolinolenin、（E）-docosyl-3-（4-hydroxy-3- methoxyphenyl）acrylate 等成分。Chen 等从龙葵中分离得到两种低聚糖类化合物，分别为 ethyl β-D-thevetopyranosyl-（1→4）-β-D-oleandropyranoside、ethyl β-D-thevetopyranosyl-（1→4）-α-D-oleandropyranoside。

龙葵果成熟后一般为紫色或者紫红色，其中含有花青素、原花青素及花色素类化学成分。阿荣等通过对龙葵果红色素最佳提取条件进行研究，确定了龙葵果红色素的最佳提取条件为 80% 乙酸溶液，物料比为 1∶600，提取温度为 80℃，并且为恒温提取，在该条件下龙葵果的红色素提取得率最大。徐亚维等以吸附和解吸效果为研究指标，研究龙葵果中花青素的纯化工艺，对比分析了 5 种不同树脂分离纯化龙葵果中花青素的效果，并检测了温度、吸附时间、流速对吸附效果的影响，以及温度、洗脱剂浓度、洗脱剂用量对解吸效果的影响。实验结果显示，AB-8 树脂最适合分离纯化龙葵果中的花青素，其最佳吸附和解吸条件为：最佳吸附温度为 35℃，最佳吸附时间为 6 小时，最佳流速为 2mL/min，最佳解吸温度为 30℃，最佳乙醇浓度为 70%，最佳乙醇用量为 9 倍体积。在此条件下，龙葵果花青素吸附和解吸的效果最佳。其中，温度对花青素提取液的吸附和解吸效果影响不大，而流速对花青素提取液的吸附效果影响显著，因此在提取花青素时需要考虑的因素是提取的流速。此外，徐亚维等还研究了原花青素的提取工艺，试验中以原花青素提取率为考察指标，研究提取剂浓度、料液比、提取温度、提取时间等因素对原花青素提取效果的影响。通过正交试验确定野生龙葵果中原花青素的最佳提取工艺条件为：提取溶剂为 60% 的乙醇，料液比为 1:15，提取温度为 25℃，提取时间为 80 分钟，在此优化条件下提取野生龙葵果中原花青素的含量最高，达 0.0552%。腾飞等运用响应面法优化龙葵果花色苷的提取工艺，选取 14 种溶剂对龙葵果花色苷进行提取，分析不同提取物中总酚、黄酮和花色苷的得率与抗氧性之间的相关性。结果显示，60% 乙醇为最佳提取溶剂，其中总酚、黄酮和花色苷的得率分别为（1.99 ± 0.03）、（1.02 ± 0.01）、（0.82 ± 0.02）mg/g，其对 ABTS$^+$·和·OH 的清除率分别为（88.18% ± 0.59%）和（82.45% ± 0.59），总抗氧化能力为（5.45 ± 0.06）mmol/L FeSO$_4$ 当量。总酚、黄酮和花色苷的得率与抗氧化性之间的相关性大小为：总酚 > 黄酮 > 花色苷。龙葵果的花色苷最佳提取工艺条件为 pH 值 1.0，温度 29℃，时间 85.5 分钟，料液比 1:25。在此条件下进行龙葵果花色苷的提取，花色苷得率为（0.86 ± 0.05）mg/g。研究结果表明，利用响应面法确定龙葵果花色苷的最佳提取工艺条件可行性好，并且有效。

除了以上所述化合物，龙葵还有丰富的营养类成分、蛋白质、多糖、氨基酸、维生素、矿质元素等。龙葵含有大量氨基酸，如天门冬氨酸、苏氨酸、丝氨酸、谷氨酸、甘氨酸、丙氨酸、胱氨酸、缬氨酸、蛋氨酸、异亮氨酸、亮氨酸、酪氨酸、苯丙氨酸、赖氨酸、组氨酸、精氨酸、脯氨酸等。微量元素主要含 Ca、Mg、Fe、Zn、Cu、Mn 等元素。

那顺孟和等对龙葵果中的矿物类元素及维生素等进行了分析测定，并与茄子、马铃薯和番茄等常用果蔬进行了对比研究，结果显示，龙葵果中矿物质元素含量丰富，结果见表 2-4。

表 2-4　野生龙葵果中矿物质元素的含量（mg/100g）

样品名称	龙葵果	茄子	马铃薯	番茄
K	748.8	194	502	191
Na	12.2	2.8	2.2	5.2
Ca	13.9	22	11	8
Mg	56.7	12.0	22.9	7.2
Cu	0.2	1.28	6.6	—
Fe	2.2	0.4	1.2	0.8
Mn	0.4	1.78	0.55	—
Zn	0.4	2.88	1.6	—
Cr	0.065	—	—	—
Mo	0.027	0.097	0.066	—
P	133	31	64	24
Si	10	38	—	—
I	5.45	—	—	—
Se	0.000998	—	—	—

从表 2-4 的数据可知，野生龙葵果含有丰富的矿物质元素，尤其是 K、Na、Ca、Mg、Fe、P、Si 和 I 的含量较高。其中，K、Na、Mg、Fe、P 的含量比茄子、马铃薯和番茄中的高。龙葵果中的 K 含量最高，其次是 P、Mg、Ca、Na、Si、I 等；龙葵果中 Ca 的含量比茄子中低，但高于马铃薯和番茄中的含量；Si 的含量也比茄子中的含量低；Zn、Mn、Cu、Mo 等的含量都比茄子中低；Cr 和 Se 在龙葵果中的含量也不高。野生龙葵果中的维生素含量见表 2-5。

表 2-5　野生龙葵果中维生素的含量（mg/100g）

样品名称	V_C	V_{B_1}	V_{B_2}	V_A
龙葵果	40.10	0.0877	1.057	0.0303
茄子	3	0.03	0.04	—
马铃薯	16	0.088	0.026	—
番茄	20	0.08	0.03	—

从表 2-5 的数据可以看出，野生龙葵果含有丰富的维生素 C，含量为番茄的 2 倍，马铃薯的 2.5 倍，茄子的 13 倍；维生素 B_1 的含量相当于马铃薯和番茄中

的含量，但明显高于茄子中的含量，约为茄子的 3 倍；维生素 B₂ 的含量非常高，约为茄子的 26 倍；野生龙葵果还含有一定量的维生素 A。

米拉等对野生龙葵果营养成分进行研究，并与一些常用果蔬进行了对比研究，结果表明龙葵果含有丰富的营养成分，一些基本营养成分的分析结果见表 2-6。

表 2-6　野生龙葵果中的几种营养成分的含量 /%

名称	水分	蛋白质	淀粉	粗纤维	果胶	灰分	总糖	还原糖	单宁	总酸度	有效酸度 pH
龙葵果	77.80	3.01	1.22	2.01	0.65	1.56	7.22	5.84	0.084	0.905	4.69
苹果	84.20	0.34	0.30	1.20	0.65	0.30	12.00	8.60	0.016	0.47	—
桃	85.40	0.83	—	0.40	0.80	0.50	12.60	3.10	0.039	0.33	—
葡萄	90.30	0.74	—	2.60	0.29	0.30	15.80	13.30	0.038	0.68	—

从表 2-6 中的数据可知，龙葵果含有丰富的营养成分，其蛋白质、淀粉、粗纤维、灰分的含量和酸度较高，蛋白质、淀粉、灰分含量及总酸度均比苹果、桃和葡萄等常用果蔬中的高。龙葵果粗纤维的含量比葡萄低，但比苹果和桃高；果胶的含量比桃低一些，但比葡萄高，和苹果接近；其总糖不高，比苹果、桃和葡萄都低，还原糖比葡萄和苹果低，但比桃高；单宁的含量虽然比苹果、桃和葡萄高一些，但含量并不高。

对野生龙葵果中的氨基酸含量进行测定，结果如表 2-7 所示。

表 2-7　野生龙葵果中的氨基酸含量（mg/100mg）

名称	龙葵果	苹果	桃	萄萄
天门冬氨酸	0.535	0.042	0.351	0.026
苏氨酸	0.089	0.007	0.030	0.017
丝氨酸	0.121	0.009	0.022	0.016
谷氨酸	0.497	0.025	0.069	0.044
甘氨酸	0.121	0.008	0.018	0.017
丙氨酸	0.128	0.011	0.020	0.019
胱氨酸	0.067	0.008	0.011	0.010
缬氨酸	0.113	0.017	0.033	0.024
蛋氨酸	0.052	0.003	0.018	0.009
异亮氨酸	0.101	0.014	0.022	0.012

续表

名称	龙葵果	苹果	桃	葡萄
亮氨酸	0.157	0.019	0.036	0.016
酪氨酸	0.084	0.009	0.016	0.016
苯丙氨酸	0.114	0.015	0.025	0.020
赖氨酸	0.106	0.015	0.015	0.017
NH₃氨	0.082	—	—	—
组氨酸	0.056	0.006	0.015	0.010
精氨酸	0.191	0.009	0.011	0.038
脯氨酸	0.085	0.007	0.030	0.016
总和	2.699	0.224	0.742	0.327

从表 2-7 中可以看出，龙葵果氨基酸种类丰富，其含量比一般的果蔬含量要高。因此，龙葵果有望被开发成保健品或者饮料等。

靳智等采用炭化 - 湿式消解原子吸收光谱法测定龙葵果中的 Cu、Pb、Zn、Ni、Ga 五种微量元素的含量，并采用湿式消解原子荧光光谱法测定龙葵果中 Ge 的含量。结果显示，龙葵果中 Cu、Pb、Zn、Ni、Ga、Ge 的含量分别为 13.82、2.51、35.62、2.86、0.016、0.16μg/g，各元素的回收率在 99.08% ~ 102.72% 之间，RSD 值在 0.14% ~ 2.78% 之间。结果表明，采用原子吸收光谱法测定几种微量元素稳定性好，结果准确可靠。作为药食两用的植物，龙葵果含丰富的矿物质元素，有较高的利用价值。

于加平等采用火焰原子吸收光谱法测定了野生龙葵果中 Fe、Mn、Cu、Zn、Mg 的含量，再运用原子荧光光谱法测定野生龙葵果中 Se 的含量，结果见表 2-8。

表 2-8　样品中微量元素的平均含量（μg/g，$n=5$）

元素	Fe	Mn	Zn	Cu	Ca	Mg	Se
含量	83.61	17.78	35.47	8.03	6977.27	302.19	0.018

由表 2-8 的结果可知，野生龙葵果中含有丰富微量元素，其中 Ca 的含量最高，达到 6977.27μg/g，Mg 的含量次之。Ca 是人体含量最丰富的无机元素，有"人体生命元素"的美誉。钙离子能增加毛细血管壁致密度，降低其通透性，减少渗出，这可能是龙葵具有活血、消肿、消炎作用的原因之一。Mn 是多种酶的

激活剂，人体缺 Mn 可造成骨骼发育障碍，影响体内几种维生素的合成，降低人体抗病能力。野生龙葵果中 Mn 含量较高，可以增强对神经系统疾病的疗效，提高人体抵抗力。Fe 是组织代谢不可缺少的物质，缺 Fe 可引起多种组织改变和功能失调，影响淋巴组织的发育和对感染的抵抗力。野生龙葵能治疗尿路感染可能跟含 Fe 量较高有一定联系。Zn 是各种酶的活性中心，又为胰岛素成分，是维持生命正常活动的关键因子，对增强人体的免疫功能必不可少。Zn 能促进淋巴细胞增殖和活动能力，刺激抗体反应，提高免疫功能，且具有抗菌、抗病毒、清热作用，这可能是野生龙葵具有清热解毒、抗菌消炎功效的原因之一。Cu 参与造血过程，体内 Cu 元素的缺乏，会导致造血功能下降，胆固醇升高，酶活性下降，主动脉弹性降低，血管脆性增加，产生冠心病的可能性就大大增加。Mg 是一种参与生物体正常生命活动及新陈代谢过程必不可少的元素，具有舒张血管而使血压下降的作用。Se 是维持人体生命活动不可缺少的微量元素，研究表明 Se 具有多种免疫与生物学功能，尤其是在预防心脑血管病、抗癌防癌和抗衰老等方面成效显著。野生龙葵果治疗子宫绒毛膜癌、卵巢癌和肝癌等药理作用显著，可能与其含有丰富的 Se 有一定联系，该研究结果可为其药用价值的研究与开发提供相关的理论数据。

>>> **参考文献**

[1] 李红念，梅全喜，张志群，等．龙葵的化学成分与药理作用研究进展 [J]．今日药学，2011，21（11）：713-715．

[2] 赫军，周畅玓，马秉智，等．龙葵的化学成分及抗肿瘤药理活性研究进展 [J]．中国药房，2015，26（31）：4433-4436．

[3] 徐东花，于春月，韩成花．龙葵的化学成分及药理作用研究 [J]．黑龙江中医药，2007，36（2）：46-47．

[4] 周新兰，何祥久，周光雄，等．龙葵全草皂苷类化学成分研究 [J]．中草药，2006，37（11）：1618-1621．

[5] 王立业，王乃利，姚新生．龙葵中的非皂苷类成分 [J]．中药材，2007，30（7）：792-794．

[6] 朱慧．少花龙葵叶挥发油成分的鉴定 [J]．西南农业学报，2011，24（1）：94-100．

［7］卢汝梅，谭新武，周媛媛.龙葵的研究进展［J］.时珍国医国药，2009，20
（7）：1820-1822.

［8］徐东花，于春月，韩成花.龙葵的化学成分及药理作用研究［J］.黑龙江中
医药，2007，36（2）：46-47.

［9］庞永峰，陈培丰.中药龙葵的化学成分及药理毒理研究进展［J］.山西中医，
2011，27（1）：47-49.

［10］赵莹，刘飞，娄红祥.龙葵化学成分研究［J］.中药材，2010，33（4）：
555-556.

［11］李芸瑛，黄丽华，陈雄伟.野生少花龙葵营养成分的分析［J］.中国农学
通报，2006，22（2）：101-102.

［12］孙晓秋，陈丹.龙葵中氨基酸及无机元素的分析［J］.中国野生植物资源，
1995，（2）：48-51.

［13］高思国.龙葵皂苷分离纯化、体外抗肿瘤活性及其分子机制研究［D］.南
京：南京农业大学，2011.

［14］李学彩.龙葵化学成分的研究［D］.长春：吉林大学，2010.

［15］赵莹.两种茄属植物化学成分分离、微生物转化及生物活性研究［D］.济
南：山东大学，2010.

［16］周新兰.中药龙葵抗癌活性成分研究［D］.沈阳：沈阳药科大学，2006.

［17］李明慧，丁岗，孟兆青，等.龙葵药材中澳洲茄碱，澳洲茄边碱的含量测
定［J］.中国天然药物，2007，5（5）：360-362.

［18］张卫东，孙睿，李丽，等.龙葵碱提取条件优化及其含量的测定［J］.安
徽农业科学，2013，41（29）：11638-11639.

［19］张卫东，李春丰，邵红，等.龙葵植物抗癌成分的研究进展［J］.黑龙江
医药科学，2013，36（5）：99-100.

［20］曾聪彦，张锦超，梅全喜，等.龙葵不同采收期及不同部位中澳洲茄碱与
澳洲茄边碱的含量分析［J］.时珍国医国药，2015，26（6）：1480-1481.

［21］袁海建，安益强，陈彦，等.高效液相色谱法测定龙葵中澳洲茄碱的含量
［J］.中华中医药杂志，2009，24（1）：96-97.

［22］刘林凤，高宝益，高淑红.高效液相色谱法测定龙葵中澳洲茄碱与澳洲茄
边碱含量的研究［J］.世界中西医结合杂志，2013，8（2）：144-146.

［23］董鹏鹏，梅全喜，张帆.龙葵果HPLC指纹图谱研究［J］.中药材，2016，

39（6）：1333-1336.

[24] 单会娇，张建逵，许亮，等.24个产地龙葵中澳洲茄碱的含量测定［J］.中成药，2011，33（3）：483-485.

[25] 杨辉，陈晓青，赵宇，等.龙葵甾体类生物碱的表征及其在该植物体内的形成、变化［J］.精细化工，2006，23（4）：358-361.

[26] 王桂艳，刘娟.黑龙江产不同时期龙葵全草中澳洲茄胺含量测定［J］.黑龙江医药科学，2008，31（4）：72-72.

[27] 刘秋琼，梅全喜，张锦超，等.龙葵果保鲜技术对澳洲茄碱、澳洲茄边碱含量的影响［J］.中药材，2015，38（4）：727-729.

[28] 季宇彬，王胜惠，高世勇，等.龙葵活性成分的研究［J］.哈尔滨商业大学学报：自然科学版，2004，20（6）：637-641.

[29] 于加平，张艳娣.原子光谱法测定野生龙葵果中微量元素的含量［J］.光谱实验室，2010，27（4）：1385-1388.

[30] 姚运香.龙葵体外抗肿瘤活性部位的筛选及化学成分研究［D］.南京：南京农业大学，2009.

[31] 李健，韩增胜，李青旺.龙葵多糖抗肿瘤和免疫调节作用的研究［J］.安徽农业科学，2008，36（33）：14589-14590.

[32] 许龙波，高世勇，季宇彬.龙葵多糖对S_{180}荷瘤小鼠红细胞免疫功能的影响［J］.中草药，2009，40（S1）：211-212.

[33] 李冠业.龙葵多糖分离纯化、结构鉴定及抗H_{22}肿瘤活性研究［D］.南京：南京农业大学，2010.

[34] 孙海波.龙葵多糖糖蛋白诱导人乳腺癌 MCF-7 细胞凋亡的研究［D］.哈尔滨：哈尔滨商业大学，2012.

[35] 杨云，胡筱希，周凌凌，等.龙葵多糖对CCl_4致急性肝损伤小鼠的保护作用研究［J］.中成药，2014，36（12）：2602-2605.

[36] 郑岳，孙伟，卢坤玲，等.龙葵多糖对四氯化碳致小鼠肝损伤的保护作用及其机制［J］.山东医药，2016，56（8）：23-25.

[37] 肖桂武，曾和平，沈岚.龙葵水溶性多糖的成分分析（Ⅰ）［J］.西北药学杂志，1999，6：007.

[38] 肖桂武，曾和平.龙葵多糖的分离、纯化和鉴定［J］.药物生物技术，1998，5（3）：157-160.

［39］肖桂武，曾和平.龙葵多糖的分离、纯化和鉴定（Ⅱ）［J］.中草药，2000，31（3）：162-164.

［40］苏依拉其木格，苏秀兰.龙葵多糖提取工艺优化研究［J］.内蒙古医科大学学报，2011，33（2）：134-137.

［41］王淑萍，郭艳平.龙葵多糖提取分离工艺研究［J］.信阳师范学院学报：自然科学版，2011，24（2）：258-260.

［42］阿荣，李金梅，米拉，等.龙葵果红色素的提取条件的研究［J］.内蒙古农业大学学报：自然科学版，2002，23（3）：108-110.

［43］徐亚维，李尧，赵洋，等.龙葵果中花青素的纯化工艺研究［J］.江苏农业科学，2010，（5）：372-374.

［44］徐亚维，张新研，吕绍武，等.龙葵果中原花青素优化提取试验研究［J］.现代农业科技，2010，（23）：12-14.

［45］腾飞，赵福杰，郑洪亮，等.龙葵果花色苷的提取工艺研究［J］.食品工业科技，2014，35（7）：240-245.

［46］那顺孟和，杨秋林，米拉.野生龙葵果中矿物质和维生素含量的分析研究［J］.内蒙古农业大学学报，2000，21（9）：88-93.

［47］米拉，杨秋林.野生龙葵果中营养成分的研究［J］.内蒙古农业大学学报：自然科学版，2002，23（1）：98-100.

［48］靳智，周晓英，杨涛，等.原子吸收光谱法测定龙葵果中微量元素的含量［J］.光谱实验室，2010，（3）：986-989.

第三章　鲜龙葵果的药理作用

作为一种药物，不论是西药还是中药，其对人体的药效作用首先是与其所含有的物质基础，即活性成分直接相关。鲜药的活性成分含量高，药理作用自然比相应的干品好。且多数鲜品含有丰富的抗氧化物质，能提高人体免疫功能，抑制细胞癌变和癌细胞转移等，因此，鲜药在抗肿瘤、抗氧化等方面的药理作用要比干药显著。近年来国内外学者对鲜龙葵果的药理作用进行了大量研究，证实其具有抗肿瘤、抗病原微生物、抗氧化、抗炎、抗休克、解热镇痛、镇静、降压、免疫调节、镇咳、肝脏保护、肾脏保护等作用，其中尤以抗肿瘤作用为研究热点。鲜龙葵果抗肿瘤的物质基础为龙葵生物碱和龙葵多糖，而鲜果中两者的含量远高于龙葵干果和全草，其抗肿瘤作用也明显优于干果和全草。本章以介绍鲜龙葵果的抗肿瘤作用为重点，同时简略介绍龙葵的其他药理作用。

第一节　抗肿瘤作用

鲜龙葵果含有丰富的龙葵生物碱和龙葵多糖，这些都是其发挥抗肿瘤作用的主要有效成分，含量高于全草 8 ~ 10 倍，因此，鲜龙葵果已被广泛应用于各种肿瘤的防治，包括肝癌、肺癌、宫颈癌、食管癌、乳腺癌、鼻咽癌等多种恶性肿瘤，取得较好疗效。近年来，国内外对其抗肿瘤药理作用进行了广泛研究，也取得许多重要的成果。

鲜龙葵果防治肿瘤的主要药理作用及作用机制如下。

（1）抑制肿瘤细胞增殖　有人研究了龙葵生物碱的体外抗肿瘤作用。结果显示龙葵生物碱对人宫颈癌 HeLa 细胞的生长表现出抑制作用。免疫细胞化学分析结果显示，400μg/mL 的龙葵生物碱处理 HeLa 细胞 48 小时后，会使细胞中 PCNA 蛋白和突变型核内磷酸化蛋白表达显著下调，表明龙葵生物碱具有显著的抗宫颈癌活性。龙葵生物碱对人肺癌 A549 细胞具有显著的细胞增殖抑制作用，且呈剂量依赖关系，可使 A549 细胞形态发生显著变化，从而推测龙葵生物碱对肺癌细胞具有抑制作用。采用激光共聚焦扫描显微镜测定法研究了龙葵碱抗肿瘤作用的机制，结果表明龙葵碱能降低 S_{180} 和 H_{22} 小鼠肿瘤细胞 RNA 和 DNA 的比值，阻滞肿瘤细胞内蛋白合成，从而抑制肿瘤细胞的生长。有人通过体内药理实验考察了龙葵生物碱对人宫颈癌 HeLa 细胞的增殖抑制作用，结果提示，龙葵中的生物碱类成分是其抗宫颈癌的药效物质之一。通过建立荷肝癌小鼠皮下种植瘤模型，探讨低能量激光照射联合龙葵多糖灌胃给药的抗肿瘤作用，结果表明两者联合能抑制瘤组织血管内皮生长因子（VEGF）mRNA 表达，显著下调细胞增殖抗原 Ki67 的表达，从而减少肿瘤血管生成，抑制肿瘤细胞的增殖。

（2）诱导肿瘤细胞凋亡　有人发现龙葵碱可以诱导人乳腺癌 MCF-7 细胞凋亡，其诱导凋亡的机制可能与细胞内 Ca^{2+} 浓度升高、线粒体膜电位降低和 Caspase-3、Caspase-8 活化有关。这提示龙葵碱诱导 MCF-7 细胞发生凋亡的机制与线粒体途径相关。有人采用激光共聚焦扫描显微术和 Western blot 法考察龙葵碱的抗肿瘤机制，结果提示其抗癌作用机制可能是通过抑制 Bcl-2 的活性，激活 Caspase 蛋白，从而诱导肿瘤细胞的凋亡。有人通过体外实验探讨龙葵碱诱导 HepG2 细胞凋亡与线粒体通路的关系，结果表明，龙葵碱通过开放细胞膜 PT 通路，造成细胞内 Ca^{2+} 升高，提示其诱导 HepG2 细胞凋亡的线粒体机制启动细胞凋亡的发生。有人研究发现龙葵正丁醇部位能够诱导 SMMC-7721 凋亡，推测这可能与上调半胱氨酸天冬氨酸蛋白酶 3（Caspase-3）的表达、改变细胞周期分布有关。其后又从正丁醇部位分离出生物碱和皂苷后进行抑瘤实验，结果这 2 种成分对 SMMC-7721 细胞均有明显的增殖抑制作用，且呈剂量依赖性，并可使 SMMC-7721 细胞株的细胞形态发生显著变化，引起细胞株的凋亡或坏死。有人探讨了低能量激光照射联合龙葵多糖灌胃对荷瘤小鼠肿瘤细胞凋亡的影响，结果显示，联合疗法可通过显著下调肿瘤组织中凋亡抑制因子 Survivin 蛋白的表达而增加凋亡细胞数，提示该作用可能是其抗肿瘤的机制之一。

（3）对细胞膜的影响　有人通过测定 H_{22} 荷瘤小鼠细胞膜唾液酸（SA）水平来研究龙葵碱的抗肿瘤作用，结果提示龙葵碱可呈量效性降低荷瘤小鼠肿瘤细胞膜 SA 水平和肿瘤细胞膜封闭度，从而降低细胞膜活性，导致肿瘤细胞的解体和死亡。有研究报道，采用荧光探针 DPH 标记法探讨龙葵碱的抗癌作用机制，结果显示龙葵碱可通过显著降低 H_{22} 荷瘤小鼠肿瘤细胞膜的流动性和膜上的蛋白水平，影响肿瘤细胞的正常生理活性从而达到抗肿瘤作用。龙葵碱还能显著升高 S_{180} 小鼠红细胞膜表面的 SA 水平和增加红细胞的封闭度，增加红细胞的稳定性，从而提高红细胞的免疫力，起到抗肿瘤作用。亦有研究表明，龙葵总碱对 S_{180} 小鼠及 H_{22} 小鼠肿瘤细胞膜 Na^+-K^+-ATPase 及 Ca^{2+}-Mg^{2+}-ATPase 活性均呈量效正相关性的抑制作用，提示该作用可能是其抗肿瘤作用的机理之一。

（4）细胞毒作用　有人用龙葵糖蛋白对人乳腺癌细胞 MCF-7 进行抑瘤实验，发现其具有细胞毒作用。有人通过实验发现龙葵甾体类生物碱对 S_{180} 荷瘤小鼠及 Lewis 肺癌移植瘤小鼠具有较强的抗肿瘤作用，具体表现为可明显抑制瘤体的增长，增加免疫器官脾、胸腺的重量，并显著提高荷瘤小鼠血清中 TNF-α 的水平。TNF 能特异性地杀伤肿瘤细胞，提示龙葵甾体类生物碱抗肿瘤作用机制之一可能与其具有调节肿瘤相关细胞因子水平作用相关。

（5）免疫增强作用　研究表明，龙葵总碱可以显著提高荷瘤小鼠血清 IL-2、IL-6、IL-8 的水平，具有增强免疫功能的作用，这也是龙葵发挥抗肿瘤作用的机理之一。有研究表明，龙葵多糖 1a 部位对 U_{14} 细胞具有显著的抑制效应，免疫组化法检测发现该部位能够促进胸腺淋巴细胞的增殖，调节荷瘤小鼠的免疫功能。通过实验探讨低能量激光照射联合龙葵多糖对荷肝癌小鼠免疫细胞的影响，结果表明，两者联用能抑制小鼠移植肿瘤瘤体重量，并能显著增加外周血免疫 T 细胞亚群活性，提示其是通过提高机体免疫功能而实现抗肿瘤作用的。采用 S_{180} 荷瘤细胞移植建立小鼠肿瘤模型，探讨龙葵浓缩果汁对小鼠免疫器官作用及其抗癌作用，结果表明，龙葵浓缩果汁呈量效性提高小鼠脾及胸腺重量，减轻小鼠体内肿瘤的重量而起到抗肿瘤作用。

（6）其他作用　有研究表明，龙葵总碱具有较强的抑制基质金属蛋白酶 -9（MMP-9）基因 mRNA（与肿瘤转移有密切关系）的表达作用，显示其具有一定的抗肿瘤转移作用，这也是其治疗恶性肿瘤的作用机制之一。

现将鲜龙葵果及龙葵的具体抗肿瘤作用分述如下。

一、抗肝癌作用

王胜慧等利用龙葵的 90% 醇提取物进行抗肿瘤的药效学研究。其采用 50 只昆明种小鼠腹腔接种第 7 天的 H_{22} 荷瘤小鼠，同时右前肢腋部皮下接种 S_{180} 荷瘤小鼠，各 0.2mL/ 只（约 4×10^7 细胞 /mL），制作 H_{22} 荷瘤小鼠生存时间模型

和 S_{180} 瘤重影响模型；将造模后的小鼠随机分为生理盐水组，环磷酰胺组，龙葵 90% 醇提取物高、中、低剂量组共 5 组，于荷瘤第 2 天开始给药，剂量分别为 0.2mL/（kg·d）和 20、37.5、18.75、9.375mg/（kg·d）。结果发现，与生理盐水组相比，环磷酰胺组，90% 龙葵醇提取物高、中、低剂量组的生命延长率分别为 60.63%、83.46%、66.14%、44.88%，而相应的抑瘤率分别为 51.55%、50.47%、38.63%、31.03%（均 $P<0.05$），龙葵的 90% 醇提取物既能延长 H_{22} 荷瘤小鼠生存时间，又能抑制 S_{180} 肿瘤的生长，表明龙葵 90% 醇提取物有较好的抗肿瘤作用，抑瘤效果呈剂量依赖性。

季宇彬等将 H_{22} 荷瘤小鼠腹水用生理盐水（1∶4）稀释后制成肿瘤细胞混悬液，0.2mL/ 只接种于昆明种小鼠腹腔，建立 H_{22} 荷瘤小鼠模型，研究龙葵碱对肿瘤细胞膜唾液酸（SA）水平和封闭度的影响。50 只小鼠随机分为生理盐水组、环磷酰胺组及龙葵碱高、中、低剂量组，每组 10 只，于接种后 24 小时皮下注射相应剂量的药物，每天 1 次，给药 7 天。7 天后抽取小鼠腹水，处理后用比色法测定吸光度，计算肿瘤细胞膜唾液酸（SA）水平和封闭度的值。结果显示，与生理盐水组相比，龙葵碱高、中、低剂量组均可有效降低 SA 水平及细胞膜封闭度，龙葵碱高、中剂量组的作用与环磷酰胺组相近，SA 水平和封闭度是细胞膜活性指标，皮下注射龙葵碱能使 H_{22} 荷瘤小鼠肿瘤细胞 SA 水平和封闭度降低，说明龙葵碱可降低肿瘤细胞的细胞膜活性，导致肿瘤细胞的解体和死亡。之后，季宇彬等将 S_{180} 荷瘤小鼠腹水稀释后接种于昆明种小鼠右侧前肢下，建立 S_{180} 荷瘤小鼠模型，从红细胞免疫角度观察龙葵碱对 S_{180} 荷瘤小鼠红细胞膜上唾液酸和封闭度影响，结果发现，与对肿瘤细胞的作用相反，龙葵碱能增加红细胞膜表面的 SA 水平和封闭度，增加红细胞膜的稳定性，改善红细胞膜的结构和功能，提高机体的免疫力。结果见表 3-1、表 3-2。

表 3-1　龙葵碱对 H_{22} 荷瘤小鼠肿瘤细胞膜 SA 水平和封闭度的影响（$\bar{x} \pm s$，$n=10$）

组别	剂量 /mg·kg^{-1}	SA/mmol·L^{-1}	封闭度 /%
生理盐水组	—	0.280 ± 0.030	66.4 ± 1.99
环磷酰胺组	30	0.183 ± 0.037**	58.4 ± 3.33**
龙葵碱高剂量组	37.5	0.116 ± 0.041**	50.8 ± 4.03**
龙葵碱中剂量组	18.75	0.173 ± 0.045**	56.0 ± 3.07**
龙葵碱低剂量组	9.375	0.176 ± 0.045**	61.3 ± 2.56**

注：与生理盐水组比较，**$P<0.01$。

表 3-2　龙葵碱对 S_{180} 荷瘤小鼠红细胞膜 SA 水平和封闭度的影响（$\bar{x} \pm s$, $n=10$）

组别	剂量 /mg·kg^{-1}	SA/mmol·L^{-1}	封闭度 /%
生理盐水组	—	0.0165 ± 0.0017	49.37 ± 0.89
5- 氟尿嘧啶组	30	0.0197 ± 0.0021*	57.46 ± 0.96*
龙葵碱高剂量组	4.4	0.0214 ± 0.0023*	61.53 ± 1.16*
龙葵碱中剂量组	2.2	0.0219 ± 0.0019*	59.77 ± 1.36*
龙葵碱低剂量组	1.1	0.0201 ± 0.0056*	53.86 ± 1.24*

注：与生理盐水组比较，*$P<0.05$。

季宇彬等将 60 只昆明种小鼠接种 S_{180}、H_{22} 肿瘤细胞后建立 S_{180}、H_{22} 荷瘤小鼠模型，将其随机分为正常组、模型组、5- 氟尿嘧啶（5-Fu）组及龙葵碱高、中、低剂量组，通过计算肿瘤红细胞花环率和细胞膜流动性（LFU），研究龙葵碱对荷瘤小鼠红细胞免疫功能的影响。研究表明，龙葵碱能提高 S_{180}、H_{22} 荷瘤小鼠红细胞黏附肿瘤细胞的花环率，增强其对肿瘤细胞的免疫黏附作用，同时提高两种小鼠红细胞膜的流动性，表明龙葵碱可抑制肿瘤细胞的扩散和转移，恢复荷瘤小鼠的红细胞免疫功能，激活整个机体的免疫系统而发挥抗肿瘤作用，这可能是龙葵碱抗肿瘤的一种机制。结果见表 3-3、表 3-4。

表 3-3　龙葵碱对 S_{180}、H_{22} 荷瘤小鼠红细胞免疫黏附肿瘤细胞能力的影响（$\bar{x} \pm s$, $n=10$）

组别	剂量 /mg·kg^{-1}	肿瘤红细胞花环率 /%	
		S_{180}	H_{22}
正常组	—	40.11 ± 2.32**	40.11 ± 2.32**
模型组	—	7.23 ± 1.56	8.09 ± 2.84
5- 氟尿嘧啶组	30	35.62 ± 4.85	36.42 ± 2.73
龙葵碱高剂量组	4.4	39.54 ± 3.29**	38.43 ± 1.92**
龙葵碱中剂量组	2.2	36.78 ± 2.93**	36.51 ± 3.27**
龙葵碱低剂量组	1.1	29.32 ± 3.17**	31.01 ± 0.97**

注：与模型组比较，**$P<0.01$。

表 3-4　龙葵碱对 S_{180}、H_{22} 荷瘤小鼠红细胞膜流动性的影响（$\bar{x} \pm s$, $n=10$）

组别	剂量 /mg·kg^{-1}	红细胞膜的流动性（LFU）	
		S_{180}	H_{22}
正常组	—	6.5891 ± 0.0163	6.4429 ± 0.0162
模型组	—	4.6582 ± 0.0251	4.9561 ± 0.0613

续表

组别	剂量 /mg·kg⁻¹	红细胞膜的流动性（LFU）	
		S_{180}	H_{22}
5- 氟尿嘧啶组	30	7.9943 ± 0.0089*	7.3211 ± 0.0097*
龙葵碱高剂量组	4.4	9.0072 ± 0.0097*	8.5614 ± 0.1264*
龙葵碱中剂量组	2.2	8.1164 ± 0.0284*	8.0004 ± 0.0951*
龙葵碱低剂量组	1.1	6.7615 ± 0.0182*	6.9725 ± 0.1084*

注：与模型组比较，*$P<0.05$。

季宇彬等将 50 只昆明种小鼠随机分为阴性对照（生理盐水）组、环磷酰胺组及龙葵碱高、中、低剂量组，每组 10 只，雄雌各半，各组小鼠于接种 H_{22} 荷瘤小鼠腹水后 24 小时皮下注射相应的药物，连续无菌给药 7 天。采用荧光探针 DPH 标记法测定肿瘤细胞的流动性，同时采用考马斯亮蓝法测定肿瘤细胞的膜蛋白水平，观察龙葵碱对 H_{22} 荷瘤小鼠肿瘤细胞膜流动性和膜蛋白水平的影响，结果发现，龙葵碱高、中、低剂量组均能显著增加 H_{22} 荷瘤小鼠肿瘤细胞的细胞膜微黏度（Z），降低其流动性，同时降低膜蛋白水平，其中高剂量组效果最为明显，且作用均强于环磷酰胺，表明龙葵碱可通过恢复肿瘤细胞正常的流动性及影响细胞膜上蛋白的种类和数量，进而恢复细胞的正常生理功能，达到抗肿瘤作用。采用类似的造模、分组及给药方法，比色法测定肿瘤细胞 ATP 酶 OD 值，采用考马斯亮蓝试剂测定匀浆蛋白百分含量，计算 S_{180} 及 H_{22} 小鼠肿瘤细胞膜 ATP 酶活性，结果显示龙葵碱高、中剂量组均能降低 S_{180} 及 H_{22} 小鼠肿瘤细胞的 Na^+-K^+-ATPase 及 Ca^{2+}-Mg^{2+}-ATPase 活性，表明龙葵碱可抑制肿瘤细胞的能量代谢，使肿瘤细胞的增殖受阻，从而发挥抗肿瘤作用。采用激光共聚焦扫描显微镜测定 S_{180} 及 H_{22} 小鼠肿瘤细胞 RNA/DNA 比值的变化，结果发现，龙葵碱高、中剂量组可明显降低肿瘤细胞的 RNA/DNA 比值，表明龙葵碱可降低 S_{180} 及 H_{22} 小鼠肿瘤细胞的 RNA 水平，增高其 DNA 水平，对 RNA、DNA 的代谢有一定逆转作用。结果见表 3-5 ～表 3-8。

表 3-5　龙葵碱对 H_{22} 荷瘤小鼠肿瘤细胞膜流动性及膜蛋白水平的影响（$\bar{x} \pm s$, $n=10$）

组别	剂量 /mg·kg⁻¹	Z	膜蛋白 /%
生理盐水组	—	0.7502 ± 0.1327	2.7389 ± 0.4316
环磷酰胺组	30	0.9041 ± 0.0609*	2.0706 ± 0.3186*

续表

组别	剂量 /mg·kg⁻¹	Z	膜蛋白 /%
龙葵碱高剂量组	37.5	$1.0478 \pm 0.0783^{**}$	$1.5330 \pm 0.0993^{**}$
龙葵碱中剂量组	18.75	$0.9943 \pm 0.1232^{**}$	$1.9301 \pm 0.3304^{*}$
龙葵碱低剂量组	9.375	$0.9486 \pm 0.0711^{*}$	$1.9892 \pm 0.3078^{*}$

注：与生理盐水组比较，$^{*}P<0.05$，$^{**}P<0.01$。

表 3-6　龙葵碱对 S_{180}、H_{22} 小鼠肿瘤细胞膜 Na^+-K^+-ATPase 活性的影响（$\bar{x} \pm s$，$n=10$）

组别	剂量 /mg·kg⁻¹	S_{180}	H_{22}
生理盐水组	—	3.800 ± 0.170	4.130 ± 0.174
环磷酰胺组	30	$2.409 \pm 0.245^{**}$	$1.652 \pm 1.908^{**}$
龙葵碱高剂量组	37.5	$2.701 \pm 0.136^{**}$	$1.633 \pm 0.177^{**}$
龙葵碱中剂量组	18.75	$3.090 \pm 0.223^{*}$	$2.064 \pm 0.307^{**}$
龙葵碱低剂量组	9.375	3.670 ± 0.092	3.801 ± 0.240

注：① 与生理盐水组比较：$^{*}P<0.05$，$^{**}P<0.01$；② Na^+-K^+-ATPase 单位：（μmolpi·mg⁻¹pr·h⁻¹）。

表 3-7　龙葵碱对 S_{180}、H_{22} 小鼠肿瘤细胞膜 Ca^{2+}-Mg^{2+}-ATPase 活性的影响（$\bar{x} \pm s$，$n=10$）

组别	剂量 /mg·kg⁻¹	S_{180}	H_{22}
生理盐水组	—	3.941 ± 0.152	3.745 ± 0.135
环磷酰胺组	30	$3.021 \pm 0.264^{**}$	$2.109 \pm 0.2845^{**}$
龙葵碱高剂量组	37.5	$2.9641 \pm 0.1556^{**}$	$2.869 \pm 0.095^{*}$
龙葵碱中剂量组	18.75	$3.090 \pm 0.1693^{*}$	$1.728 \pm 0.151^{**}$
龙葵碱低剂量组	9.375	3.5340 ± 0.1262	3.062 ± 0.2502

注：① 与生理盐水组比较：$^{*}P<0.05$，$^{**}P<0.01$；② Na^+-K^+-ATPase 单位：（μmolpi·mg⁻¹pr·h⁻¹）。

表 3-8　龙葵碱对 S_{180}、H_{22} 小鼠肿瘤细胞 RNA/DNA 比值的影响（$\bar{x} \pm s$，$n=10$）

组别	剂量 /mg·kg⁻¹	RNA/DNA 荧光像素比值	
		S_{180}	H_{22}
生理盐水组	—	0.953 ± 0.0273	0.907 ± 0.0227
环磷酰胺组	30	$0.616 \pm 0.0143^{**}$	$0.422 \pm 0.0241^{**}$
龙葵碱高剂量组	37.5	$0.556 \pm 0.0226^{**}$	$0.341 \pm 0.0187^{**}$
龙葵碱中剂量组	18.75	$0.352 \pm 0.0286^{**}$	$0.659 \pm 0.0316^{**}$
龙葵碱低剂量组	9.375	0.882 ± 0.0155	0.842 ± 0.0203

注：与生理盐水组比较，$^{**}P<0.01$。

赖亚辉等将 0.2mL 的 S_{180} 小鼠腹水瘤细胞液接种于昆明种小鼠右腋皮下，建立小鼠肿瘤模型，探讨龙葵果浓缩果汁对 S_{180} 荷瘤小鼠的抑瘤作用。将小鼠随机分为肿瘤对照组、空白对照组及龙葵果浓缩果汁高（3g/kg）、中（1.5g/kg）、低（0.75g/kg）剂量组，每组 12 只，于接种前 3 天至接种后第 12 天连续灌胃，0.02mL/g，每天 1 次。15 天后处死，取实体瘤、胸腺、脾脏、肝脏称重，乳酸脱氢酶 LDH 法测定 NK 细胞活性。结果发现，龙葵果浓缩果汁高、中剂量组可明显抑制肿瘤的生长，抑瘤率分别为 64.97%、53.40%，均可提高小鼠的胸腺指数、脾脏指数，龙葵碱高剂量组可增强 NK 细胞的活性（均 $P<0.05$），提示龙葵果浓缩果汁可增强机体的免疫功能，这可能是其抑制肿瘤增殖的机制之一。结果见表 3-9。

表 3-9 　龙葵果浓缩果汁的抑瘤率、胸腺指数、脾脏指数、NK 细胞活性（$\bar{x} \pm s$, $n=12$）

组别	抑瘤率 /%	胸腺指数 /10^{-3}	脾脏指数 /10^{-3}	NK 细胞活性 /%
空白对照组	—	1.94 ± 0.43	3.95 ± 1.32	9.591 ± 2.996
肿瘤对照组	30	2.13 ± 1.33	3.62 ± 0.66	10.349 ± 3.679
龙葵碱高剂量组	64.97**	5.13 ± 1.41**	6.36 ± 1.73**	14.175 ± 2.505*
龙葵碱中剂量组	53.40**	4.75 ± 0.87**	4.61 ± 1.87**	13.345 ± 4.312
龙葵碱低剂量组	27.01	2.14 ± 1.00	4.80 ± 1.71*	12.506 ± 4.327

注：与肿瘤对照组比较，*$P<0.05$，**$P<0.01$。

聂巧珍等探讨了激光照射联合龙葵多糖的抗肿瘤作用及其机制。于无菌条件下取 H_{22} 肝癌小鼠腹水约 10mL，加 2 倍生理盐水稀释成细胞悬液，将细胞浓度调至 2.5×10^7cell/mL，以 0.2mL/ 只接种于 50 只昆明种小鼠右腋皮下，建立小鼠皮下荷瘤模型，并随机分为 5 组，每组 10 只：对照组（0.5mL 生理盐水 / 只）、低能量激光照射组（照射小鼠脾区，10 分钟 / 只，剂量为 25.48J/cm²）、龙葵多糖组（每只 2mg/0.5mL）、低能量激光照射联合龙葵多糖组（照射小鼠脾区，10 分钟 / 只，剂量为 25.48J/cm²，龙葵多糖每只 2mg/0.5mL）、5- 氟尿嘧啶组（每只 0.25mg/mL），每天灌胃 1 次，给药 10 次后 24 小时处死小鼠，流式细胞仪检测瘤组织的细胞凋亡情况，免疫组化法检测瘤组织中凋亡抑制因子 Survivin 蛋白的表达。结果发现，与对照组相比，激光组、多糖组、激光照射联合龙葵多糖组均可增加肿瘤细胞凋亡数，抑制 Survivin 蛋白的表达，诱导肿瘤细胞凋亡，从而实现抗肿瘤的作用，但激光联合龙葵多糖组作用更优。结果见表 3-10。

表 3-10　各组小鼠肿瘤细胞凋亡数及 Survivin 蛋白表达平均灰度值（$\bar{x} \pm s$, $n=10$）

组别	凋亡细胞数	Survivin 蛋白表达平均灰度
对照组	322.0 ± 205.02	46.27 ± 9.2331
激光组	2414.3 ± 286.64△△**	63.97 ± 3.5809△△*
多糖组	1722.7 ± 206.79△△**	58.52 ± 7.4188△△*
激光 + 多糖组	2967.7 ± 444.85△△	72.34 ± 4.4935△△
5- 氟尿嘧啶组	1400.1 ± 412.31△△	80.70 ± 4.6125△△

注：与对照组比较：△$P<0.05$，△△$P<0.01$；与激光联合龙葵多糖组比较：*$P<0.05$，**$P<0.01$。

聂巧珍等采用同样的造模、分组及给药方法深入研究激光照射联合龙葵多糖的抗肿瘤作用。眼眶取血测定免疫功能，处死动物后测定荷瘤小鼠的体重、瘤重、脾重，计算抑瘤率和脾指数，结果显示，与对照组相比，激光照射联合龙葵多糖组的瘤重明显减轻，抑瘤率显著提高，平均脾重、脾指数明显增加，外周血 T 细胞亚群的指标 CD3+、CD4+/CD8+、CD16+/CD32+、CD19+ 水平明显升高，表明激光照射联合龙葵多糖可增强免疫细胞的活性，提高机体免疫功能，这可能是其抗肿瘤的机制之一。激光组、多糖组也有一定的抗肿瘤作用，但作用不如激光照射联合龙葵多糖组。激光照射联合龙葵多糖还能抑制肿瘤细胞中血管内皮生长因子（VEGF）、细胞增殖抗原（Ki67）的表达，抑制肿瘤血管的生成和肿瘤细胞的增殖，从而抑制肿瘤的生长。结果见表 3-11 ～ 表 3-13。

表 3-11　各组小鼠瘤重量、抑瘤率、脾重、脾指数（$\bar{x} \pm s$, $n=10$）

组别	瘤重量 /g	抑瘤率 /%	脾重 /g	体重 /g	脾指数
对照组	2.44 ± 0.2343	—	0.256 ± 0.0994	25.69 ± 0.3510	9.96
激光组	1.20 ± 0.4251	50.82	0.399 ± 0.1246	27.91 ± 1.2556	14.30
多糖组	1.24 ± 0.4085	49.18	0.361 ± 0.0894	27.10 ± 0.6182	13.32
激光 + 多糖组	1.13 ± 0.4274	53.69	0.426 ± 0.1064	29.35 ± 1.1098	14.51
5- 氟尿嘧啶组	0.84 ± 0.2501	65.57	0.184 ± 0.0901	22.57 ± 0.5658	8.15

表 3-12　各组小鼠 CD3+、CD4+/CD8+、CD16+/CD32+、CD19+ 值（$\bar{x} \pm s$, $n=10$）

组别	CD3+（%）	CD4+/CD8+	CD16+/CD32+	CD19+
对照组	40.20 ± 3.19	1.75 ± 0.26	14.31 ± 1.94	9.81 ± 1.54
激光组	70.50 ± 3.24△△*	2.62 ± 0.19△△	30.59 ± 2.10△△*	19.84 ± 1.52△△*
多糖组	62.41 ± 2.82△△*	2.53 ± 0.25△△	29.83 ± 1.45△△*	17.81 ± 1.91△△*

续表

组别	CD3$^+$（%）	CD4$^+$/CD8$^+$	CD16$^+$/CD32$^+$	CD19$^+$
激光 + 多糖组	74.83+2.01$^{\triangle\triangle}$	3.13 ± 0.12$^{\triangle\triangle}$	34.18 ± 2.17$^{\triangle\triangle}$	21.60 ± 1.41$^{\triangle\triangle}$
5- 氟尿嘧啶组	21.70 ± 1.58$^{\triangle\triangle}$	0.59 ± 0.09$^{\triangle\triangle}$	11.75 ± 1.72$^{\triangle\triangle}$	7.35 ± 1.03$^{\triangle\triangle}$

注：与对照组比较：$^{\triangle}P<0.05$，$^{\triangle\triangle}P<0.01$；与激光联合龙葵多糖组比较：$^*P<0.05$，$^{**}P<0.01$。

表 3-13　各组小鼠瘤细胞中 VEGF mRNA 阳性表达平均灰度值及 Ki67 指数（$\bar{x} \pm s$，$n=10$）

组别	平均灰度	Ki67 指数
对照组	49.87 ± 3.7646	403.0 ± 10.055
激光组	62.28 ± 2.3625$^{\triangle\triangle}$*	352.0 ± 14.954$^{\triangle\triangle}$*
多糖组	59.43 ± 2.1130$^{\triangle\triangle}$*	369.0 ± 12.867$^{\triangle\triangle}$*
激光 + 多糖组	68.12 ± 2.5955$^{\triangle\triangle}$	338.0 ± 11.225$^{\triangle\triangle}$
5- 氟尿嘧啶组	75.70 ± 3.6884$^{\triangle\triangle}$	318.5 ± 13.754$^{\triangle\triangle}$

注：与对照组比较：$^{\triangle}P<0.05$，$^{\triangle\triangle}P<0.01$；与激光联合龙葵多糖组比较：$^*P<0.05$，$^{**}P<0.01$。

季宇彬等采用激光共聚焦扫描显微术和 Western blot 法检测人肝癌 HepG2 细胞内 Caspase-3、Bcl-2 蛋白的含量，探讨龙葵碱诱导肿瘤细胞凋亡的机制。结果显示，龙葵碱能显著增强 HepG2 细胞内 Caspase-3 蛋白酶活性，增加 Caspase-3 蛋白含量，同时抑制 Bcl-2 蛋白酶活性，减少 Bcl-2 蛋白的含量，呈剂量依赖性，这可能是龙葵碱诱导肿瘤细胞凋亡的机制之一。

季宇彬等采用 MTT 法测定龙葵碱对 HepG2 细胞的细胞毒作用，同时以 2-AF 浓度为底物浓度，以 2-AF 被 NAT 酶乙酰化为 2-AAF 的速率为 NAT 酶的反应速率，双倒数法作图，以底物 2-AF 浓度的倒数对反应速率的倒数做直线，得回归方程，计算药物代谢酶（NAT 酶）的米氏常数 K_m 及最大反应速率 V_{max}，研究龙葵碱对完整 HepG2 细胞及 HepG2 细胞质的 K_m、V_{max} 的影响，探讨龙葵碱细胞毒作用的机制。结果发现，龙葵碱对 HepG2 细胞比较敏感，其半数抑制浓度（IC_{50}）为 14.47mg · L^{-1}；与阴性对照组相比，龙葵碱组对 HepG2 细胞及 HepG2 细胞质的 K_m 差异无统计学意义（均 $P>0.05$），但均能降低 V_{max}（$P<0.01$，$P<0.05$），说明龙葵碱是 NAT 酶的非竞争性抑制剂，其抑制作用是通过影响底物 2-AF 与 NAT 酶的作用位点以外的亚基而发挥的。结果见表 3-14。高世勇等采用类似的方法观察龙葵碱对 HepG2 细胞 NAT1 酶活性及动力学的影响，结果发现，龙葵碱组对 HepG2 细胞及 HepG2 细胞质的 K_m 无影响（均 $P>0.05$），但均能降低

V_{max}（均 $P<0.05$），认为龙葵碱是 HepG2 细胞芳香胺 N-乙酰化转移酶（NAT1）的非竞争性抑制剂，通过作用于 NAT1 与 PABA 结合位点以外的其他位点抑制 NAT1 酶的活性，进而诱导 HepG2 细胞的凋亡。结果见表 3-14、表 3-15。

表 3-14　龙葵碱对 HepG2 完整细胞及细胞质中 NAT 酶的 K_m、V_{max} 影响（ $\bar{x} \pm s$ ）

组别	完整 HepG2 细胞		HepG2 细胞质	
	K_m/mmol · L^{-1}	V_{max}/nmol · (10^{6}cells) $^{-1}$	K_m/mmol · L^{-1}	V_{max}/nmol · min^{-1} · mg^{-1}Pro
对照组	$2.37 \times 10^{-3} \pm$ 8.37×10^{-5}	$9.16 \times 10^{-4} \pm 7.54 \times 10^{-5}$	$8.95 \times 10^{-3} \pm$ 2.61×10^{-4}	$2.55 \times 10^{-6} \pm 1.92 \times 10^{-8}$
龙葵碱组	$2.22 \times 10^{-3} \pm$ 9.05×10^{-5}	$5.14 \times 10^{-4} \pm 3.72 \times 10^{-5}$**	$9.48 \times 10^{-3} \pm$ 3.63×10^{-4}	$2.43 \times 10^{-6} \pm 1.32 \times 10^{-8}$*

注：与对照组比较：*$P<0.05$，**$P<0.01$。

表 3-15　龙葵碱对 HepG2 完整细胞及细胞质中 NAT1 酶的 K_m、V_{max} 影响（ $\bar{x} \pm s$，$n=3$ ）

组别	完整 HepG2 细胞		HepG2 细胞质	
	K_m/mmol · L^{-1}	V_{max}/nmol · (10^{6}cells) $^{-1}$	K_m/mmol · L^{-1}	V_{max}/nmol · min^{-1} · mg^{-1}Pro
对照组	$1.04 \times 10^{-3} \pm$ 8.36×10^{-5}	$1.64 \times 10^{-4} \pm 9.57 \times 10^{-6}$	$3.32 \times 10^{-1} \pm$ 2.35×10^{-4}	$2.60 \times 10^{-3} \pm 6.79 \times 10^{-6}$
龙葵碱组	$1.06 \times 10^{-3} \pm$ 6.97×10^{-5}	$1.48 \times 10^{-4} \pm 4.28 \times 10^{-6}$*	$3.35 \times 10^{-1} \pm$ 1.66×10^{-4}	$2.22 \times 10^{-3} \pm 8.12 \times 10^{-6}$*

注：与对照组比较：*$P<0.05$。

高世勇等探讨了龙葵碱对人肝癌 HepG2 细胞内［Ca^{2+}］i 的影响。将人肝癌 HepG2 细胞培养于含 10% 胎牛血清的 RPMI1640 培养基中，待细胞呈对数生长期时用 0.25% 胰酶消化细胞并调整细胞浓度为 1×10^4cell · mL^{-1}，将调整后的细胞悬液以 200μL/皿的量加至 35mm Petri 培养皿中，分为给药 2、0.4、0.08、0.016、0.0032μg · mL^{-1} 组和阴性对照组、喜树碱组，于 37℃ CO$_2$ 培养箱中培养 48 小时后取出，加丫啶橙（AO）/溴化乙啶（EB）染色，激光共聚扫描显微镜下观察细胞核的形态变化；加荧光探针 Fluo-3/AM 染色，激光共聚扫描显微镜下观察细胞内［Ca^{2+}］i 的变化。结果发现，与阴性对照组相比，0.0032、0.016μg · mL^{-1} 组细胞皱缩，染色质浓聚，边缘化，0.08μg · mL^{-1} 组碎片、凋亡小体等细胞凋亡形态出现，0.4、2μg · mL^{-1} 组凋亡小体细胞数明显增加，随着给药剂量的增加，龙葵碱对细胞的杀伤作用明显增强；龙葵碱各剂量组均可增加细胞内［Ca^{2+}］i 浓度，呈剂量依赖性，而细胞内 Ca^{2+} 浓度的升高将启动细胞凋亡机制进而诱导细胞凋亡的发生,推断龙葵碱诱导 HepG2 细胞凋亡和升高细胞内的 Ca^{2+} 密切相关,但龙葵碱升高细胞内 Ca^{2+} 的具体通路还有待研究。结果见表 3-16。

表 3-16 龙葵碱诱导 HepG2 细胞凋亡过程中细胞内 $[Ca^{2+}]i$ 的影响

组别	终质量浓度 / $(\mu g \cdot mL^{-1})$	细胞数	荧光强度(FI)
阴性对照组	—	18	23.98 ± 10.06
喜树碱组	0.08	16	26.92 ± 8.20
龙葵碱组	0.0032	25	$40.31 \pm 10.15^{**}$
龙葵碱组	0.016	37	$59.31 \pm 17.56^{**}$
龙葵碱组	0.08	17	$91.01 \pm 23.19^{**}$
龙葵碱组	0.4	19	$158.75 \pm 14.52^{**}$
龙葵碱组	2	20	$209.85 \pm 10.86^{**}$

注:与阴性对照组比较:$*P<0.05$,$**P<0.01$;FI 强度和细胞内 $[Ca^{2+}]i$ 呈正相关。

高世勇进一步研究龙葵碱对人肝癌 HepG2 细胞凋亡的影响。采用 MTT 法观察龙葵碱对 HepG2 细胞的细胞毒作用,结果表明龙葵碱对 HepG2 细胞的半数抑制浓度(IC_{50})为 14.47μg·mL^{-1}。采用 AO/EB 双染并用激光共聚扫描显微术观察龙葵碱对 HepG2 细胞形态学的影响,结果发现,阴性对照组细胞外形较圆,PMT_1 为绿色荧光而 PMT_2 几乎没有荧光,而 0.016μg·mL^{-1} 龙葵碱组细胞边缘凹凸不平出现发泡现象,细胞膜通透性增大,PMT_1、PMT_2 窗口均被染色,0.08、0.4、2、10μg·mL^{-1} 龙葵碱组细胞形态进一步改变,呈团块状,细胞核碎裂,出现凋亡小体等凋亡细胞的形态。采用 PI 单染并用流式细胞仪测定龙葵碱诱导 HepG2 细胞凋亡率及对细胞周期的影响,研究显示,龙葵碱组均可诱导细胞的凋亡,各组细胞的 G_2/M 期均消失,S 期明显增加,肿瘤细胞被阻滞在细胞分裂期,DNA 合成受阻,这可能是其抗肿瘤作用的机制之一。结果见表 3-17。

表 3-17 龙葵碱诱导 HepG2 细胞周期及凋亡率的影响

组别	终质量浓度 / $(\mu g \cdot mL^{-1})$	G_0/G_1 期	S 期	G_2/M 期	凋亡率 /%
阴性对照组	—	66.80	19.84	13.37	—
喜树碱组	0.08	57.12	42.88	0	21.9
龙葵碱组	0.016	73.56	26.44	0	6.0
龙葵碱组	0.08	55.08	44.92	0	14.4
龙葵碱组	0.4	58.67	41.33	0	17.3
龙葵碱组	2	72.00	28.02	0	18.9
龙葵碱组	10	64.23	35.76	0	32.2

高世勇等研究了龙葵多糖对 S_{180}、H_{22} 荷瘤小鼠红细胞补体受体 1（CR1）的数量及活性的影响，探讨龙葵多糖抗肿瘤作用的红细胞免疫机制。昆明种小鼠接种 S_{180} 或 H_{22} 肿瘤细胞后随机分为正常组、阴性对照组（生理盐水）、黄芪多糖组（100mg·kg^{-1}）及龙葵多糖高、中、低剂量组（125、62.5、31.25mg·kg^{-1}）共 6 组，每组 10 只，接种后第 2 天开始给药，其中 S_{180} 荷瘤小鼠腹腔注射给药，H_{22} 荷瘤小鼠皮下注射给药，0.4mL/ 只，每天 1 次。脱颈椎法处死 S_{180} 荷瘤小鼠，剥瘤称重，计算抑瘤率；观察并记录龙葵多糖对 H_{22} 荷瘤小鼠生存时间的影响；红细胞免疫花环实验检测红细胞免疫黏附肿瘤细胞的能力；CR1 单克隆抗体标记，流式细胞术检测荷瘤小鼠红细胞 CR1 数量；酵母多糖免疫黏附荷瘤小鼠红细胞的能力评价其活性；比色法测定红细胞唾液酸含量。结果发现，龙葵多糖能够抑制 S_{180} 荷瘤小鼠实体瘤生长，延长 H_{22} 荷瘤小鼠生存时间，提高荷瘤小鼠红细胞免疫花环率（DTER），增加荷瘤小鼠红细胞 CR1 受体的数量和活性，增加荷瘤小鼠红细胞膜唾液酸含量，认为龙葵多糖是通过提高荷瘤小鼠红细胞膜上唾液酸含量，进而提高 CR1 的活性和数量，改善和提高荷瘤小鼠红细胞免疫黏附能力，发挥抗肿瘤的作用。结果见表 3-18 ～ 表 3-22。

表 3-18　龙葵多糖对 S_{180} 荷瘤小鼠瘤重的影响（$\bar{x} \pm s$，n=10）

组别	剂量 /mg·kg^{-1}	瘤重 /g	抑制率 /%
对照组	—	1.12 ± 0.09	
黄芪多糖组	100	0.56 ± 0.07[2)]	50.00
龙葵碱高剂量组	125	0.58 ± 0.13[2)]	48.23
龙葵碱中剂量组	62.50	0.83 ± 0.10[2)]	26.79
龙葵碱低剂量组	31.25	91 ± 0.18[1)]	18.84

注：与阴性对照组比较：[1)] $P<0.05$，[2)] $P<0.01$。

表 3-19　龙葵多糖对 H_{22} 荷瘤小鼠生存时间的影响（$\bar{x} \pm s$，n=10）

组别	剂量 /mg·kg^{-1}	生存时间 /d	生存时间延长率 /%
对照组	—	14.50 ± 2.60	—
黄芪多糖组	100	24.30 ± 2.04[2)]	76.59
龙葵碱高剂量组	125	25.48 ± 2.45[2)]	75.76
龙葵碱中剂量组	62.50	22.10 ± 2.12[2)]	52.41
龙葵碱低剂量组	31.25	17.70 ± 2.10[1)]	22.07

注：与阴性对照组比较：[1)] $P<0.05$，[2)] $P<0.01$。

表 3-20　龙葵多糖对 S_{180}、H_{22} 荷瘤小鼠红细胞免疫黏附肿瘤细胞能力的影响（$\bar{x} \pm s$，$n=10$）

组别	剂量 /mg·kg^{-1}	肿瘤红细胞花环百分率 /%	
		S_{180}	H_{22}
正常组	—	30.57 ± 4.01	30.57 ± 4.01
对照组	—	12.59 ± 3.51[3]	12.45 ± 2.65[3]
黄芪多糖组	100	24.84 ± 2.97[2]	25.32 ± 3.10[2]
龙葵碱高剂量组	125	22.95 ± 2.88[2]	28.41 ± 1.54[2]
龙葵碱中剂量组	62.50	20.65 ± 2.46[2]	24.82 ± 3.02[2]
龙葵碱低剂量组	31.25	16.85 ± 3.02[1]	16.92 ± 3.81[1]

注：与阴性对照组比较：[1] $P<0.05$，[2] $P<0.01$；与正常组比较：[3] $P<0.05$，[4] $P<0.01$。

表 3-21　龙葵多糖对 S_{180}、H_{22} 荷瘤小鼠红细胞 C_{3b} 受体活性和数量的影响（$\bar{x} \pm s$，$n=10$）

组别	剂量 /mg·kg^{-1}	红细胞免疫复合物花环 /%		受体 /%	
		S_{180}	H_{22}	S_{180}	H_{22}
正常组	—	50.96 ± 4.01	50.96 ± 4.01	54.1 ± 2.2	54.1 ± 2.2
对照组	—	14.99 ± 3.51[3]	18.99 ± 3.51[3]	38.8 ± 2.3[3]	38.5 ± 2.0[3]
黄芪多糖组	100	45.32 ± 2.97[2]	45.25 ± 2.54[2]	46.5 ± 1.1[2]	48.3 ± 2.1[2]
龙葵碱高剂量组	125	39.92 ± 2.88[2]	48.32 ± 3.86[2]	45.0 ± 1.5[2]	49.6 ± 1.3[2]
龙葵碱中剂量组	62.50	21.55 ± 2.46[2]	36.12 ± 3.45[2]	41.2 ± 2.0[1]	44.6 ± 1.9[1]
龙葵碱低剂量组	31.25	16.85 ± 3.02[1]	23.86 ± 3.20[1]	39.9 ± 1.8[1]	40.6 ± 2.3[1]

注：与阴性对照组比较：[1] $P<0.05$，[2] $P<0.01$；与正常组比较：[3] $P<0.05$，[4] $P<0.01$。

表 3-22　龙葵多糖对 S_{180}、H_{22} 荷瘤小鼠红细胞唾液酸含量的影响（$\bar{x} \pm s$，$n=10$）

组别	剂量 /mg·kg^{-1}	唾液酸含量 /mmol·L^{-1}	
		S_{180}	H_{22}
正常组	—	2.31 ± 0.09	1.79 ± 0.17
对照组	—	0.98 ± 0.04[4]	0.92 ± 0.13[4]
黄芪多糖组	100	2.01 ± 0.13[2]	1.50 ± 0.25[2]
龙葵碱高剂量组	125	1.82 ± 0.57[2]	1.43 ± 0.11[2]
龙葵碱中剂量组	62.50	1.46 ± 0.13[1]	1.24 ± 0.12[1]
龙葵碱低剂量组	31.25	1.07 ± 0.08[1]	0.98 ± 0.21[1]

注：与阴性对照组比较：[1] $P<0.05$，[2] $P<0.01$；与正常组比较：[3] $P<0.05$，[4] $P<0.01$。

　　王向涛等研究龙葵多糖对荷瘤小鼠免疫系统的影响，从免疫学角度探讨龙葵多糖的抗肿瘤药效学作用，所得结论与高世勇等人的结果相似，认为龙葵多糖能

够显著降低 S_{180} 荷瘤小鼠平均瘤重，延长 H_{22} 荷瘤小鼠的生存时间。王向涛等还研究了龙葵多糖对荷瘤小鼠脾指数和胸腺指数的影响，结果发现龙葵多糖可显著提高荷瘤小鼠的胸腺指数和脾指数，认为龙葵多糖抗肿瘤作用并非通过直接杀伤肿瘤细胞，而是通过其强大的免疫调节作用实现的。结果见表 3-23。

表 3-23　龙葵多糖对 S_{180} 荷瘤小鼠脾指数和胸腺指数的影响（$\bar{x} \pm s$）

组别	剂量 /mg·kg⁻¹	瘤重 /g	抑制率 /%
对照组	—	2.15 ± 0.82	3.98 ± 0.65
5-Fu 组	25	1.82 ± 0.62	3.25 ± 1.13
黄芪多糖组	100	3.00 ± 0.72*	5.86 ± 0.87**
龙葵碱高剂量组	125	4.28 ± 0.90*	6.72 ± 1.37**
龙葵碱中剂量组	62.50	3.83 ± 0.74**	6.05 ± 0.81**
龙葵碱低剂量组	31.25	2.98 ± 0.70*	5.84 ± 1.04*

注：与阴性对照组比较：*$P<0.05$，**$P<0.01$。

唐朝辉等在体外采用 MTT 法从人肝癌细胞 HepG2、人肺癌细胞 A549、人子宫颈癌细胞 Hela、人急性白血病细胞 K562、人喉癌细胞 Hep-2、人食管癌细胞 TE-1 中筛选对澳洲茄边碱（SM）敏感的肿瘤细胞；将 H_{22} 或 EAC 腹水瘤小鼠的腹水稀释成肿瘤细胞悬液后接种到雌性 ICR 小鼠腋部皮下，并随机分为模型组（生理盐水组）、CTX 组（$25mg·kg^{-1}$）及澳洲茄边碱高、中、低剂量组（2.4、1.2、$0.6mg·kg^{-1}$），其中 CTX 组为腹腔注射给药，其余组为静脉注射给药，给药体积均为 $20mL·kg^{-1}$。每日 1 次，共 8 日。末次给药 24 小时后，小鼠称重后脱颈椎处死，剥取各组小鼠肿瘤组织、胸腺和脾脏称重并记录，计算抑瘤率、脏器指数和体重增长率。结果发现，澳洲茄边碱对 6 种肿瘤细胞均有明显的抑制作用，其中对人肝癌细胞 HepG2 的抑制作用最强，其 IC_{50} 为（10.51 ± 1.83）$\mu mol·L^{-1}$；模型组平均瘤重为 1.50g，与模型组比较，澳洲茄边碱高、中、低剂量组小鼠瘤重均有不同程度的下降，抑瘤率分别为 57.37%、48.62%、40.82%，其中 $2.4mg·kg^{-1}$ 剂量组抑瘤率与 CTX 相当，表现出较好的抗小鼠移植性肝癌 H_{22} 的作用，而澳洲茄边碱高、中、低剂量组小鼠胸腺、脾脏指数及体重增长率均无明显改变。澳洲茄边碱对 EAC 的抑瘤率最高为 67.55%，对小鼠胸腺、脾脏指数及体重增长率均无明显影响，表明澳洲茄边碱的确有较强的抗肿瘤作用。结果见表 3-24 ~ 表 3-26。

表 3-24　澳洲茄边碱体外对 6 种人肿瘤细胞的抑制作用（$\bar{x} \pm s$, $n=3$, $\mu mol \cdot L^{-1}$）

肿瘤株	IC_{50}
人肝癌细胞 HepG2	10.51 ± 1.83
人肺癌细胞 A549	13.95 ± 2.91
人子宫颈癌细胞 Hela	16.45 ± 4.80
人急性白血病细胞 K562	18.75 ± 4.98
人喉癌细胞 Hep-2	25.54 ± 7.19
人食管癌细胞 TE-1	18.00 ± 2.26

表 3-25　澳洲茄边碱对肝癌 H_{22} 荷瘤小鼠的抑制作用（$\bar{x} \pm s$, $n=10$）

组别	剂量 /mg · kg^{-1}	瘤重 /g	抑瘤率 /%	胸腺指数 /%	脾脏指数 /%	体重增长率 /%
模型组	—	1.50 ± 0.30	—	0.28 ± 0.04	0.83 ± 0.07	32.75
CTX 组	25	0.63 ± 0.34[1]	57.83	0.19 ± 0.09[1]	0.54 ± 0.09[1]	2.73
SM 高剂量组	2.4	0.64 ± 0.30[1]	57.37	0.29 ± 0.06	0.83 ± 0.12	30.66
SM 中剂量组	1.2	0.77 ± 0.29[1]	48.62	0.31 ± 0.04	0.86 ± 0.09	28.95
SM 低剂量组	0.6	0.89 ± 0.29[1]	40.82	0.31 ± 0.04	0.88 ± 0.09	32.80

注：与模型组比较，[1] $P<0.01$。

表 3-26　澳洲茄边碱对 EAC 荷瘤小鼠的抑制作用（$\bar{x} \pm s$, $n=10$）

组别	剂量 /mg · kg^{-1}	瘤重 /g	抑瘤率 /%	胸腺指数 /%	脾脏指数 /%	体重增长率 /%
模型组	—	1.63 ± 0.22	—	0.32 ± 0.11	0.91 ± 0.20	25.76
CTX 组	25	0.53 ± 0.39[1]	67.55	0.21 ± 0.08[2]	0.61 ± 0.17[1]	12.91
SM 高剂量组	2.4	0.62 ± 0.21[1]	62.25	0.24 ± 0.08	0.97 ± 0.30	19.64
SM 中剂量组	1.2	0.79 ± 0.23	51.67	0.25 ± 0.07	1.04 ± 0.23	20.29
SM 低剂量组	0.6	0.96 ± 0.25[1]	41.08	0.26 ± 0.07	0.99 ± 0.13	22.15

注：与模型组比较：[1] $P<0.01$，[2] $P<0.05$。

　　丁霞等将龙葵全草粉碎后用水煎煮两次，时间分别为 2、1.5 小时，过滤、合并水煎液，减压浓缩，并配制成浓度为 1.0g · mL^{-1}（以生药计算）的龙葵水提物药液；另取两份龙葵全草粗粉，依次用 95% 和 75% 的乙醇超声提取两次，45 分钟 / 次，合并提取液，一份减压浓缩挥去溶剂，加入无菌的磷酸盐缓冲液（PBS）配制成浓度为 1.0g · mL^{-1} 的乙醇提取物药液，另一份浓缩挥去乙醇，加水混悬后依次用石油醚、醋酸乙酯、氯仿、正丁醇萃取并挥去溶剂，分别得到石油醚相、氯仿相、醋酸乙酯相、正丁醇和水相提取物。采用 MTT 法筛选龙葵不同提取部位（水提取物剂量 8、4mg·mL⁻¹，醇提取物剂量 8、4mg·mL⁻¹，各萃取物 250μg·mL⁻¹）对人肝癌细胞株 SMMC-7721 的抑制作用及对细胞形态的影响。结果显示，龙葵水提物、醇提物，龙葵石油醚和正丁醇萃取部位对人肝癌细胞株 SMMC-7721 的生长有抑制作用，具有剂量依赖关系，水提取物对 SMMC-7721 细胞的最大抑制率为 73.85%，IC_{50} 为 3.86mg·mL⁻¹，而醇提取物对 SMMC-7721 的最大抑制率为 79.27%，IC_{50} 为 5.54mg·mL⁻¹。经不同浓度的龙葵水提物或醇提物处理 24 小时后，SMMC-7721 肿瘤细胞密度均明显减小，大部分细胞形态发生变化，细胞变圆，体积缩小，细胞间距增大，肿瘤细胞发生凋亡或坏死。龙葵石油醚与正丁醇相提取物可显著抑制人肝癌细胞 SMMC-7721 的增殖且具有剂量依赖关系，龙葵石油醚提取物对其的最大抑制率分别达到 73.61%，IC_{50} 为 164.2μg·mL⁻¹。龙葵正丁醇提取物对人肝癌细胞株 SMMC-7721 的最大抑制率达到 83.22%，IC_{50} 为 120.9μg·mL⁻¹。水相提取物对肝癌细胞株 SMMC-7721 生长均无抑制作用，氯仿相提取物对人肝癌细胞株 SMMC-7721 有一定的抑制作用，而醋酸乙酯相提取物则没有明显的抑制作用，石油醚、氯仿、醋酸乙酯和正丁醇部位对细胞的形态和增殖有不同程度的影响，石油醚部位与正丁醇部位给药组作用显著，细胞密度明显减小，细胞收缩变圆，细胞间距变大，贴壁作用减弱，而水溶性部位给药组细胞形态几乎没有变化，表明龙葵水提物、醇提物具有体外抗肿瘤作用，其石油醚和正丁醇部位是体外抗肿瘤作用的活性部位。

高思国等用石油醚萃取龙葵全草的醇提浸膏，挥去溶剂得到石油醚部位浸膏。MTT 法测定龙葵石油醚提取部位对人肝癌细胞 SMMC-7721、HepG2 的增殖抑制率，观察对细胞形态学的变化，考察龙葵石油醚提取部位对 SMMC-7721 细胞的抑制作用；GC-MS 法分析石油醚部位挥发性成分的组成，寻找其抗肿瘤作用可能的物质基础。结果发现，龙葵石油醚萃取部位对 SMMC-7721、HepG2 的抑制作用呈剂量依赖关系，最大抑制率分别为 75.08%、77.53%，半数抑制浓度（IC_{50}）为 44.48、51.42μg·mL⁻¹；SMMC-7721 经石油醚处理 24 小时后，细胞形态发生显著变化，数量明显减少，细胞缩小变圆，间距变大，细胞坏死或凋亡，而 HepG2 细胞贴壁能力下降，细胞密度显著减少，细胞皱缩，胞质内有颗粒物积累；经 GC-MS 分析，龙葵石油醚提取部位主要含有棕榈酸及其酯（17.71%）、辛酸（16.76）、壬酸、丹皮酚、二氢猕猴桃内酯、植酮等成分，有机酸及酯（52.59%）为石油醚部位的主要挥发性成分，认为棕榈酸及丹皮酚是可能的物质基础。

李敏等用石油醚将龙葵全草的醇提浸膏脱脂后，经水混悬后用正丁醇萃取得正丁醇部位浸膏。MTT 法测定正丁醇提取部位对人肝癌细胞 SMMC-7721 的增殖抑制率，普通光学显微镜、荧光显微镜观察细胞形态变化及细胞的凋亡，流式细胞仪分析细胞周期的变化，比色法检测细胞内 Caspase-3 活性改变。结果发现，龙葵正丁醇提取物对人肝癌细胞 SMMC-7721 具有明显的抑制作用，正丁醇提取物浓度越高，其抑制作用越强，呈现明显的剂量依赖效应，半数抑制浓度（IC_{50}）为 122.70μg·mL^{-1}。细胞经药液处理 24 小时后，经苏木素染液染色，光镜下可观察到部分细胞皱缩，染色质凝聚，嗜碱性增强，染成深蓝色，呈环状或新月状附在核膜周围；部分细胞体积增大，嗜碱性降低，染成淡蓝色，胞核破碎，细胞膜不完整，细胞经姬姆萨染液染色后，可观察到细胞皱缩，胞膜完整，胞浆稀少，染色质凝聚，染成深紫色，出现凋亡小体，经 Hoechst33258 染色后在荧光显微镜下可观察到 SMMC-7721 细胞核形态发生变化，由原来的圆形转变为椭圆形，细胞间隙增大，细胞形态不规则，有些呈现新月形。与对照组相比，龙葵正丁醇提取部位各剂量组 G_2/M 期细胞比例明显增大，G_0/G_1 和 S 期细胞所占百分比有所改变，细胞周期被不同程度阻滞于 G_2/M 期，细胞周期发生显著变化，细胞内 Caspase-3 的水平显著升高，并呈现一定的剂量依赖关系，表明龙葵正丁醇提取物具有抗人肝癌细胞 SMMC-7721 增殖作用，其机制可能与促进 Caspase-3 表达，诱导细胞发生 G_2/M 期阻滞，改变细胞周期分布，导致 SMMC-7721 细胞凋亡有关。结果见表 3-27。

表 3-27　龙葵正丁醇提取物（SNB）对 SMMC-7721 细胞周期及 Caspase-3 含量的影响（$\bar{x} \pm s$，$n=3$）

组别	剂量 /μg·mL^{-1}	细胞周期 /%			Caspase-3
		G_0/G_1	S	G_2/M	
对照组	—	49.86 ± 2.01	33.20 ± 1.06	16.26 ± 2.05	0.068 ± 0.007
SNB 高剂量组	150	39.54 ± 0.50*	37.53 ± 1.50*	22.26 ± 1.10**	0.204 ± 0.019**
SNB 中剂量组	100	51.33 ± 2.31*	23.65 ± 3.07*	24.67 ± 1.53*	0.163 ± 0.011**
SNB 低剂量组	50	38.70 ± 1.12**	38.98 ± 1.00*	22.65 ± 1.52*	0.090 ± 0.003*

注：与对照组比较：*$P<0.05$，**$P<0.01$。

陈培丰等将 60 只昆明种小鼠接种 H_{22} 荷瘤小鼠的瘤细胞，建立小鼠 H_{22} 肝癌模型，随机分为空白对照组（生理盐水 0.2mL·10g^{-1}，灌胃，每天 1 次），5- 氟尿嘧啶（5-Fu）组（0.25mg·10g^{-1}，腹腔注射，每 2 天 1 次），龙葵正丁醇萃取物高、中、低剂量组（4.550、2.275、1.1375g·kg^{-1}，灌胃，每天 1 次）5 组，给药 10 天。第 11 天眼眶取血后处死小鼠，剥离瘤组织、脾脏、胸腺称重，测定各组的抑瘤率、脾指数、胸腺指数；全血离心后取上清液检测 IFN-γ、TNF-α 的含量。结果发现，龙葵高、中、低剂量组的抑瘤率分别为 28.96%、44.36%、37.91%，5-Fu 组为 46.74%；治疗组瘤重与空白对照组相比，均有显著性差异（$P<0.05$ 或 $P<0.01$）；与空白对照组比较，龙葵中剂量组的胸腺指数和脾脏指数显著增高（$P<0.05$），5-Fu 组则显著性降低（$P<0.01$）；与空白对照组比较，龙葵中剂量组和 5-FU 组血清 IFN-γ、TNF-α 含量显著性提高（$P<0.05$ 或 $P<0.01$），表明龙葵正丁醇萃取物可抑制小鼠 H_{22} 肝癌移植瘤的生长，中剂量效果最佳，其机理可能与改善荷瘤机体细胞因子异常，调节机体免疫功能有关。结果见表 3-28、表 3-29。

表 3-28　龙葵正丁醇提取物 H_{22} 荷瘤小鼠瘤重、抑瘤率、脾指数、胸腺指数的影响（$\bar{x} \pm s$）

组别	n	瘤重 /g	抑瘤率 /%	脾指数（mg·$10g^{-1}$）	胸腺指数（mg·$10g^{-1}$）
空白组	8	0.681 ± 0.188	—	82.46 ± 9.39	7.31 ± 1.99
5-Fu 组	9	0.363 ± 0.119**	46.74	65.56 ± 6.70**	4.11 ± 1.48**
龙葵高剂量组	8	0.484 ± 0.166*	28.96	81.17 ± 9.17	7.59 ± 2.24
龙葵中剂量组	10	0.379 ± 0.128**	44.36	97.62 ± 17.91*	10.11 ± 3.49*
龙葵低剂量组	10	0.423 ± 0.146**	37.91	81.36 ± 14.04	7.86 ± 2.84

注：与空白组比较：*$P<0.05$，**$P<0.01$。

表 3-29　龙葵正丁醇提取物 H_{22} 荷瘤小鼠血清 IFN-γ、TNF-α 含量的影响（$\bar{x} \pm s$）

组别	n	IFN-γ/pg·mL^{-1}	TNF-α/pg·mL^{-1}
空白组	8	14.84 ± 1.655	115.10 ± 20.54
5-Fu 组	9	18.26 ± 1.804**	131.33 ± 28.75**
龙葵高剂量组	8	15.35 ± 1.805*	123.80 ± 22.55*
龙葵中剂量组	10	20.38 ± 1.963*	138.86 ± 31.33*
龙葵低剂量组	10	16.96 ± 1.832*	127.26 ± 35.15*

注：与空白组比较：*$P<0.05$，**$P<0.01$。

Lin HM 等发现，龙葵的水提取物可通过诱导人肝癌细胞 HepG2 凋亡和自噬两种机制抑制肝癌细胞的增殖，发挥抗肿瘤作用。Hsu JD 等发现，龙葵的水提取物可通过增加雄性 Wistar 大鼠肝脏中谷胱甘肽转移酶（GST）和抗氧化酶（antioxidant enzymes）的表达，显著缓解由 2- 乙酰基氨基芴（AAF）引起的肝损伤及早期肝癌状况，此外，龙葵水提取物还能降低 AAF/$NaNO_2$ 诱发的肝癌小鼠的死亡率。Yang MY 等发现龙葵的水提取物和多酚提取物可通过抑制 PKC-α 的表达而减弱由 TPA 诱导的 HepG2 细胞的迁移和侵袭，作用呈剂量依赖性。Wang HC 等发现龙葵的多酚提取物可通过将 HepG2 细胞阻滞于 G2/M 期和诱导细胞凋亡而起到抑制 HepG2 细胞增殖的作用。

　　Y.B. Ji 和 S.Y. Gao 等人用流式细胞术分析了龙葵碱对人肝癌细胞 HepG2 的凋亡率和细胞周期的影响。对照组中细胞存在 G_0/G_1，S 和 G_2/M 相的峰，而用龙葵碱处理过的 HepG2 细胞，G_2/M 峰消失，并且在 G0/G1 期之前出现凋亡的 sub-G_0 峰。通过对细胞周期的分析表明，用龙葵碱处理过的 HepG2，G_2/M 相消失，S 相的比例增加，这意味着龙葵碱阻断了肿瘤细胞周期中的细胞分裂阶段。该实验还用蛋白免疫印迹技术分析了龙葵碱对 Bcl-2 蛋白表达的影响，结果显示，随着给予龙葵碱剂量的增加，Hep2 细胞中 Bcl-2 蛋白的含量逐渐降低。

二、抗肺癌作用

　　唐朝辉等在体外采用 MTT 法从人肝癌细胞 HepG2、人肺癌细胞 A549、人子宫颈癌细胞 Hela、人急性白血病细胞 K562、人喉癌细胞 Hep-2、人食管癌细胞 TE-1 中筛选对澳洲茄边碱（SM）敏感的肿瘤细胞；结果发现澳洲茄边碱对 6 种肿瘤细胞均有明显的抑制作用，其中对人肺癌细胞 A549 的抑制作用最强，其 IC_{50} 为（10.51 ± 1.83）$\mu mol \cdot L^{-1}$。

　　李明慧等将龙葵干燥地上部分经醇提后，上 HPD100 大孔树脂分离纯化，收集 70% 乙醇洗脱部分，回收乙醇后加 1%NaOH 溶液调 pH 值至 9，静置、离心后得含有澳洲茄碱、澳洲茄边碱的沉淀。ICR 小鼠于无菌条件下接种 S_{180} 荷瘤小鼠的腹水癌细胞建立 S_{180} 小鼠移植瘤模型，并将其分为模型组、5-Fu 组（$25mg \cdot kg^{-1}$）、华蟾素组（$3g \cdot kg^{-1}$）及 SNSA 高、中、低剂量组（4、2、$1mg \cdot kg^{-1}$），并设正常对照组，给药 8 天，眼眶取血，测定 TNF-α、IL-2 水平；C57BL/6J 小鼠接种 Lewis 肺癌细胞后建立 Lewis 肺癌小鼠移植瘤模型，并将其分为生理盐水组、环磷酰胺组（CTX，$60mg \cdot kg^{-1}$，1 次 /7d）和 SNSA 高、中、低剂量组（8、4、$2mg \cdot kg^{-1}$，连续给药 5 天），同时设正常对照组，14 天后眼眶取血，测定 IL-6、IL-8 水平，初步探讨龙葵甾体类生物碱（SNSA）制剂的抗肿瘤作用强度及对细胞因子的影响。结果显示，ICR 小鼠接种 S_{180} 移植性实体瘤后，模型组肿瘤平均重量大于 1g，血清 TNF-α 含量明显低于正常对照组，龙葵甾体类生物碱各组小鼠肿瘤浸润范围均小于模型组，瘤体易剥离，瘤重明显减轻，龙葵甾体类生物碱各组均可以升高血清 TNF-α、IL-2 含量；C57BL/6J 小鼠接种 Lewis 肺癌细胞后，4 天皮下可见肿瘤，模型组小鼠血清 IL-6 和 IL-8 水平均明显下降，龙葵甾体类生物碱各给药组瘤重均低于模型组，并可以显著增加模型小鼠血清中 IL-6 和 IL-8 水平。表明龙葵甾体类生物碱不仅具有抑制肿瘤增长的作用，还可以显著提高荷瘤小鼠血清 TNF-α、IL-2、IL-6、IL-8 的水平，增强机体免疫功能，这可能是其发挥抗肿瘤作用的机理之一。结果见表 3-30、表 3-31。

黄越燕等采用盐酸 - 乙醇混合溶剂加热回流方法提取龙葵的干燥地上部分粗粉，回收乙醇后浓缩成浸膏，加 10%HCl 溶解过滤，滤液经氯仿萃取并弃去氯仿层，水层加 10%NaOH 调节 pH 值至 10.5 ~ 11，离心，沉淀于 60℃干燥，得龙葵生物碱提取物。以 MTT 法考察龙葵生物碱对人肺腺癌 A549 细胞株增殖的抑制作用，采用倒置显微镜观察龙葵生物碱对肿瘤细胞株形态的影响。结果显示，龙葵生物碱提取物可显著抑制人肺腺癌 A549 细胞的增殖，且具有剂量依赖关系，100μg·mL^{-1} 浓度组龙葵生物碱对人肺腺癌 A549 细胞抑制率最高，达 73.99%，IC_{50} 为 45.17μg·mL^{-1}；阴性对照组 A549 细胞贴壁生长，大小均匀，胞体圆整，胞质透亮，折光性好，增殖旺盛，而经不同浓度的龙葵生物碱提取物处理 24 小时后，细胞密度明显减小，大部分细胞形态发生变化，细胞收缩变圆，体积缩小，细胞间距增大，细胞皱缩，癌细胞发生凋亡或坏死，表明龙葵生物碱可抑制肺癌细胞的增殖。

高聚伟等将龙葵全草加 8 倍量的石油醚 80℃提取 2 小时，提取液除菌于 100℃水浴箱浓缩得浸膏，即为龙葵石油醚提取物，将经石油醚提取后的龙葵晾干后依次用氯仿提取，得到龙葵的氯仿提取物，设龙葵的氯仿提取物高、中、低三个剂量组（0.5、0.3、0.05mg·mL^{-1}），并设空白组对照，采用流式细胞术观察龙葵氯仿提取物对人肺腺癌 A549 细胞凋亡的影响。结果显示，与空白对照组比较，不同剂量的龙葵氯仿提取物作用于人肺腺癌 A549 细胞 24 小时后，早期凋亡细胞百分比依次增至 4.6%、16.8% 和 23.6%，晚期凋亡细胞及坏死细胞百分比依次增至 1.1%、1.1% 和 28.9%，其中龙葵提取物高剂量组，早期凋亡细胞比例和晚期凋亡细胞及坏死细胞比例均明显高于空白对照组（$P<0.01$），表明龙葵氯仿提取物可诱导人肺腺癌 A549 细胞凋亡和坏死并呈剂量依赖性，这可能是龙葵氯仿提取物抑制肿瘤细胞增殖的作用机制之一。

李蕊洁等观察龙葵多糖体内免疫调节作用及其对肺癌细胞凋亡的影响，探讨龙葵多糖抗癌作用机理。60 只 C57BL/6J 小鼠右前肢腋下接种 Lewis 肺癌细胞后建立 Lewis 肺癌小鼠移植瘤模型，按随机数字表法分为模型组（生理盐水组）和龙葵多糖高、中、低剂量组（125、62.5、31.25mg·kg^{-1}），小鼠经背部皮下注射给药，0.4mL/d，连续给药 14 天。末次给药 24 小时后处死，剥取瘤块称重，计算抑瘤率；流式细胞术（FCM）检测外周血 T 淋巴细胞亚群变化；免疫组化法观察龙葵多糖对 Bcl-2、Caspase-3 蛋白表达的影响。结果发现，龙葵多糖各剂量组对 Lewis 肺癌有良好的抑制作用，其中高剂量组与模型组比较有显著性差异；龙葵多糖各剂量组外周血中 CD4$^+$T 细胞比例较模型组有明显提高，CD8$^+$T 细胞则在一定程度降低，CD4$^+$T/CD8$^+$T 值明显增高，表明龙葵多糖可以改善荷瘤机体细胞免疫功能抑制状态；龙葵多糖各剂量组均可促进 Caspase-3 蛋白表达，降低 Bcl-2 蛋白表达，表明龙葵多糖对 Lewis 肺癌的抑制作用与促进 Caspase-3 基因表达，加强免疫细胞介导凋亡，抑制 Bcl-2 基因表达，减少对 T 淋巴细胞的杀伤，抑制免疫逃逸有关，可能是其抗肿瘤作用机制之一。结果见表 3-32 ~ 表 3-34。

表 3-32 龙葵多糖各剂量组体内对小鼠 Lewis 肺癌生长的影响（$\bar{x} \pm s$, n=10）

组别	剂量 /mg·kg^{-1}	鼠数（终/始）	瘤重 /g	抑瘤率 /%
模型组	—	14/15	1.45 ± 0.34	—
龙葵高剂量组	125	15/15	1.24 ± 0.42	17.2
龙葵中剂量组	62.5	15/15	1.19 ± 0.32	21.4
龙葵低剂量组	31.25	13/15	1.30 ± 0.53	11.7

表 3-33 龙葵多糖各剂量组对 Lewis 肺癌荷瘤小鼠外周血 T 细胞亚群的影响（$\bar{x} \pm s$, n=10）

组别	剂量 /mg·kg^{-1}	鼠数（终/始）	CD4+T/%	CD8+T/%	比值
模型组	—	14/15	29.7 ± 5.9	42.5 ± 5.1	0.69
正常对照组	—	15/15	52.8 ± 4.1	29.6 ± 5.8	1.27
龙葵高剂量组	125	15/15	41.3 ± 6.1	32.3 ± 4.9	1.05
龙葵中剂量组	62.5	15/15	37.4 ± 4.7	35.6 ± 5.6	1.13
龙葵低剂量组	31.25	13/15	39.1 ± 5.2	34.7 ± 7.2	1.79

表 3-34 龙葵多糖各剂量组对 Lewis 肺癌荷瘤小鼠 Bcl-2、Caspase 蛋白表达的影响（$\bar{x} \pm s$, n=10）

组别	剂量 /mg·kg^{-1}	鼠数（终/始）	蛋白表达（IOD）	
			Bcl-2	Caspase
模型组	—	14/15	158.1 ± 6.1	0
正常对照组	—	15/15	165.7 ± 4.9	219.7 ± 5.2

续表

组别	剂量/mg·kg⁻¹	鼠数（终/始）	蛋白表达（IOD）	
			Bcl-2	Caspase
龙葵高剂量组	125	15/15	139.7 ± 4.2	207.5 ± 5.4
龙葵中剂量组	62.5	15/15	148.3 ± 6.6	179.4 ± 6.9
龙葵低剂量组	31.25	13/15	150.4 ± 5.9	150.3 ± 4.6

陈培丰等将接种 Lewis 肺癌细胞 10 天的 C57BL/6J 荷瘤小鼠处死后剥离瘤组织并制成 Lewis 肺癌模型的细胞悬液，接种于 64 只 C57BL/6J 小鼠右腋窝皮下，建立 Lewis 肺癌模型，并将其随机分成模型组（生理盐水，0.2mL·10g⁻¹），环磷酰胺组（20mg·kg⁻¹，0.2mL 腹腔注射，接种后第 3 天起给药，每两天 1 次，共 5 次），龙葵氯仿提取物高、中、低剂量组（50、25、12.5mg·kg⁻¹）和正丁醇提取物高、中、低剂量组（160、80、40mg·kg⁻¹），分组后即开始灌胃给药，每天 1 次，连续给药 15 天后处死，剥离肿瘤组织，称重，计算肿瘤生长抑制率；TUNEL 染色法检测细胞凋亡；免疫组织化学法检测 PCNA、p53、p21 和 Bax、Bcl-2，观察龙葵氯仿及正丁醇提取物对荷 Lewis 肺癌小鼠肿瘤组织细胞周期调控相关蛋白、细胞凋亡及相关凋亡蛋白表达的影响。结果发现，龙葵氯仿及正丁醇提取物对荷瘤小鼠肿瘤增殖有一定抑制作用，其中氯仿提取物中剂量组和正丁醇提取物高剂量组的抑瘤率分别为 38.93% 和 32.14%（$P<0.01$ 或 $P<0.05$）；龙葵氯仿及正丁醇提取物可降低荷瘤小鼠肿瘤组织 PCNA 和 P53 阳性细胞表达率，分别为 29.7%～58% 和 32%～56%，并提高 P21 阳性细胞表达率（20%～32%）（$P<0.01$ 或 $P<0.05$）；荷瘤小鼠肿瘤组织细胞的凋亡率均有不同程度升高（15%～38%）（$P<0.01$ 或 $P<0.05$）；Bax 阳性细胞表达率均有不同程度升高（11%～41%），Bcl-2 阳性细胞表达率则均有不同程度降低（23%～37%）（$P<0.01$ 或 $P<0.05$），并可不同程度上调荷瘤小鼠肿瘤组织 Bax/Bcl-2 的比值，表明龙葵正丁醇及氯仿提取物有一定抑制 Lewis 肺癌的生长作用，其作用机制可能与对荷瘤小鼠肿瘤组织细胞周期调控相关蛋白（PCNA、p53、p21）表达的影响、上调肿瘤组织 Bax 蛋白的表达、下调 Bcl-2 蛋白的表达、上调 Bax/Bcl-2 的比值及促进肿瘤组织的细胞凋亡等相关。

陈培丰等进一步研究龙葵氯仿及正丁醇提取物对 Lewis 肺癌移植瘤生长及其外周血清 IFN-γ、IL-2 和 IL-4 的影响。结果显示，经龙葵氯仿及正丁醇提取物用药的荷瘤小鼠，其平均瘤重均有不同程度的降低，与荷瘤空白对照组瘤重相比较差异均有统计学意义（$P<0.01$ 或 $P<0.05$），其中氯仿中剂量组和正丁醇高剂量组的抑瘤率分别为 38.93% 和 32.14%；不同剂量的龙葵氯仿及正丁醇提取物组可升高荷瘤小鼠血清 IFN-γ、IL-2 水平，降低 IL-4 水平，与荷瘤空白对照组比较差异均有统计学意义（$P<0.01$ 或 $P<0.05$），其中以龙葵正丁醇提取物高剂量和氯仿提取物中剂量组作用最为明显，与该两种提取物的抑瘤作用有一致性，推断龙葵氯仿及正丁醇提取物能抑制 Lewis 肺癌移植瘤的生长，并可能使荷瘤小鼠 Th1/Th2 平衡向 Th1 偏移，在一定程度上恢复荷瘤机体抗肿瘤的免疫性反应，这可能是龙葵抗癌的作用机制之一。

金旺等将 Lewis 肺癌细胞接种于 40 只 C57BL/6J 小鼠右腋窝皮下，建立 Lewis 肺癌模型，将荷瘤小鼠随机分成荷瘤空白对照组（生理盐水，$0.2mL \cdot 10g^{-1}$）、环磷酰胺组（$20mg \cdot kg^{-1}$，0.2mL 腹腔注射，接种后第 3 天起给药，每两天 1 次，共 5 次）及龙葵正丁醇提取物高、中、低剂量组（160、80、$40mg \cdot kg^{-1}$）5 组，每组 8 只。分组后即开始灌胃给药，每天 1 次，连续给药 15 天后处死，剥离肿瘤组织，称重，计算肿瘤生长抑制率；解剖其胸腺、脾脏组织，称重，计算胸腺和脾脏指数，观察龙葵正丁醇提取物对 Lewis 肺癌移植瘤生长的抑制作用。结果显示，龙葵正丁醇提取物高、中、低剂量组对 Lewis 肺癌移植瘤的抑瘤率分别为 32.14%、13.93% 和 15.36%，龙葵正丁醇提取物高、中、低剂量组胸腺指数增长率分别为 134.31%、109.28%、88.51%，龙葵正丁醇提取物高、中、低剂量组脾指数增长率分别为 117.73%、128.73%、115.32%。表明龙葵正丁醇提取物对 Lewis 肺癌移植瘤生长具有一定程度的抑制作用，并能提高荷瘤小鼠胸腺和脾脏指数，其作用存在一定剂量效应关系，提示龙葵正丁醇提取物对这两个免疫器官的保护作用可能是其抗肿瘤的作用机制之一。

郑戴波等采用与陈培丰、金旺类似的造模、分组及给药方法研究龙葵氯仿提取物对荷瘤鼠肿瘤生长及脾和胸腺指数的影响。建立 Lewis 肺癌移植瘤模型后，将小鼠随机分为 5 组，荷瘤模型组予生理盐水（$0.2mL \cdot 10g^{-1}$）灌胃，龙葵氯仿提取物高、中、低剂量组（50、25、$12.5mg \cdot kg^{-1}$）分别按不同剂量灌胃，每天 1 次，环磷酰胺组予环磷酰胺（CTX，$20mg \cdot kg^{-1}$，腹腔注射，每两天 1 次），给药 15 天，停药后 24 小时处死小鼠，分别剥离瘤块、胸腺、脾脏组织称重，测定各组小鼠的肿瘤生长抑制率、脾指数和胸腺指数。结果发现，氯仿高、中、低剂量组抑瘤率分别为 25.36%、38.93%、13.57%，CTX 组为 51.43%；环磷酰胺组及氯仿高、中、低剂量组平均瘤重分别为（1.36±0.07）g、（2.09±0.16）g、

（1.71±0.11）g和（2.42±0.07）g，与荷瘤模型组（2.80±0.04）g比较，差异有统计学意义（$P<0.01$、$P<0.05$）；与荷瘤模型组比较，氯仿中剂量组的胸腺指数和脾指数显著提高（分别为130.85%、131.04%），CTX组则显著降低（分别为46.24%和74.69%），差异有统计学意义（均$P<0.01$）。表明龙葵氯仿提取物对荷瘤小鼠的免疫器官有一定保护作用，有可能通过增加荷瘤小鼠的胸腺和脾脏的重量，抑制了肿瘤侵袭所造成的胸腺和脾脏的萎缩，增加机体抗肿瘤免疫反应，以抑制肿瘤的生长，其机制还需要进一步研究。

陈来等采用MTT法检测龙葵全草提取物澳洲茄碱对人类肺癌细胞株A549及小鼠Lewis肺癌细胞株LLC的抑制效果；以稍高半致死剂量（$20\mu g \cdot mL^{-1}$）的澳洲茄碱处理A549细胞，进行细胞形态学观察，应用AnnexinV凋亡检测试剂盒进行流式细胞分析，研究澳洲茄碱对肺癌细胞的抑制效果及其可能的机制。结果发现，澳洲茄碱对A549和LLC肺癌细胞均有明显的抑制作用，两者的IC_{50}分别约为18、$20\mu g \cdot mL^{-1}$；细胞形态学观察表明，将溶媒（DMSO）处理的A549细胞则形态饱满、圆润，而以终浓度为$20\mu g \cdot mL^{-1}$澳洲茄碱处理的A549细胞大多呈现细胞膜皱缩样的垂死形态，AnnexinV/PI流式细胞分析结果表明细胞的总死亡率为42.43%［（Q2+Q3）/（Q2+Q3+Q4）］，其中，早期凋亡细胞占总死亡细胞约22.08%［Q3/（Q2+Q3）］，晚期凋亡或晚期凋亡和坏死细胞约占77.92%［Q2/（Q2+Q3）］。表明澳洲茄碱能明显抑制肺癌细胞的生长，其方式主要是诱发细胞凋亡或细胞坏死。

李丽等选取C57BL/6J小鼠60只，接种Lewis肺癌细胞株制成局灶性肿瘤模型，造模后随机分成6组，每组10只，分别为荷瘤模型空白对照组（生理盐水，0.4mL，灌胃，每天1次，连续12天），化疗组（顺铂溶液，2mg/kg，0.1mL，腹腔注射，每天1次，连续3天），龙葵80%乙醇浸膏高、中、低浓度组（60、40、$20mg \cdot mL^{-1}$，0.4mL，灌胃，每天1次，连续12天），化疗加龙葵中浓度组，观察比较各组荷瘤小鼠的一般状况，造模第15天，脱颈椎处死小鼠，称取胸腺重、脾重、瘤重，计算胸腺指数、脾脏指数、抑瘤率，计数肺转移结节数目并计算肺转移抑制率。结果显示，龙葵80%乙醇浸膏能够改善Lewis肺癌小鼠的一般情况，增强小鼠的免疫功能，改善化疗药物化疗对小鼠免疫功能的抑制作用，其中龙葵高、中浓度剂量组效果更为显著；龙葵高、中浓度组对Lewis肺癌小鼠的移植瘤及自发性肺转移灶均有抑制作用（与对照组相比较，$P<0.05$），并能提高顺铂对两者的抑制率（与化疗组比较，$P<0.05$）。结果表明，龙葵80%乙

醇浸膏能够改善 Lewis 肺癌小鼠的免疫功能，对 Lewis 肺癌小鼠的移植瘤具有明显抑制作用，同时具有抑制 Lewis 肺癌自发性肺转移的作用。结果见表 3-35 ~ 表 3-38。

表 3-35　Lewis 肺癌小鼠实验前后体质量变化（$\bar{x} \pm s$）

组别	样本含量 / 只	体质量 /g	
	始 / 终	实验前	实验后
空白对照组	10/10	20.63 ± 1.52	25.13 ± 1.13
化疗组	10/9	20.55 ± 1.29	24.95 ± 1.57
龙葵浸膏高剂量组	10/10	21.24 ± 1.69	26.43 ± 1.18[a]
龙葵浸膏中剂量组	10/10	20.49 ± 1.75	26.33 ± 1.14[a]
龙葵浸膏低剂量组	10/10	20.14 ± 1.35	26.18 ± 1.31
化疗加龙葵组	10/9	20.55 ± 1.17	25.11 ± 1.19

注：与化疗组比较，[a]$P<0.05$。

表 3-36　龙葵 80% 乙醇浸膏对各组 Lewis 肺癌小鼠胸腺重及胸腺指数的影响（$\bar{x} \pm s$）

组别	样本含量 / 只	胸腺质量 /mg	胸腺指数 /mg · g⁻¹
	始 / 终		
空白对照组	10/10	36.12 ± 0.92	1.44 ± 0.67
化疗组	10/9	32.97 ± 1.53[a]	1.32 ± 0.13[b]
龙葵浸膏高剂量组	10/10	37.08 ± 1.52	1.40 ± 0.05
龙葵浸膏中剂量组	10/10	37.52 ± 1.38	1.43 ± 0.08
龙葵浸膏低剂量组	10/10	36.52 ± 1.76	1.40 ± 0.09
化疗加龙葵组	10/9	34.23 ± 1.91[b]	1.36 ± 0.73[c]

注：与空白对照组比较：[a]$P<0.05$，[b]$P<0.01$；与化疗组比较，[c]$P<0.05$。

表 3-37　龙葵 80% 乙醇浸膏对各组 Lewis 肺癌小鼠瘤重及肿瘤抑制率的影响（$\bar{x} \pm s$）

组别	样本含量 / 只	瘤质量 /mg	肿瘤抑制率 /%
	始 / 终		
空白对照组	10/10	3.66 ± 0.06	—
化疗组	10/9	0.57 ± 0.05[a]	84.43
龙葵浸膏高剂量组	10/10	1.46 ± 0.06[a]	60.11
龙葵浸膏中剂量组	10/10	1.61 ± 0.08[a]	56.01
龙葵浸膏低剂量组	10/10	3.61 ± 0.09	1.37
化疗加龙葵组	10/9	0.47 ± 0.05[ab]	87.16

注：与空白对照组比较：[a]$P<0.01$；与化疗组比较，[b]$P<0.01$。

表 3-38　龙葵 80% 乙醇浸膏对各组 Lewis 肺癌小鼠肺转移结节数的影响（$\bar{x} \pm s$）

组别	转移数 / 只	转移率 /%	转移结节数 / 个	肺转移抑制率 /%
空白对照组	10/10	100	11.49 ± 2.17	—
化疗组	6/9	66.67	6.29 ± 1.02[a]	45.26
龙葵浸膏高剂量组	7/10	70.00	6.01 ± 1.81[a]	47.69
龙葵浸膏中剂量组	7/10	70.00	6.34 ± 1.34[a]	44.82
龙葵浸膏低剂量组	8/10	80.00	10.22 ± 1.15	14.62
化疗加龙葵组	4/9	44.44	4.02 ± 1.11b[b]	65.01

注：与空白对照组比较：[a]$P<0.01$，[b]$P<0.05$。

Furui Zhang 等人为了探索龙葵碱对 A549 和 H1299 细胞转移和侵入组织能力的影响，用不同浓度的龙葵碱对其进行处理，培养 48 小时后，结果表明，与未处理的细胞相比，经龙葵碱处理过的细胞转移数和侵入组织数明显减少。这些结果都揭示了龙葵碱对 A549 和 H1299 细胞的转移和侵入组织能力的抑制作用。Furui Zhang 等研究龙葵碱对 A549 和 H1299 细胞对顺铂的化学敏感性的影响，用不同浓度的顺铂（0、4、8、12、16、20μg/mL）和龙葵碱（0、3、6μmol/L）处理细胞，MTT 分析观察处理细胞的细胞活力。经不同浓度的龙葵碱孵育 48 小时后的 A549 细胞，16μg/mL 顺铂引起近 50% 细胞凋亡，即顺铂的 LC_{50}（半致死浓度）16μg/mL。然而，当向细胞中加入 3μmol/L 龙葵碱时，顺铂的 LC_{50} 降低至约 9μmol/L，当向细胞中加入 6μmol/L 龙葵碱时，LC_{50} 降至 7μmol/L。在 H1299 细胞中加入 0μmol/L 龙葵碱时，顺铂的 LC_{50} 约为 15μmol/L，当添加 3μmol/L 和 6μmol/L 龙葵碱时，LC_{50} 分别降至 10 和 9μmol/L。同时，还进行了集落形成生存测定，以探讨龙葵碱对 A549 和 H1299 细胞放射敏感性的影响，细胞用不同浓度的龙葵碱（0、3、6μmol/L）处理 48 小时后，暴露于不同剂量的辐射（0、2、4、6、8、10Gy）下，结果显示与化学敏感性试验相似的趋势。在 A549 细胞中，没有龙葵碱处理的放射 LC_{50} 为 7Gy，分别为 3μmol/L 和 6μmol/L 龙葵碱处理过的，LC_{50} 减少至 5Gy 和 4Gy。在 H1299 细胞中，LC_{50} 的辐射主要为 5Gy，当 3μmol/L 或 6μmol/L 龙葵碱处理后，LC_{50} 降至 3Gy。这些结果表明，龙葵碱可以增强 A549 和 H1299 细胞的化学敏感性和放射敏感性。

刘燕玲等采用加权基因共表达网络分析（WGCNA）法探讨龙葵抗肺腺癌的潜在生物靶标，基于中药系统药理学技术平台（TCMSP）及文献检索，以口服利用度（OB）、类药性（DL）构建龙葵活性成分数据库，采用 DRAR-CPI 服务器反向模拟分子 - 靶蛋白对接龙葵预测成分可能的作用靶标，并结合 WGCNA

挖掘在美国国立生物技术信息中心（NCBI）GEO 数据库中的 GSE10072 数据集得到共表达基因模块，并与龙葵预测靶标匹配映射，得到龙葵潜在抗肺腺癌靶点。将预测靶标与抗肺腺癌基因分别利用生物学信息注释数据库（Metascape）进行 GO 生物学过程富集分析和 KEGG 通路富集分析，用 STRING 数据库结合 Cytoscape 软件可视化龙葵潜在抗肺腺癌靶点蛋白相互作用网络并进行网络拓扑学分析，同时构建龙葵活性成分 – 抗癌靶点 – 通路网络，探讨龙葵抗癌作用的机制。并通过 UALCAN 及 Kaplan Meier plotter 数据库分析关键基因在肺腺癌组织中转录水平的变化，通过 KM plotter 分析关键基因与肺腺癌患者预后的关系。共收集龙葵活性成分 9 个，包括皮树脂醇、谷甾醇、薯蓣皂苷元、辣茄碱、槲皮素、α – 茄碱、澳洲茄碱、澳洲茄边碱、澳洲茄胺，预测成分作用靶标 271 个，筛选龙葵潜在抗癌靶点 41 个，其潜在调控通路包括癌症通路、PI3K–Akt 信号通路、化学物致癌作用、癌症的中心碳代谢等通路。由蛋白相互作用网络分析可得关键基因为 EGFR、CASP8、HPGDS、FYN，且证实高表达的 EGFR 和 CASP8、低表达的 HPGDS 及 FYN 与肺腺癌患者不良预后紧密相关，因此龙葵抗肺腺癌具有多成分、多靶点、多途径作用的特点。

三、抗胃癌作用

丁霞等采用 MTT 法和细胞形态观察法研究龙葵水提物、醇提物及醇提物的 5 个不同萃取部位对人胃癌细胞株 MGC-803 细胞增殖的抑制作用及对细胞形态的影响，评价龙葵体外抗肿瘤作用并确定其活性部位。结果发现，龙葵水提物、醇提物，龙葵石油醚和正丁醇萃取部位对 MGC-803 细胞的生长均有不同程度的抑制作用且具有剂量依赖关系。龙葵的石油醚提取物对 MGC-803 细胞的最大抑制率达到 84.44%，其 IC_{50} 为 91.7μg·mL^{-1}；龙葵的正丁醇提取物对 MGC-803 细胞的最大抑制率达到 75.32%，其 IC_{50} 为 182.8μg·mL^{-1}；水提取物对 MGC-803 细胞的生长无抑制作用；氯仿提取物有一定抑制作用；醋酸乙酯提取物对 MGC-803 细胞有较强的抑制作用。MGC-803 细胞经龙葵各萃取部位处理 24 小时后，除水提取部位给药组外，其他各给药组均不同程度改变了细胞形态及细胞密度，其中作用最显著的是正丁醇部位给药组，细胞密度明显减小，细胞缩小变圆，细胞间距变大，贴壁能力下降；其次为石油醚部位给药组和醋酸乙酯部位给药组，细胞皱缩变圆与邻近细胞分离。实验结果显示，石油醚部位、醋酸乙酯部位和正丁醇部位改变了 MGC-803 细胞的形态，可抑制细胞生长，表明龙葵水提物、醇提物具有体外抗胃癌的作用，其石油醚和正丁醇部位是体外抗胃癌作用的活性部位。

常乐等提取龙葵全草得到龙葵多糖（SNPS），设空白对照组和 SNPS 不同剂量组（0.1、0.2、0.4、0.8、1.6g·L^{-1}），分别培养 24、48、72 小时，MTT 法检测 SNPS 对人胃癌细胞 MGC-803 增殖的影响；1.6g·L^{-1}SNPS 作用于 MGC-803 细胞 72 小时，使用流式细胞仪检测对 MGC-803 细胞周期分布的影响。结果发现，对照组细胞贴壁完好，生长旺盛，细胞间结构紧密，细胞大小均一，呈梭形，轮廓清晰，很少有破裂，而多糖组细胞形态与对照组细胞有显著不同，多糖组细胞形态变得不规则，呈多边形或圆形，细胞贴壁不牢，间隙增大，折光性差；SNPS 对 MGC-803 细胞的增殖具有抑制作用，并具有时间及浓度依赖性，1.6g·L^{-1}SNPS 组作用 72 小时后对 MGC-803 抑制率为 50.6%；SNPS 1.6g·L^{-1} 组作用 72 小时，人胃癌 MGC-803 细胞被阻滞于 G_0/G_1 期（60.01 ± 1.04），S（29.79 ± 1.01）期和 G_2/M 期（10.20 ± 0.99）细胞数量减少，与细胞对照组比较有显著差异，具有统计学意义（$P<0.05$）。表明龙葵对 MGC-803 细胞的增殖的确有抑制作用，通过阻止肿瘤细胞由 G_1 期进入 S 期，减少 S 和 G_2/M 期细胞，从而减慢细胞的增殖速率，抑制胃癌细胞的增殖。

高思国等用石油醚萃取龙葵全草的醇提浸膏，挥去溶剂得到石油醚部位浸膏。MTT 法测定龙葵石油醚提取部位对人胃癌 MGC-803 细胞的增殖抑制率，观察对细胞形态学的变化，考察龙葵石油醚提取部位对人胃癌 MGC-803 细胞的抑制作用；GC-MS 法分析石油醚部位挥发性成分的组成，寻找其抗肿瘤作用可能的物质基础。结果发现，龙葵石油醚萃取部位对 MGC-803 细胞的抑制作用呈剂量依赖关系，最大抑制率为 88.35%，半数抑制浓度（IC_{50}）为 39.42μg·mL^{-1}；MGC-803 细胞经石油醚处理 24 小时后，细胞贴壁能力下降，细胞密度明显减少，细胞变圆，细胞膜内陷；经 GC-MS 分析，龙葵石油醚提取部位主要含有棕榈酸及其酯（17.71%）、辛酸（16.76）、壬酸、丹皮酚、二氢猕猴桃内酯、植酮等成分，有机酸及酯（52.59%）为石油醚部位的主要挥发性成分，表明龙葵石油醚部位是其体外抗胃癌的活性部位，棕榈酸及丹皮酚是可能的物质基础。

张卫东等将人胃癌 MGC-803 细胞接种于 40 只昆明种小鼠背部皮下，24 小时后将其随机分为对照组（生理盐水）及龙葵碱高、中、低剂量组（37.50、18.75、9.37mg·kg^{-1}），10 只 / 组，每天用无菌龙葵碱药剂腹腔给药 1 次，连续给药 10 天，15 天后断颈处死小鼠，取出皮下肿瘤及周围组织，材料经甲醛固定，常规石蜡包埋，4μm 连续切片，常规 HE 染色和免疫组织化学染色，在 400 倍显微镜下观察，并用 BI-2000 医学图像分析软件分析平均光密度，研究龙葵碱对癌细胞钙黏蛋白表达的影响，探讨龙葵碱抗癌机制。结果显示，对照组和龙葵碱组的癌细胞中有部分阳性表达，E-cadherin 表达平均光密度值各组之间无明显差异（$P>0.05$），龙葵各剂量组的 β-catenin 表达平均光密度值之间无统计学意义（$P>0.05$），但各龙葵碱组与对照组差异显著（$P<0.05$），表明龙葵碱能够降低 β-catenin 表达，可能参与细胞凋亡的信号调控。结果见表 3-39。

表 3-39　不同剂量龙葵碱 E-cadherin、β-catenin 平均光密度值

组别	剂量 /mg·kg^{-1}	E-cadherin	P 值	β-catenin	P 值
对照组	—	0.067±0.019	P_E*>0.05	0.056±0.018	$P_β$*<0.05
龙葵碱高剂量组	37.50	0.077±0.035	P_E****>0.05	0.035±0.019	$P_β$****>0.05
龙葵碱中剂量组	18.75	0.089±0.049	P_E***>0.05	0.041±0.016	$P_β$***>0.05
龙葵碱低剂量组	9.37	0.068±0.023	P_E**>0.05	0.040±0.013	$P_β$**>0.05

注：P_E* 为对照组与处理组比较，P_E** 为低剂量与中剂量组比较，P_E*** 为中剂量组与高剂量组比较，P_E**** 为低剂量组与高剂量组比较；$P_β$* 为对照组与处理组比较，$P_β$** 为低剂量与中剂量组比较，$P_β$*** 为中剂量组与高剂量组比较，$P_β$**** 为低剂量组与高剂量组比较。

Ding X 等采用酸提碱沉法从龙葵中得到 6 个甾体生物碱类成分，其中 4 个成分 solasonine、$β_1$-solasonine、solamargine、solanigroside P 对人胃癌 MGC-803 细胞有明显的细胞毒作用，其作用机制与减少 p53 的突变、提高 Bax/Bcl-2 比例、激活 Caspase-3 进而诱导细胞凋亡有关。

四、抗骨髓瘤作用

王蔚等将龙葵的总提取物作用于人多发性骨髓瘤细胞株 U266，研究其体外抗骨髓瘤细胞的有效性及作用机制。实验设空白对照组和龙葵总提取物 5 个浓度组（终质量浓度分别为 800、400、200、100 和 50mg·L^{-1}），CCK-8 试剂检测龙葵总提取物的细胞毒作用，用流式细胞仪测定细胞周期，Annexin V/PI 及 TFAR19 染色后检测细胞的凋亡情况。结果发现，龙葵总提取物浓度在 800、400、200、100 和 50mg·L^{-1} 时对 U266 细胞生长的抑制率分别为 91.89%、72.41%、60.79%、45.75%、25.12%，龙葵总提取物高浓度组（800mg·L^{-1}）对 U266 细胞生长的抑制率达 90% 以上，且抑制率随药物浓度的加大而增加，各浓度组与未加药对照组相比差异有统计学意义（$P<0.05$ 或 $P<0.01$），其 IC_{50} 为 117mg·L^{-1}；龙葵总提取

物可减少 U266 细胞周期中的 G_0/G_1 期，增加 S 期、G_2/M 期细胞，增加凋亡细胞数，其作用呈剂量依赖关系，总提取物高浓度时对肿瘤细胞的杀伤作用主要是通过诱导其凋亡来实现的，而低浓度时的作用机制还有待研究，表明龙葵总提取物对 U266 细胞有体外细胞毒作用，其作用机制部分是通过诱导细胞凋亡而发挥的。结果见表 3-40、表 3-41。

表 3-40　龙葵总提取物对 U266 细胞周期的影响（$\bar{x} \pm s$，$n=3$）

分组	G_0/G_1 期	G_2/M 期	S 期	细胞凋亡
空白对照组	42.93 ± 1.45	6.78 ± 0.13	50.29 ± 0.57	1.34 ± 0.51
总提取物 100mg·L⁻¹	38.54 ± 1.12*	11.58 ± 0.42*	49.87 ± 0.74	1.98 ± 0.92
总提取物 200mg·L⁻¹	40.38 ± 1.53	16.83 ± 0.96*	42.79 ± 0.35*	1.89 ± 0.65
总提取物 400mg·L⁻¹	40.55 ± 1.11	15.89 ± 0.42*	43.56 ± 0.51*	1.66 ± 0.47
总提取物 800mg·L⁻¹	18.45 ± 0.41*	17.62 ± 0.74*	63.92 ± 0.23*	6.90 ± 1.16*

注：与空白对照组比较：*$P<0.05$，**$P<0.01$。

表 3-41　龙葵总提取物对 U266 细胞凋亡的影响（$\bar{x} \pm s$，$n=3$）

分组	早期凋亡	晚期凋亡或坏死
空白对照组	4.56 ± 2.12*	3.34 ± 1.57
总提取物 100mg·L⁻¹	11.35 ± 1.15*	3.11 ± 0.52
总提取物 200mg·L⁻¹	7.45 ± 1.62*	4.82 ± 0.71
总提取物 400mg·L⁻¹	8.57 ± 5.64*	2.42 ± 1.42
总提取物 600mg·L⁻¹	57.72 ± 3.66*	6.25 ± 0.44
总提取物 800mg·L⁻¹	72.10 ± 4.61*	3.44 ± 0.91

注：与空白对照组比较：*$P<0.05$，**$P<0.01$。

郝敬全等以人骨髓瘤 RPMI-8226 细胞株为研究对象，设空白对照组和龙葵总碱浓度分别为 800、400、200、100、50、25、12.5、6.25、3.125mg·L⁻¹ 的药物组，分别于 24、48、72 小时加入 MTT 溶液培养 4 小时，探索龙葵总碱抑制 RPMI-8226 细胞生长活性的浓度和作用时间；Annexin V-FITC/PI 双标记法分析细胞凋亡的改变；免疫荧光细胞化学染色分析 NF-κB 的表达情况。结果发现，25mg·L⁻¹ 龙葵总碱处理 RPMI-8226 细胞 48 小时后，RPMI-8226 细胞的生长明显受到抑制，随着浓度增加及处理时间的延长，抑制作用逐渐增强；龙葵总碱浓度低于 25mg·L⁻¹（此时细胞凋亡明显）时，诱导凋亡的作用不显著，当药物浓度达到 25mg·L⁻¹ 时，早期凋亡明显增加；当药物浓度达到 25mg/L（此时细胞凋亡不明显）时，NF-κB 表达水平的下降具有统计学意义。表明龙葵总碱可抑制人骨髓瘤 RPMI-8226 细胞的增殖，促进其凋亡，表现出浓度和时间依赖性；NF-κB 表达量在人多发性骨髓瘤 RPMI-8226 细胞株随龙葵总碱的浓度增大而降低，但具体机制尚需进一步研究。结果见表 3-42、表 3-43。

表 3-42　不同浓度龙葵总碱对 RPMI-8226 细胞活性的影响（$\bar{x} \pm s$）

浓度	抑制率 /%		
	24h	48h	72h
0（空白对照组）	—	—	—
龙葵总碱 12.5mg·L^{-1}	21.42 ± 1.16[a]	52.36 ± 4.86[b]	56.59 ± 5.19[c]
龙葵总碱 25mg·L^{-1}	29.98 ± 5.19[a]	54.48 ± 3.58[b]	75.98 ± 4.30[c]
龙葵总碱 50mg·L^{-1}	34.06 ± 4.51[a]	75.02 ± 3.00[b]	85.48 ± 4.52[c]

注：与空白对照组比较：[a]$P<0.05$；与同浓度 24 小时组比较：[b]$P<0.05$；与同浓度 48 小时组比较：[c]$P<0.05$。

表 3-43　不同浓度龙葵总碱诱导 RPMI-8226 细胞的 48 小时凋亡率（$\bar{x} \pm s$）

浓度	早期凋亡	浓度	早期凋亡
0（空白对照组）	5.374 ± 1.056	龙葵总碱 25mg·L^{-1}	52.486 ± 2.855[b]
龙葵总碱 12.5mg·L^{-1}	30.758 ± 3.106[a]	龙葵总碱 50mg·L^{-1}	73.524 ± 2.777[b]

注：与空白对照组比较：[a]$P<0.05$，[b]$P<0.01$。

五、抗乳腺癌作用

季宇彬等研究龙葵碱对人乳腺癌 MCF-7 细胞微管系统的影响，设阴性对照组、阳性对照组（阿霉素，终质量浓度分别为 0.25、1、4、16、64μg·mL^{-1}）和龙葵碱组（6.25、12.5、25、50、100μg·mL^{-1}），MTT 法检测龙葵碱对人乳腺癌 MCF-7 细胞增殖的抑制作用，流式细胞仪分析龙葵碱对 MCF-7 细胞周期的影响及细胞内 α- 微管蛋白、微管相关蛋白（MAP-2）的变化。结果显示，龙葵碱对 MCF-7 细胞的 IC_{50} 为 22.08μg·mL^{-1}，表明龙葵碱对 MCF-7 细胞有较好的细胞毒活性；流式细胞仪检测显示，龙葵碱作用 24 小时后，G_0/G_1 期细胞百分比明显减少，S 期细胞百分比明显增多并呈一定的质量浓度相关性，推断龙葵碱可能引起 MCF-7 细胞阻滞在 S 期；细胞周期阻滞与细胞周期相关蛋白有密切的关系，其中 α- 微管蛋白和 MAP-2 与 S 期阻滞有一定的关系，因此采用流式细胞术，经抗体特异性标记 MCF-7 细胞内 α- 微管蛋白和 MAP-2，观察龙葵碱对 MCF-7 细胞这两种相关蛋白的影响。结果表明经龙葵碱作用后，细胞内 α- 微管蛋白和

MAP-2 的量均增加，表明龙葵碱能够促进 α- 微管蛋白和 MAP-2 的合成，进而使细胞内微管系统发生紊乱，最终引起细胞周期阻滞，发挥其抗肿瘤作用，但是龙葵碱对乳腺癌 MCF-7 细胞内微管系统具体的作用机制还需要进一步深入研究。结果见表 3-44、表 3-45。

表 3-44　不同浓度龙葵碱对 MCF-7 细胞周期的影响（$\bar{x} \pm s$, $n=3$）

组别	浓度 / (μg · mL⁻¹)	细胞周期分布 /%		
		G0/G1	S	G2/M
阴性对照组	–	50.20 ± 0.39	28.99 ± 0.56	20.81 ± 0.17
龙葵碱	2	0.83 ± 0.30	63.79 ± 3.02**	36.05 ± 2.79
龙葵碱	4	1.23 ± 0.15	65.28 ± 2.10**	33.49 ± 1.98
龙葵碱	8	1.11 ± 0.13	75.10 ± 2.58**	23.78 ± 2.65
阿霉素	5	10.66 ± 1.06	52.90 ± 3.47**	36.44 ± 2.71

注：与阴性对照组比较：*$P<0.05$，**$P<0.01$。

表 3-45　不同浓度龙葵碱对 MCF-7 细胞的 α- 微管蛋白和 MAP-2 表达的影响（$\bar{x} \pm s$, $n=3$）

组别	浓度 / (μg · mL⁻¹)	α- 微管蛋白 /%	MAP-2/%
阴性对照组	–	46.1	29.5
龙葵碱	1	51.4	33.5
龙葵碱	2	52.9	38.2
龙葵碱	4	71.8	43.3
阿霉素	5	48.6	27.8

季宇彬等从龙葵青果中分离出龙葵粗多糖，Sevage 法除去游离蛋白、10%H₂O₂ 脱色、95% 乙醇沉淀，初步精制龙葵多糖，经 DEAE-52 纤维素柱色谱分离得多糖 - 蛋白复合物，采用 SDS-PAGE 电泳法检测多糖 - 蛋白复合物是否为糖蛋白，测定其相对分子质量，MTT 法检测多糖 - 蛋白复合物对乳腺癌细胞 MCF-7 的 IC_{50}，多糖 - 蛋白复合物再经 Sephadex G-200 凝胶柱色谱精制，采用 MTT 法进行活性检测，研究龙葵多糖细胞毒活性的物质基础。结果发现，龙葵多糖 - 蛋白复合物是相对分子质量 3.0×10^4 和 2.5×10^4 的 2 种糖蛋白的复合物，其对乳腺癌细胞 MCF-7 的 IC_{50} 为 804.51μg · mL⁻¹，糖蛋白复合物经 Sephadex G-200 凝胶柱色谱精制得糖蛋白 A、B，并测得其对 MCF-7 的 IC_{50} 分别为 532.96、613.91μg · mL⁻¹。结果表明，龙葵多糖细胞毒活性的物质基础应是精制得到的分子质量 3.0×10^4 和 2.5×10^4 的 2 种糖蛋白。

孙海波等通过 MTT 法测定龙葵糖蛋白对 MCF-7 细胞的细胞毒作用；

Hoechst33258 染色荧光显微镜下观察龙葵糖蛋白作用 MCF-7 细胞的形态学变化；采用 Fluo-3/AM 探针标记，激光共聚焦技术观测龙葵糖蛋白对 MCF-7 细胞内［Ca^{2+}］i 的影响。结果显示，龙葵糖蛋白对 MCF-7 细胞有抑制作用，其 IC_{50} 为 973.46μg·mL^{-1}；龙葵糖蛋白与 MCF-7 细胞共培养后，随着剂量增加细胞呈明显的固缩状，细胞核出现碎片和凋亡小体等细胞凋亡现象；龙葵糖蛋白可升高 MCF-7 细胞内钙离子的质量浓度，并且随着龙葵糖蛋白剂量的增加，细胞内钙离子质量浓度也相应地增大，且与对照组相比均具有统计学意义（$P<0.01$）。结果表明，龙葵糖蛋白对 MCF-7 细胞具有一定的细胞毒作用且可升高 MCF-7 细胞内 Ca^{2+} 的荧光强度，初步断定龙葵糖蛋白对 MCF-7 细胞具有一定的杀伤作用，但是否通过凋亡途径还有待进一步研究。

张新红等研究龙葵碱对人乳腺癌 MCF-7 细胞凋亡的影响并探讨相关机制。设龙葵碱不同剂量组（终浓度为 2.5、5.0、10.0、20.0、40.0mmol·L^{-1}），同时设空白对照组和 5-Fu 阳性对照组（10.0mmol·L^{-1}），采用四甲基偶氮唑蓝（MTT）法观察不同浓度龙葵碱对人乳腺癌 MCF-7 细胞的生长抑制作用；4,6- 二脒基 -2-苯基吲哚（DAPI）染色荧光显微镜进行细胞凋亡核形态学观察；DNA 琼脂糖凝胶电泳进行 DNA 片段化分析；FITC-AnnexinV/PI 荧光标记流式细胞术检测细胞凋亡率；荧光显微镜结合 Fluo-8/Am 法、流式细胞术和分光光度比色法分别检测胞内 Ca^{2+} 浓度、线粒体膜电位（$\triangle \psi$ m）和 caspase-3、caspase-8 活性变化。结果显示，5.0、10.0、20.0、40.0mmol·L^{-1} 的龙葵碱对 MCF-7 细胞均可产生明显生长抑制作用，生长抑制作用在第 2 天即可出现；10.0mmol·L^{-1} 的龙葵碱处理 1 天和 5.0mmol·L^{-1} 的龙葵碱作用 2 天，其生长抑制率即有明显增高，龙葵碱处理 MCF-7 细胞 1、2 和 3 天的 IC_{50} 值分别为 31.41、10.18 和 8.2mmol·L^{-1}；20.0mmol·L^{-1} 的龙葵碱处理 2 天与 10.0mmol·L^{-1}5-Fu 处理组比较无统计学差异（$P>0.05$），而相同浓度的龙葵碱处理人正常乳腺细胞 Hs578Bst 细胞 1、2 和 3天后，均无细胞增殖抑制现象出现。形态学观察也显示，10.0mmol·L^{-1} 的龙葵碱处理 MCF-7 细胞 2 天，出现体积缩小、细胞变圆、胞浆凝缩、折光率增强等细胞病变现象，而 10.0mmol·L^{-1} 的龙葵碱处理 Hs578Bst 细胞 2 天，则无上述细胞病变现象出现；10.0mmol·L^{-1} 龙葵碱作用 2、3 天，MCF-7 细胞核逐渐出现染色质聚集、固缩、边缘化等典型的细胞凋亡核形态学改变；10.0mmol·L^{-1} 龙葵碱作用 MCF-7 细胞 1 天，开始有 DNA 梯状条带出现；10.0mmol·L^{-1} 龙葵碱作用 2、3 天，DNA 已降解成特征性的 DNA 凋亡条带；10.0mmol·L^{-1} 龙葵碱处理的 MCF-7 细胞 1、2、3 天的细胞凋亡率分别为（20.9 ± 7.3）%、（42.6 ± 8.8）%、（74.9 ± 12.8）%，其中 10.0mmol·L^{-1} 龙葵碱处理的 MCF-7 细胞 2、3 天的凋亡率显著高于阴性对照组（3.8 ± 1.1）%（$P<0.05$），龙葵碱诱导 MCF-7 细胞凋亡呈时间依赖性；10.0mmol·L^{-1} 龙葵碱作用后的 1、2 和 3 天，细胞内 Ca^{2+} 荧光强度分别为 35.6 ± 2.9、52.3 ± 5.6 和 27.2 ± 2.2，与对照组 9.8 ± 1.2 比较，差异具有显著性（$P<0.05$），MCF-7 细胞内 Ca^{2+} 在 10.0mmol·L^{-1} 龙葵碱作用 1 天，即开始明显升高，2 天时达最高，作用 3 天后又开始下降。10.0mmol·L^{-1} 龙葵碱处理的 MCF-7 细胞 1、2、3 天，流式细胞仪检测细胞绿色荧光率分别为（11.3 ± 4.8）%、（36.8 ± 9.7）%、（50.5 ± 11.5）%，显著高于对照组（3.6 ± 0.8）%（$P<0.05$），△ψm 值分别下降 7.7%、33.2% 和 46.9%；10.0mmol·L^{-1} 龙葵碱处理 MCF-7 细胞 0、1、2、3 天后 caspase-3 和 caspase-8 活性检测结果显示，随着龙葵碱处理时间的延长，caspase-3、caspase-8 活性出现逐渐升高，与对照组比较，差异具有统计学意义（$P<0.05$），其中 caspase-3 于 2 天达到高峰，而 caspase-8 则于 1 天即可达到高峰。结果表明，龙葵碱对人乳腺癌细胞 MCF-7 具有增殖抑制和诱导凋亡作用，其机制可能与通过线粒体途径来激活 caspase 家族有关，至于龙葵碱能否通过激活线粒体外的其他凋亡途径来诱导肿瘤细胞凋亡，尚有待于进一步研究证实。

Huang HC 等分析了龙葵叶、茎、果实中多酚类成分和花青素的含量，发现龙葵叶中多酚类的含量比茎、果实中的更高，而果实成熟变成紫色后才含有花青素，同时考察了龙葵叶、茎、果实对乳腺癌细胞 AU565 增殖的抑制作用，发现龙葵叶的抑制效果最强，其抑制作用是通过诱导 AU565 细胞的自噬与凋亡而实现的。Heo KS 等从龙葵中分离得到分子量为 150kDa 的糖蛋白，并考察了其对人乳腺癌 MCF-7 细胞的细胞毒作用，发现龙葵糖蛋白可抑制核转录因子 NF-κB、AP-1 的 DNA 结合活性，增加 TPA 诱导的 iNO 含量，这可能是龙葵糖蛋白抑制 MCF-7 细胞增殖的机制之一；进一步的研究发现，龙葵糖蛋白还可以通过调节 PKCα、NF-κB 的活性而诱导 MCF-7 细胞的凋亡。

六、抗结肠癌作用

胡兵等将不同浓度龙葵地上部分提取液作用于 RKO 细胞，CCK-8 法检测龙葵提取液对 RKO 细胞增殖作用，CytoSelect™48-Well Cell Adhesion Assay 检测 RKO 细胞与基质黏附能力，划痕实验检测 RKO 细胞移动能力，CytoSelect™24-

Well Cell Invasion Assay 检测 RKO 细胞侵袭能力，考察龙葵对人结肠癌 RKO 细胞黏附、移动及侵袭的影响。结果显示，终浓度 400 ～ 1600μg·mL^{-1} 龙葵可以显著抑制 RKO 细胞增殖，终浓度 100 ～ 400μg·mL^{-1} 龙葵可以抑制 RKO 细胞黏附、移动及侵袭能力，表明龙葵有抑制结肠癌转移的作用。结果见表 3-46。

表 3-46　龙葵对结肠癌 RKO 细胞增殖、黏附、侵袭的影响（$\bar{x} \pm s$, $n=3$）

组别	浓度 /（μg·mL^{-1}）	存活率 /%	细胞黏附 /D（λ）	细胞侵袭 /D（λ）
对照组	—	99.76 ± 0.53	1.58 ± 0.03	0.93 ± 0.04
龙葵组	100	99.25 ± 1.08	1.39 ± 0.09*	0.74 ± 0.03**
龙葵组	200	98.35 ± 0.98	1.13 ± 0.10**	0.58 ± 0.04**
龙葵组	400	92.40 ± 1.97**	0.89 ± 0.05**	0.46 ± 0.05**
龙葵组	800	54.69 ± 2.77**	—	—
龙葵组	1600	32.22 ± 2.16**	—	—

注：与对照组比较：*$P<0.05$，**$P<0.01$。

张桃等将培养的人结肠癌细胞系 HT-29 细胞株接种到鸡胚绒毛尿囊膜（CAM）上，建立人结肠癌鸡胚移植模型，设对照组和龙葵碱高、中、低剂量组（250、200、150μg·mL^{-1}），通过立体显微镜、Image-pro plus 6.0 图像分析软件及免疫组织化学苏木精 - 伊红（HE）染色法，观察移植瘤在 CAM 上血管生成的特点，及不同剂量龙葵碱对人结肠癌 HT-29 细胞株移植瘤血管生成的影响。结果发现，HT-29 细胞接种到 CAM 24 小时内，细胞呈淡白色黏附于 CAM 接种区，除 CAM 上原有的正常血管外，未见明显的血管变化，2 天后接种区域的癌细胞开始聚集，并可见少量微细的血管向瘤体集中，3 ～ 5 天后移植瘤迅速生长，直径可达 5mm，大量的新生血管接近肿瘤组织，呈放射状，部分血管长入或跨越瘤体表面，排列紊乱，甚至原有的 CAM 上粗大血管也向移植瘤靠近，瘤体也由最初的苍白色变成深褐色，部分瘤体表面有白色小点，同时鸡胚活动明显。龙葵碱高、中、低剂量组，CAM 移植后肿瘤的微血管面积分别为（8.92 ± 0.79）、（11.53 ± 0.82）、（13.21 ± 0.89）μm^2，明显低于对照组（22.91 ± 1.45）μm^2（$P<0.01$），其组间的微血管面积也有明显差异（$P<0.01$）。对移植瘤行 HE 染色后，光镜下可见瘤体组织结构与人结肠腺癌组织相似，表现为细胞分化差，异型性明显，核分裂相常见，部分肿瘤组织形成类似腺管样组织，免疫组织化学显示随着龙葵碱剂量的增加，肿瘤微血管密度（MVD）也相应降低，且具有剂量依赖性，各组间差异有统计学意义（$P<0.01$），明显低于对照组（37.83 ± 4.03）（$P<0.01$），与

微血管面积的降低程度相一致。龙葵碱高、中、低剂量组 ki-67 抗原表达分别为（24.74±2.31）、（28.24±3.33）、（34.12±3.48），与龙葵碱剂量呈负相关（$r=-0.789$），同时低于对照组（58.75±4.29）（$P<0.01$），且各组间差异有统计学意义（$P<0.01$）。表明龙葵碱能明显抑制人结肠癌 HT-29 细胞株诱导的血管生成，阻断肿瘤组织生长所需的营养物质的供应，从而抑制肿瘤的生长，这为抗肿瘤血管生成的治疗方面提供了重要依据。

Lee SJ 等从龙葵中分离得到分子量为 150kDa 的糖蛋白类成分，该糖蛋白由 69.74% 的碳水化合物和 30.26% 的蛋白质构成，其中蛋白质含有超过 50% 疏水性氨基酸（包括甘氨酸、脯氨酸等），$40\mu g \cdot mL^{-1}$ 的龙葵糖蛋白作用于人结肠癌 HCT-116 细胞 4 小时表现出明显的细胞毒及诱导细胞凋亡的作用，可提高 HCT-116 细胞中 caspase-3 的活性并促进 PARP 的裂解；龙葵糖蛋白还能阻止 NF-κB 的激活，减少 iNO 的产生，而这又间接提高了 HCT-116 细胞中 caspase-3 的活性。实验结果表明，龙葵糖蛋白是通过调节 HCT-116 细胞中抗凋亡因子 NF-κB 的活性及 iNO 的产生来抑制细胞增殖的，龙葵中的糖蛋白成分可能是其抗结肠癌的药效物质之一。Heo KS 等发现，龙葵糖蛋白可清除自由基（DPPH、·OH、O·¯），其作用呈剂量依赖性，可通过抑制·OH 诱导的核转绿因子 NF-κB 的 DNA 结合活性进而诱导人结肠癌 HT-29 细胞的凋亡，$60\mu g \cdot mL^{-1}$ 龙葵糖蛋白处理 HT-29 细胞 4 小时即表现出明显的细胞毒作用。进一步的研究表明，龙葵糖蛋白可通过调节蛋白激酶（PKC）α、核转录因子 NF-κB 和凋亡基因 Bax 的表达诱导人结肠癌 HT-29 细胞的凋亡。

周晓通过 CCK-8 实验筛选龙葵最佳提取分离方式，研究龙葵提取物对肠癌 DLD-1 的体内、体外抗肿瘤作用机制。结果发现，龙葵全草以 80% 乙醇溶液加热回流提取时，其提取物对肠癌 DLD-1 细胞产生的增殖抑制作用，在给药范围内，其最高抑制率可达 85.5%，IC_{50} 值为 0.83mg/mL，因此，采用 80% 乙醇回流的提取方式作为最佳提取方式。当龙葵 80% 醇提取物经 LSA-10 大孔树脂洗脱时，50% 醇洗脱物的 IC_{50} 值为 1.056mg/mL，将 LSA-10 大孔树脂洗脱时，50% 洗脱物作为最佳分离成分。龙葵提取物对结肠癌体外抗肿瘤作用研究：从 CCK-8 实验所得 IC_{50} 值可知，当细胞增殖抑制率为 50% 时，澳洲茄碱的给药浓度为 0.86mg/mL，五氟尿嘧啶的浓度为 0.46mg/mL，龙葵提取物的浓度为 0.94mg/mL。细胞划痕实验证实各给药组均有抑制细胞迁移的能力。AO-EB 双染色荧光显色法检测给药状态下细胞形态发现，空白对照组的细胞呈现正常的细胞状态；龙葵提取物组的细胞呈现形态比较饱满，但数量有所减少的状态；澳洲茄碱组的细胞呈凋亡现象，且细胞数量减少；五氟尿嘧啶组的细胞，则细胞凋亡的比较严重，细胞数量明显减少。流式细胞法检测细胞凋亡率发现，各给药组均呈现诱导细胞凋亡的现象。龙葵提取物对结肠癌体内抗肿瘤作用研究：龙葵提取物、澳洲茄碱联合给药，以及五氟尿嘧啶可在一定程度上对裸鼠瘤体的质量和体积产生抑制作用。以免疫组织化学法对裸鼠瘤体组织切片染色反应后，其组织切片在光学显微镜下呈现大量的棕色斑点或斑块，这是细胞显现阳性反应的现象。而在使用 Image–Pro Plus 图像分析软件对切片进行分析时发现，给药组的阳性表达率均小于空白对照组，结果表明，各给药组均对裸鼠瘤体有抑制作用。对提取物进行体外抗肿瘤作用机制研究时发现，龙葵提取物在一定程度上对肿瘤细胞的增殖迁移能力有抑制作用，使细胞的形态及数量发生变化，同时可诱导细胞凋亡。对提取物进行体内抗肿瘤作用机制研究发现，龙葵提取物对裸鼠瘤体质量和体积具有抑制作用，且其给药组呈现的阳性率相对较低。

七、抗宫颈癌作用

李健等将龙葵全草经过提取纯化、真空干燥后得到龙葵多糖，MTT 法检测龙葵多糖体外对 U_{14} 细胞增殖的影响；建立 U_{14} 宫颈癌腹水瘤模型，观察龙葵多糖对腹水型肿瘤的抑制作用和对荷瘤小鼠存活时间的影响；ELISA 法检测龙葵多糖干扰对荷瘤小鼠血清中 IL-44 和 IFN-γ 水平的影响，研究龙葵多糖对小鼠荷宫颈癌（U_{14}）生长的抑制及对荷瘤小鼠免疫调节作用。结果显示，体外用不同剂量的龙葵多糖（25 ~ 1000μg·mL^{-1}）对 U_{14} 处理48、72 小时，细胞增殖抑制率均小于30%，提示各浓度的龙葵多糖均未表现出显著的抗细胞增殖活性。当分别用 90、180、360mg/（kg b.w.）剂量的龙葵多糖对荷瘤小鼠模型连续灌胃给药 8 天后，各剂量组小鼠腹水瘤肿瘤细胞数均比阴性对照组显著减少，说明龙葵多糖体内具有显著抗肿瘤效果，且中剂量组肿瘤抑制率显著高于高、低剂量组；与阴性对照组相比，龙葵多糖处理组小鼠血清中 IFN-γ 含量极显著增加 [$P<0.01$，90、180、360mg/（kg b.w.）]，而 IL-4 含量显著或极显著降低（$P<0.01$，90、180mg/（kgb.w.）；$P<0.05$，360mg/（kg b.w.）]；与阴性对照组相比，龙葵多糖处理组和 CTX 处理组荷瘤小鼠的存活时间均极显著延长（$P<0.01$）。龙葵多糖处理组 [90、180 和 360mg/（kg b.w.）] 和 CTX 处理组小鼠的平均生存时间分别为（23.7±1.6）、（27.3±2.0）、（25.9±1.4）、（30.3±2.4）天，生命延长率分别为46.3%、68.5%、59.5% 和 87.0%，表明龙葵多

糖具有抑制腹水型肿瘤 U_{14} 生长、延长荷瘤小鼠存活时间的作用，推测该多糖可能是通过激活机体内免疫系统的活动，进而调节细胞因子的分泌而发挥其抗肿瘤作用的。结果见表 3-47 ~ 表 3-49。

表 3-47　龙葵多糖体外对 U_{14} 细胞的抑制作用（$\bar{x} \pm s$）

浓度 /μg·mL⁻¹	处理时间及抑制率	
	48h 抑制率 /%	72h 抑制率 /%
阴性对照组	—	
25	1.45	1.18
50	2.35	10.55
100	9.62	11.59
250	10.89	11.29
500	11.07	12.63
1000	11.43	13.52

表 3-48　龙葵多糖体内对腹水瘤生长的影响（$\bar{x} \pm s$）

组别	剂量 /mg·kg⁻¹	动物数（始/终）/只	肿瘤细胞数（10⁸cell/mL）	抑制率 /%
阴性对照组	生理盐水	10/10	7.60 ± 0.48	—
CTX	25	10/10	2.84 ± 0.80**	62.63
龙葵多糖组	90	10/10	4.56 ± 0.64**	40.00
龙葵多糖组	180	10/10	3.52 ± 0.56**	53.68
龙葵多糖组	360	10/10	3.84 ± 0.32**	49.47

注：与阴性对照组比较：*$P<0.05$，**$P<0.01$。

表 3-49　龙葵多糖对荷瘤小鼠血清 IFN-γ、IL-4 及生存时间的影响（$\bar{x} \pm s$）

组别	剂量 /mg·kg⁻¹	动物数 / 只	细胞因子含量 /pg·mL⁻¹		生命延长率 /%
			IFN-γ	IL-4	
阴性对照组	生理盐水	10	49.87 ± 7.45	14.76 ± 2.65	—
CTX	25	10	75.22 ± 9.14	15.14 ± 3.05	87.3
龙葵多糖组	90	10	50.41 ± 7.13**	20.14 ± 2.77**	43.9
龙葵多糖组	180	10	47.36 ± 6.67**	21.65 ± 2.91**	76.4
龙葵多糖组	360	10	61.32 ± 6.88**	19.98 ± 2.47*	55.4

注：与阴性对照组比较：*$P<0.05$，**$P<0.01$。

房昭等采用噻唑蓝（MTT）法检测龙葵碱对 HeLa 细胞生长的影响；通过

Hoechst 33258 染色法及 DNA Ladder 法研究龙葵碱诱导 HeLa 细胞凋亡的作用；RT-PCR 法检测龙葵碱对环氧合酶（COX-2）表达的影响，研究龙葵碱对人宫颈癌细胞系 HeLa 的凋亡作用及其抑癌机制。结果发现，龙葵碱可剂量依赖性地抑制 HeLa 细胞生长，作用 48 小时，IC_{50} 约为 260μg·mL^{-1}；可诱导 HeLa 细胞凋亡，作用 48 小时，荧光染色可见细胞核致密浓染或呈碎块状，细胞出现典型的凋亡小体，DNA Ladder 显示 HeLa 细胞 DNA 发生明显片段化，琼脂糖凝胶电泳出现典型的细胞凋亡梯形条带；可降低 COX-2 的表达水平，对 COX-2 表达的抑制率可达 68%，表明龙葵碱可抑制人宫颈癌细胞 HeLa 的增殖，诱导细胞凋亡，这可能是龙葵碱抑癌作用的机制之一。

　　贾艳菊等提取龙葵的地上部分得龙葵生物碱，设空白对照组、阳性药物组、龙葵生物碱不同剂量组（10、50、100、200、400、800μg·mL^{-1}），MTT 法观察龙葵生物碱的体外抗肿瘤作用，用 TUNEL 染色法检测龙葵生物碱对 HeLa 细胞凋亡的影响，用免疫细胞化学方法研究龙葵生物碱对 HeLa 细胞 PCNA 和突变型 P53 蛋白表达的影响，研究龙葵对该细胞株增殖的影响，探讨龙葵生物碱抑制细胞增殖的作用机制。结果显示，质量浓度为 100 ~ 800μg·mL^{-1} 的龙葵生物碱对 HeLa 细胞的生长表现出一定的抑制作用，且随着浓度的增加抑制率逐渐增加，当浓度为 800μg·mL^{-1} 时，龙葵生物碱对 HeLa 细胞增殖抑制率可达 69.27%，与阳性药物 5-Fu 处理效果无显著差异（P>0.05）；与阴性对照组相比，浓度为 400μg·mL^{-1} 龙葵生物碱处理的 HeLa 细胞，TUNEL 染色后的细胞玻片出现强烈绿色荧光，提示龙葵生物碱在体外能显著诱导更多的 HeLa 细胞发生凋亡。龙葵生物碱处理可以使 HeLa 细胞突变型 P53 蛋白表达阳性细胞显著减少（30.3% ± 7.7%），与阴性对照组（87.1% ± 8.9%）相比，差异极显著（$P<0.01$）；龙葵生物碱可以使 HeLa 细胞 PCNA 蛋白表达阳性细胞显著减少，阳性表达率为 29.5% ± 9.2%，与阴性对照组（61.7% ± 7.1%）相比，差异有统计学意义（$P<0.05$），表明龙葵生物碱在体外具显著抗宫颈癌活性，其作用机制是通过诱导更多的细胞出现凋亡而实现的。

八、抗鼻咽癌作用

　　徐俊鸿等取鲜龙葵 500g，加水 1000mL 煎煮，得第一次提取液约 500mL；再将其药渣用水 700mL 煎煮，得第二次提取液约 500mL。两次提取液混合，过滤，滤液再加热浓缩至 500mL，得龙葵鲜药水煎液，设对照组和龙葵鲜药水煎液组（5、10、30、50、80mg·mL^{-1}），MTS 法分别观察龙葵鲜药水煎液作用CNE-1 细胞 24、48 和 72 小时后的抑制率，并采用流式细胞术检测各组药物对CNE-1 细胞凋亡 / 坏死的影响，观察龙葵鲜药对人鼻咽癌细胞（CNE-1）增殖和凋亡 / 坏死的影响。结果发现，5、10、30、50、80mg·mL^{-1} 这 5 个浓度组，在不同时间点平均抑制率均为 24 小时 <48 小时 <72 小时，分别比较同一浓度组在24 小时、48 小时、72 小时这 3 个时间点平均抑制率的差异，其中 5mg·mL^{-1} 浓度组在 24 小时、48 小时的抑制率差异之间无显著统计学意义（$P>0.05$），其余同一浓度组在不同时间点平均抑制率之间的差异均有显著统计学意义（$P<0.05$）。流式细胞仪检测分析不同浓度龙葵鲜药水煎液与 CNE-1 细胞凋亡的相关性，CNE-1 细胞凋亡率由大到小依次为 80mg·mL^{-1}>50mg·mL^{-1}>30mg·mL^{-1}>10mg·mL^{-1}>5mg·mL^{-1}> 对照组，随着龙葵鲜药水煎液浓度的增加，CNE-1 细胞凋亡率相应增多，不同龙葵鲜药水煎液浓度组与对照组比较，CNE-1 细胞凋亡率的差异均有显著统计学意义（$P<0.05$），CNE-1 细胞坏死率由大到小依次为50mg·mL^{-1}>80mg·mL^{-1}>10mg·mL^{-1}>30mg·mL^{-1}>5mg·mL^{-1}> 对照组，不同龙葵鲜药水煎液浓度组与对照组比较，CNE-1 细胞坏死率的差异均有显著统计学意义（$P<0.05$），表明龙葵鲜药水煎液在体外能有效抑制 CNE-1 细胞的增殖，诱导 CNE-1 的凋亡和坏死，从而发挥其抗肿瘤作用。结果见表 3-50。

表 3-50　龙葵鲜药水煎液对 CNE-1 细胞增殖、凋亡和坏死的影响（$\bar{x} \pm s$）

组别	剂量 /mg·kg^{-1}	细胞增殖平均抑制率 /%			凋亡率 /%	坏死率 /%
		24h	48h	72h		
阴性对照组	—	0.00	0.00	0.00	1.47 ± 0.24	2.63 ± 0.34
鲜药水煎液组	5	4.21*	6.11*	20.87*	2.43 ± 1.17*	4.09 ± 0.47*
鲜药水煎液组	10	5.88*	15.00*	27.56*	3.51 ± 1.53*	6.89 ± 0.75*
鲜药水煎液组	30	7.40*	19.52*	37.46*	4.77 ± 1.45*	4.39 ± 0.97*
鲜药水煎液组	50	6.68*	28.53*	42.14*	7.22 ± 0.74*	12.87 ± 1.54*
鲜药水煎液组	80	4.43*	47.60*	59.09*	18.55 ± 1.04*	9.32 ± 1.06*

注：与阴性对照组比较：*$P<0.05$，**$P<0.01$。

九、抗前列腺癌作用

李志雄等应用 MTT 法检测龙葵碱对雄激素非依赖型人前列腺癌 Du145 细胞及雄激素依赖型人前列腺癌 LNCaP 细胞增殖的影响，设龙葵碱不同剂量组（0、

10、20、30、40、50μg·mL^{-1}），干预 12 小时、24 小时、48 小时，流式细胞仪分析龙葵碱对两种细胞周期的影响及细胞凋亡的情况，荧光显微镜原位观察细胞凋亡图像，Western blot 法检测龙葵碱对细胞内 Bcl-2、Bax、Caspase-3 蛋白量表达的影响，探讨龙葵碱对两种细胞的作用及其机制。结果显示，不同浓度龙葵碱作用于 Du145 及 LNCaP 细胞 12、24、48 小时后，细胞生长出现不同程度的抑制，并呈时间及剂量依赖性。其中，均以龙葵碱 50μg·mL^{-1} 作用 48 小时的抑制率最高，Du145 细胞达 65.26%，LNCaP 细胞达 67.11%，24 小时 Du145 细胞的 IC_{50} 为 41.32μg·mL^{-1}，而 LNCaP 细胞则为 35.36μg·mL^{-1}，两种癌细胞的抑制率在不同浓度与不同时间之间的差异均有统计学意义（$P<0.05$）。不同浓度的龙葵碱作用于 Du145 细胞 24 小时后，与 0μg·mL^{-1} 比较，各浓度龙葵碱处理细胞 G_0/G_1 期减少，S 期增多，G_2/M 期有少量增加，并与药物浓度呈正相关；而不同浓度龙葵碱作用于 LNCaP 细胞 24 小时后，与 0μg·mL^{-1} 比较，各浓度龙葵碱处理细胞 G_0/G_1 期减少，S 期增多，并与药物浓度呈正相关。细胞凋亡结果显示，与 0μg·mL^{-1} 比较，随龙葵碱浓度增加，两种细胞的凋亡率也明显增加，0μg·mL^{-1} 组细胞形态未见明显变化。随着处理组龙葵碱浓度的增加，细胞形态皱缩，细胞膜仍完整的早期凋亡细胞逐渐增多，中晚期凋亡细胞数也有增加；与 0μg·mL^{-1} 比较，随着龙葵碱剂量的增加，Du145 及 LNCaP 细胞中 Bcl-2 及 Caspase-3 蛋白量的表达明显减少，而 Bax 蛋白量的表达不变，表明龙葵碱可以通过线粒体途径诱导 Du145 及 LNCaP 细胞凋亡的发生，能将两种细胞的细胞周期阻滞在 S 期，产生抑制细胞增殖的作用。结果见表 3-51、表 3-52。

表 3-51　龙葵碱对 Du145 及 LNCaP 细胞生长的影响（$\bar{x} \pm s$）

细胞	浓度 /μg·mL^{-1}	处理时间		
		12h	24h	36h
Du145	0	0	0	0
Du145	10	0.13 ± 0.07*	0.23 ± 0.12*	0.11 ± 0.04*
Du145	20	0.31 ± 0.06*	0.33 ± 0.14*	0.42 ± 0.05*
Du145	30	0.34 ± 0.06*	0.41 ± 0.12*	0.58 ± 0.03*
Du145	40	0.39 ± 0.04*	0.53 ± 0.05*	0.62 ± 0.06*
Du145	50	0.42 ± 0.06*	0.53 ± 0.07*	0.65 ± 0.04*
LNCaP	0	0	0	0
LNCaP	10	0.07 ± 0.06*	0.10 ± 0.05*	0.17 ± 0.08*

续表

细胞	浓度 /μg·mL^{-1}	处理时间		
		12h	24h	36h
LNCaP	20	0.11 ± 0.11*	0.21 ± 0.06*	0.42 ± 0.09*
LNCaP	30	0.36 ± 0.04*	0.49 ± 0.05*	0.51 ± 0.05*
LNCaP	40	0.43 ± 0.06*	0.56 ± 0.05*	0.59 ± 0.04*
LNCaP	50	0.51 ± 0.07*	0.64 ± 0.02*	0.67 ± 0.05*

注：与 0μg·mL^{-1} 组比较：*$P<0.05$，**$P<0.01$。

表 3-52　龙葵碱对 Du145 及 LNCaP 细胞周期及细胞凋亡率的影响（$\bar{x} \pm s$, n=3）%

细胞	浓度 /μg·mL^{-1}	G$_0$/G$_1$ 期	S 期	G$_2$/M 期	凋亡率
Du145	0	72.27 ± 2.72	19.50 ± 1.67	8.23 ± 1.22	7.99 ± 3.73
Du145	15	70.70 ± 0.96	19.77 ± 0.29	9.70 ± 0.70	12.13 ± 2.67
Du145	30	62.87 ± 3.07*	25.20 ± 2.95*	11.90 ± 0.61*	16.55 ± 1.81*
Du145	40	59.87 ± 1.00*	28.90 ± 0.70*	11.27 ± 1.11*	26.49 ± 8.99*
LNCaP	0	76.90 ± 1.32	16.43 ± 0.45	6.67 ± 1.70	6.40 ± 1.18
LNCaP	10	75.20 ± 0.26	18.10 ± 0.60*	6.73 ± 0.40	8.16 ± 3.40
LNCaP	20	73.53 ± 0.86*	18.77 ± 0.49*	7.73 ± 1.31	11.73 ± 2.42*
LNCaP	30	68.07 ± 0.67*	24.00 ± 1.59*	8.00 ± 0.98	37.90 ± 6.98*

注：与 0μg·mL^{-1} 组比较：*$P<0.05$，**$P<0.01$。

十、抗胰腺癌作用

王英秀等采用经典方法培养胰腺癌细胞系 Panc-1 成功后，取对数生长期的细胞用于实验研究，用不同浓度龙葵碱（20、30、40 和 50μg·mL^{-1}）进行干预，采用倒置显微镜观察龙葵碱作用后 Panc-1 细胞的形态学改变；CCK-8 比色法检测龙葵碱对 Panc-1 细胞增殖的抑制作用；流式细胞术 Annexin V-FITC/PI 双染法检测细胞凋亡率，探讨龙葵碱对胰腺癌细胞 Panc-1 的凋亡诱导作用。结果显示，正常对照组细胞贴壁生长良好，呈梭形或多角形并且融合形成集落，胞膜表面光滑，胞体较大，核分裂较活跃，而不同浓度龙葵碱作用 24 小时后分别可见细胞生长缓慢，随着给药浓度的增加可见细胞变圆、皱缩、碎裂，脱落细胞逐渐增多，贴壁细胞逐渐减少，可见部分细胞悬浮，呈显著的剂量依赖关系。龙葵碱对 Panc-1 细胞生长有明显的抑制作用，且呈时间、剂量依赖趋势，20μg·mL^{-1} 龙葵碱即具有明显的生长抑制作用，随着龙葵碱浓度的增加、作用时间的延长，细胞的存活率逐渐降低，对细胞生长抑制作用逐渐增强。Panc-1 细胞经过不同浓度龙葵碱作用 24 小时后，细胞凋亡率随着龙葵碱浓度增加逐渐增高，与正常对照组相比结果均有统计学意义（$P<0.05$），其中 30、40 和 $50\mu g \cdot mL^{-1}$ 组与对照组相比具有明显统计学差异（$P<0.01$）。实验结果提示，龙葵碱可以明显抑制人胰腺癌细胞 Panc-1 的增殖，且此抑制作用可有明显的时间和浓度依赖性，此增殖抑制作用是通过诱导其细胞凋亡实现的，可见龙葵碱有成为化疗药物的潜力。结果见表 3-53。

表 3-53　不同浓度龙葵碱作用对 Panc-1 细胞的吸光度值及凋亡率的影响（$\bar{x} \pm s$）

组别	剂量 /$\mu g \cdot mL^{-1}$	吸光度值		凋亡率 /%
		24h	48h	
对照组	—	0.689 ± 0.089	1.043 ± 0.125	2.80 ± 1.05
龙葵碱	20	0.634 ± 0.067*	0.877 ± 0.068*#	6.60 ± 1.06*
龙葵碱	30	0.591 ± 0.060*	0.788 ± 0.059*#	11.13 ± 1.71**
龙葵碱	40	0.512 ± 0.051*	0.618 ± 0.057*#	17.93 ± 1.37**
龙葵碱	50	0.433 ± 0.060*	0.460 ± 0.080*#	31.77 ± 3.67**

注：与阴性对照组比较：*$P<0.05$，**$P<0.01$；与同浓度 24 小时结果比较，#$P<0.01$。

Chongqing Lv. 等人研究了龙葵碱抗胰腺癌的作用。结果表明，用龙葵碱处理过的 Panc-1 细胞的血管形成受到抑制，并且抑制程度与龙葵碱的浓度有关。VEGF 作为一个血管内皮生长因子，促进血管的形成。结果表明，龙葵碱明显抑制了 Panc-1 细胞中 VEGF 的 mRNA 及其蛋白的表达，通过抑制 VEGF 的表达来抑制血管再生。

Lu，M.K. 等人研究了龙葵碱在体内和体外的抗肿瘤作用。用不同浓度的龙葵碱处理 Panc-1 细胞 48 小时，结果表明，浓度为 3、6、$9\mu g/mL$ 的龙葵碱处理过的 Panc-1 细胞，在体外培养时，其活力没有发生变化，当浓度达到 $12\mu g/mL$ 时，Panc-1 细胞的活力显著下降；同时还发现，没有用龙葵碱处理的 Panc-1 细胞比处理过的细胞生成的集落更多更大。表明龙葵碱对细胞活力及其集落的形成都有抑制作用，并且抑制程度与其浓度有关。

十一、抗其他肿瘤作用

1. 抗食道癌作用

Yuanyuan Wang 等人研究了龙葵碱对人类食道癌细胞株 EC9706、KYES30 及人类的食道癌上皮细胞 Het-1A 的影响，将处于对数期生长的细胞以 1×10^4 个细胞 / 孔的密度接种到 96 孔板中，第二天用浓度分别为 0、2、4、8、12、16μmol/ L 的龙葵碱处理 24 小时。细胞的活力通过 CCK-8 进行分析，并使用酶标仪在 450nm 处测 OD 值。结果表明，经浓度为 16μmol/L 的龙葵碱处理过的 EC9706、 KYES30 和 Het-1A 细胞的活力明显降低，并且这些细胞的反应基本相同。除此 之外，低于 12μmol/L 的龙葵碱没有出现明显的细胞毒性。

Lei Wang 等人研究了龙葵碱对体外培养的食道癌细胞的抑制作用。该实验 利用流式细胞术测量不同浓度的龙葵碱对 EC9706 细胞凋亡的作用。结果表 明，EC9706 细胞的凋亡率与龙葵碱的浓度有关，并且当龙葵碱浓度增大时， EC9706 细胞的凋亡率显著上升。

2. 抗黑色素瘤作用

Ming-Kun L U. 等人研究了龙葵碱对黑色素瘤细胞转移和侵入组织能力的影 响。由于 MMPs 是癌细胞转移所必需的，因此通过探究龙葵碱对 MMPs 的影响 就可以得知龙葵碱对癌细胞转移的作用。该实验用不同浓度的龙葵碱处理 A2058 细胞 24 小时，用胶酶谱检测 MMPs 的活力，结果表明，经 13.8 和 18.4μmol/L 处 理 24 小时后的细胞内 MMP-2 和 MMP-9 的活力明显降低。结果表明，龙葵碱通 过抑制 MMP-2 和 MMP-9 的活力来抑制黑色素瘤细胞的转移和侵入组织的能力。

此外，研究表明，从龙葵干燥绿果中提取的龙葵总碱在组织培养实验中，在 其浓度为 50 ~ 500μg/mL，24 小时可抑制脑膜瘤细胞生长。龙葵总提取物高浓 度组 800mg/L 对人类多发性骨髓瘤 U266 细胞株的体外抑制率达 90% 以上。

第二节 其他药理作用

一、抗病原微生物作用

王春霞等将干燥龙葵果粗粉用石油醚回流提取后，过滤，滤渣依次用氯仿、 乙酸乙酯、正丁醇、乙醇和水回流提取，滤过，均重复提取 3 次，滤液分别置于 旋转蒸发仪中浓缩减压后得稠浸膏，再经冷冻干燥制成粉末，得到 5 种龙葵果不 同极性的提取物，采用微孔板法和稀释法研究龙葵果不同极性提取物对变异链 球菌和大肠杆菌的体外抑菌作用。结果显示，龙葵果乙醇和水提取物对变异链球菌的生长有一定抑制作用，乙酸乙酯、正丁醇、乙醇和水提取物可抑制变异链球菌生物膜的形成，浓度为 $500.0\mu g \cdot mL^{-1}$ 时，乙醇和水提取物对生物膜形成的抑制率分别为 50.34%、50.68%；5 种不同极性的提取物对大肠杆菌均无抑制作用，而氯仿、乙酸乙酯提取物对大肠杆菌生物膜形成有不同程度的抑制作用，浓度为 $1.0mg \cdot mL^{-1}$ 时，对生物膜形成的抑制率分别为 89.24%、80.27%；龙葵果乙醇提取物抑制变异链球菌生长的 MIC_{50} 大于 $1.0mg \cdot mL^{-1}$，抑制其生物膜形成的 MIC_{50} 为 $250.0\mu g \cdot mL^{-1}$；氯仿提取物抑制大肠杆菌生物膜形成的 MIC_{50} 约为 $500.0\mu g \cdot mL^{-1}$；乙酸乙酯提取物的 MIC_{50} 小于 $1.0mg \cdot mL^{-1}$。结果表明，龙葵果不同极性提取物的抑菌活性不同，但抑菌成分、机理还有待进一步研究。

朱明等采用纸片琼脂扩散法和稀释法研究龙葵果提取物的抑菌作用。结果发现，龙葵果水提取物对金黄色葡萄球菌、绿脓杆菌、大肠杆菌和白色念珠菌均有一定程度的抑制作用，其最低抑菌浓度（MIC）分别为 31.3、125、62.5 和 $62.5mg \cdot mL^{-1}$，而最低杀菌浓度（MLC）分别为 62.5、250、125 和 $125mg \cdot mL^{-1}$，表明龙葵果提取物对供试菌均有一定的抑菌作用。

此外，有研究报道龙葵多糖可抑制乙肝病毒和艾滋病病毒的复制；龙葵碱可抑制黑曲霉、白假丝酵母及其他真菌的生长；体内实验表明，以苷类形式存在的澳洲茄碱有较好的抗疟活性。

二、抗氧化作用

腾飞等比较了不同龙葵果提取物的抗氧化活性，并测定其活性成分。用 60% 乙醇浸提龙葵果，获得粗提物，减压蒸馏后分别用正丁醇、乙酸乙酯、氯仿 3 种溶剂萃取，采用 DPPH、·OH、$O_2^{-\cdot}$ 清除法对各提取物的抗氧化作用进行评价，并与 60% 乙醇粗提物溶液进行比较，同时分别测定 4 种龙葵果提取物中酚酸、黄酮、原花青素和花色苷的含量。结果显示，60% 乙醇粗提物对 DPPH、·OH 的清除效果较好，清除率分别为（68.45%±2.68%）和（49.12%±2.26%）；乙酸乙酯萃取物对 $O_2^{-\cdot}$ 的清除率最大为（79.64%±5.16%）；60% 乙醇粗提物中花色苷浓度为 3.65mg/mL，而乙酸乙酯萃取物中含有高浓度黄酮，浓度为 $3.42mg \cdot mL^{-1}$。结果表明，这些活性物质对 DPPH、·OH、$O_2^{-\cdot}$ 有良好的清除能力；不同提取物所含有的成分不同，经测定龙葵果提取物中含量最多的为花色苷（60% 乙醇粗提物），其次是黄酮（乙酸乙酯萃取物），而酚酸和原花青素的含量则相对较少，这说明龙葵果提取物中起主要抗氧化作用的是黄酮和花色苷。抗氧化活性成分越来越多地被应用于药品、食品和化妆品等行业，提示龙葵果中含有的抗氧化剂作为功能性食品配料的发展潜力巨大。

　　陈凤清等以吉林西部野生龙葵的果实为研究对象，分析、比较鲜果和冻果（−20℃冻存 72 小时）中果糖、还原糖、维生素 C、蛋白质、总氨基酸、多酚等功能成分含量，并检测其中的 APX、CAT、POD、PPO、SOD 等抗氧化酶活性，以期为该地区野生龙葵资源的合理利用及在药用、食用、日化等方面的适度开发提供科学依据。结果发现，在果糖、总氨基酸及多酚的含量上，冻果明显高于鲜果；在还原糖、维生素 C、蛋白质的含量上，鲜果高于冻果，表明龙葵果实在冻存中，也发生少量代谢，使功能成分有一定转化，因而检测到有些功能成分的含量较新鲜状态有所变化，变化幅度不尽相同，其中变化幅度最大的功能成分是维生素 C，冻存后，维生素 C 的含量减少一半以上；龙葵果实冻存前后在抗氧化酶的活力上都有一定差别，鲜果的酶活力要高于冻果，龙葵果实冻存后，所检测到的几种抗氧化酶活力均呈降低趋势。结果表明，食用新鲜的龙葵果实可以摄取更加丰富的维生素 C，龙葵抗氧化酶在低温条件下仍具酶活力，启迪人们开发龙葵果实的保健、美容之功用。结果见表 3-54、表 3-55。

表 3-54　龙葵果实功能成分（$mg \cdot g^{-1} DW$）

果实	果糖	还原糖	维生素 C	蛋白质	总氨基酸	多酚
鲜果	326.38	317.24	49.67	134.37	168.34	157.56
冻果	335.46	308.57	21.23	132.61	180.61	186.75

表 3-55　龙葵果抗氧化酶的酶活力（U）

果实	APX	CAT	POD	PPO	SOD
鲜果	58.88	29.35	35.21	46.74	2.91
冻果	50.99	19.61	29.22	39.20	1.38

三、抗炎与抗休克作用

　　龙葵果中含有丰富的生物碱类，主要有澳洲茄边碱、澳洲茄碱等，这两种生物碱的苷元均为澳洲茄胺。有研究表明，澳洲茄胺 5 ~ 10mg · kg^{-1} 可抑制兔耳烫伤或大鼠实验性足肿的发展。Shin, J.-S. 等人从 "Jayoung" 中分离出 a- 龙葵碱，并检查其在 LPS 诱导的 RAW 264.7 巨噬细胞和脓毒症的鼠模型中的抗炎作用和分子机制。实验结果表明，a- 龙葵碱通过调节促炎细胞因子，在 LPS

诱导的全身炎症小鼠模型和 RAW 264.7 巨噬细胞中具有抗炎活性。他们还直接在体内研究龙葵碱预防小鼠在 LPS 诱导和多微生物诱导的败血症中的致死性内毒素休克的能力。龙葵碱的抗炎性质由 RAW 264.7 巨噬细胞及败血症小鼠中 NF-kB 活化信号传导的下调介导。因此得出结论：龙葵碱也具有治疗炎症性疾病的潜在价值。

澳洲茄胺对豚鼠过敏性、组胺性、小鼠烧伤性和胰岛素性休克均有保护作用，可减轻休克的损害，延长生存时间和增加其存活率。大鼠与豚鼠长期喂澳洲茄胺，可见肾上腺重量减轻，肾上腺中维生素 C 和胆固醇含量增加，肾上腺皮质功能下降，表明澳洲茄胺有可的松样作用，能降低血管通透性及透明质酸酶的活性，对动物过敏性、烧伤性、组织胺性休克有保护作用，但与可的松不同，澳洲茄胺并不抑制抗体生成，反而有促进作用。

四、解热镇痛作用

严珂等探讨了龙葵的镇痛作用。龙葵全草煎煮后适当浓缩，制成龙葵水煎剂，60 只小鼠随机分为对照组（生理盐水），哌替啶溶液组（0.0025g·mL⁻¹），高、中、低剂量龙葵水煎剂组（1、0.75、0.5g·mL⁻¹）5 组，每组 12 只，均腹腔注射给药，给药量均为 0.1mL·（10g）⁻¹。热板法致痛，于给药前及用药后 15、30、60 分钟测量各组小鼠痛阈值。结果发现，各组给药前痛阈值比较差异均无统计学意义（$P>0.05$），哌替啶溶液组及高、中、低剂量龙葵水煎剂组给药后 15、30、60 分钟与生理盐水对照组相同时点比较，差异均有统计学意义（$P<0.01$）。给药后 15、30、60 分钟与自身给药前比较，生理盐水对照组差异无统计学意义（$P>0.05$），其余各组差异均有统计学意义（$P<0.01$）。结果表明，龙葵水煎剂的确具有明显的镇痛作用。结果见表 3-56。

表 3-56　龙葵水煎剂对小鼠痛阈值的影响（$\bar{x} \pm s$）

组别	给药前	给药后		
		15min	30min	60min
生理盐水对照组	17.48 ± 3.57	17.44 ± 5.97	17.12 ± 4.30	17.88 ± 4.38
哌替啶溶液组	17.64 ± 3.54	46.75 ± 7.15*△	38.62 ± 6.64*△	33.42 ± 4.63*△
龙葵水煎剂高剂量组	17.67 ± 3.30	52.18 ± 8.17*△	52.74 ± 7.56*△	48.36 ± 6.36*△
龙葵水煎剂中剂量组	17.53 ± 2.36	35.67 ± 5.01*△	43.68 ± 4.45*△	47.12 ± 6.88*△
龙葵水煎剂低剂量组	17.60 ± 3.00	28.11 ± 6.32*△	30.33 ± 4.41*△	29.30 ± 5.58*△

注：与对照组比较：*$P<0.01$；与自身给药前比较：△$P<0.01$。

澳洲茄胺 0.5mg·kg^{-1} 给予大鼠或家兔能降低实验动物对疼痛刺激的敏感性，其水杨酸盐及乌头酸盐有较强的镇痛作用。澳洲茄胺对静脉注射菌苗或腹腔注射 2,4- 二硝基酚致热小鼠有解热作用；对正常体温有降温作用，皮下注射澳洲茄胺 3mg·kg^{-1}，可使大鼠与小鼠正常体温分别下降（1.5±0.3）℃和（2.0±0.2）℃，此作用可持续 24 小时。

五、镇静作用

小鼠腹腔内注射龙葵醇提物能增强戊巴比妥诱导的催眠作用，并呈剂量相关性。在自发活动实验中，提取物 50mg·kg^{-1} 明显降低小鼠自发活动，127.5 ~ 255mg·kg^{-1} 时呈最大抑制，剂量为 255mg·kg^{-1} 时，20 分钟出现抑制，35 分钟达到顶点并持续 60 分钟；剂量为 50、127.5、255mg·kg^{-1} 的醇提物能显著降低小鼠探洞反应；剂量为 50mg/kg 开始产生中枢抑制作用，127.5mg·kg^{-1} 持续 1 小时，255mg·kg^{-1} 持续 3 小时；醇提物剂量为 127.5、255mg·kg^{-1} 时可明显降低小鼠在 Y- 迷宫和逃避实验中的探究行为，以上结果表明龙葵醇提取物具有潜在的神经系统镇静作用。

六、降压作用

叶聚荣等将龙葵全草制成水煎剂及 70% 醇提液，给正常麻醉犬静脉注射龙葵煎剂（0.5g·kg^{-1}）或龙葵醇提取液（1g·kg^{-1}），给清醒肾型高血压犬灌胃龙葵煎剂（15g·kg^{-1}），研究其降压作用。结果发现，静脉注射龙葵煎剂后，血压立即下降，平均血压由（137.5±6.04）mmHg 降到（27.3±2.5）mmHg，血压回升至原水平的 50%、90%、100% 的时间分别为 30 分钟、50 分钟、60 分钟，重复给药出现急性耐受现象，而静脉注射醇提液降压效果则不明显；灌胃给药第 2 天，清醒肾型高血压犬的血压开始下降，停药后迅速恢复，但心率明显减慢，心率血乘积指数明显减少，停药 10 天尚未完全恢复。结果表明，龙葵的确具有一定的降压作用。

七、免疫调节作用

赖亚辉等将半成熟的龙葵果经浓缩加工成龙葵果浓缩果汁，研究其对小鼠细胞免疫功能的影响。实验设阴性对照组（蒸馏水）和龙葵果浓缩果汁高、中、低剂量组（3.0、1.5、0.75g·kg^{-1}），连续灌胃 28 天，采用足趾增厚法进行小鼠迟发型变态反应实验；MTT 法进行 ConA 诱导的小鼠淋巴细胞转化实验；乳酸脱氢酶测定法进行小鼠 NK 细胞活性测定实验。结果表明，经口给予龙葵浓缩果汁 28 天，各剂量组小鼠体重的增重及脾脏 / 体重比值、胸腺 / 体重比值在低、中、高剂量组与对照组间比较差异均无显著性（均 $P>0.05$），即龙葵浓缩果汁对小鼠的体重及脏器体重比值无影响，而其足跖肿胀度在高剂量组与对照组间比较差异有显著性（$P<0.01$），在中、低剂量组与对照组间比较差异均无显著性（$P>0.05$），即高剂量的龙葵浓缩果汁能明显地增强小鼠的迟发型变态反应。小鼠淋巴细胞的增殖能力在低、中、高剂量组与对照组间比较差异均无显著性（$P>0.05$），即龙葵浓缩果汁对 ConA 诱导的小鼠淋巴细胞转化的能力无影响；小鼠 NK 细胞活性在高剂量组与对照组间比较差异有显著性（$P<0.05$），中、低剂量组与对照组比较，差异无显著性（$P>0.05$），即高剂量的龙葵浓缩果汁能增强小鼠 NK 细胞的活性。结果表明，这些免疫学指标反映了龙葵浓缩果汁具有提高机体免疫力的作用。

八、镇咳作用

刘良等将小鼠置于钟罩内，SO_2 致咳，观察 2 分钟内小鼠咳嗽的潜伏期和咳嗽次数，研究龙葵果浓缩果汁对 SO_2 致咳的影响。结果发现，龙葵果浓缩果汁可将盐水组的咳嗽潜伏期由（17.3 ± 10.9）秒延长至（24.1 ± 20.6）秒，将咳嗽次数由（38.9 ± 16.8）次缩短至（25.3 ± 16.7）次，差异有统计学意义（均 $P<0.05$）。结果表明，龙葵果浓缩果汁显著延长小鼠 SO_2 致咳的咳嗽潜伏期，减少小鼠咳嗽次数，对 SO_2 所致咳嗽有明显的镇咳作用。

九、肝脏保护作用

刘颖姝等研究了龙葵对 CCl_4 所致小鼠急性肝损伤的保护作用。干龙葵全草经水煎煮提取后，浓缩并真空干燥，得水提取物，将 60 只小鼠随机分成正常对照组（生理盐水），模型组（生理盐水），龙葵高、中、低剂量组（1.5、1.0、0.5g·kg^{-1}），阳性对照组（水飞蓟素），给药 7 天后除正常组外其余 5 组按 10mL·kg^{-1} 剂量给予 0.35% CCl_4，分别检测血清中丙氨酸氨基转移酶（ALT）、天冬氨酸氨基转移酶（AST）和肝功能氧化指标［丙二醛（MDA）、超氧化物歧化酶（SOD）和谷胱甘肽过氧化物酶（GSH-Px）］。结果显示，与正常对照组比较，模型组、龙葵各剂量组、阳性药物组小鼠肝重和肝体比无显著性差异

（$P>0.05$），药物和毒物的刺激不能引起小鼠脏器的严重损伤；病理剖检发现，阳性药物组与正常对照组小鼠肝脏表面光滑、有弹性、色泽红润，模型组肝脏颜色略黄、无光泽、质地较脆且表面有弥漫粟粒状小点，而龙葵组随着给药剂量的增大病变逐渐减轻，且最大剂量时接近正常水平；与模型组相比较，正常组、阳性对照组、龙葵高剂量组小鼠血清中 ALT、AST 及肝组织中 SOD、MDA、GSH-Px 都显示出显著差异（$P<0.05$），而与正常组相比，龙葵高剂量组、阳性药物组均无显著性差异（$P>0.05$）。结果表明，通过龙葵高剂量组的保护作用可以使血清中 ALT、AST 活性和肝组织中的 MDA 含量、SOD 和 GSH-Px 活力趋近于正常水平，证明龙葵对 CCl_4 所致小鼠急性肝损伤有明显的保护作用。

杨云等采用 CCl_4 诱导小鼠急性肝损伤模型，连续给药 7 天后，收集小鼠血清及肝组织标本，测定血清中谷丙转氨酶（ALT）、谷草转氨酶（AST）和碱性磷酸酶（ALP）的活性；检测肝组织中超氧化物歧化酶（SOD）、过氧化氢酶（CAT）和谷胱甘肽过氧化物酶（GSH-Px）及丙二醛（MDA）的水平；计算肝脏指数并同时对肝组织进行病理学检查，研究龙葵多糖对四氯化碳（CCl_4）致急性肝损伤小鼠的保护作用。结果发现，龙葵多糖高、中剂量显著性抑制 CCl_4 所致急性肝损伤小鼠血清中 ALT、AST 和 ALP 活性的升高（$P<0.01$），显著性降低肝组织中 MDA 的水平（$P<0.01$），并显著性升高 SOD、GSH-Px 和 CAT 的活力（$P<0.01$）；肝组织病理切片显示，龙葵多糖一定程度减轻肝脏组织病理性改变。结果表明，龙葵多糖对 CCl_4 造成的急性肝损伤小鼠具有显著的保护作用，其保护机制可能与清除自由基、抑制脂质过氧化有关。

十、肾脏保护作用

吴军等采用静脉注射小牛血清白蛋白造成大鼠肾炎模型，研究龙葵对大鼠实验性肾炎的药理作用。将 60 只大鼠随机分为正常组（蒸馏水）、模型组（蒸馏水）、济生肾气丸组（$2.5g \cdot kg^{-1}$）及龙葵提取物高、中、低剂量组（2.5、1.25、$0.75g \cdot kg^{-1}$），给药 35 天，观察给药后各组大鼠尿蛋白及血清生化指标的影响。结果发现，龙葵提取物可使给药组动物 24 小时尿蛋白排出明显减少，血清尿素氮及血清肌酐含量显著降低，大鼠肾小管内的蛋白管型大小和数量明显减少，灶性出血明显少于模型组。结果表明，龙葵提取物对小牛血清白蛋白所致大鼠实验性肾炎有明显的防治作用。

十一、毒性作用

目前关于龙葵果毒性作用的研究还不够深入，报道也较少，有关龙葵果整体的研究报道指出龙葵果是相对安全的，但是对其某一种成分（主要是龙葵碱）的研究则认为有一定的毒性。

赖亚辉等将鲜龙葵果加蒸馏水搅碎去渣，得到龙葵果汁，依据《保健食品安全性评价程序和检验方法规范》要求进行了小鼠急性毒性 Ames 试验、微核试验和精子畸形试验，研究龙葵果的急性毒性和遗传毒性，结果发现 Ames 试验、微核试验和精子畸形试验结果均为阴性，表明龙葵果整体属无毒物质，人用安全系数较大。聂晶等利用龙葵全草水煎剂进行小鼠骨髓嗜多染红细胞微核试验和染色体畸变试验，探讨不同浓度的龙葵水煎剂和不同给药时间对小鼠遗传物质的影响，结果发现低浓度的龙葵果水煎剂对哺乳动物的遗传物质并无明显损伤，反而对诱变剂环磷酰胺有一定抑制作用。

有研究报道，龙葵碱可抑制胆碱酯酶的活性而引起中毒反应，中毒的潜伏期 0.5 ~ 3 小时，患者先出现咽喉抓痒感及烧灼感，上腹部烧灼感或疼痛，其后出现胃肠炎症状，剧烈吐泻，导致脱水，电解质紊乱，血压下降，此外，还有头晕、头痛、轻度意识障碍、呼吸困难，重者可因心脏衰竭、呼吸麻痹而死。

季宇彬等进行了相关的实验研究，发现龙葵碱可透过血 - 生殖腺屏障干扰精子的正常形成与成熟；龙葵碱浓度 >0.005mol·L^{-1} 时能显著抑制小鼠睾丸支持细胞的增殖，作用呈剂量依赖性，IC_{50} 约为 0.02mol·L^{-1}，龙葵碱可以通过对支持细胞的抑制减少对生精细胞的营养供给及物理支持而影响雄性生殖功能；骨髓细胞微核试验发现龙葵碱可以使小鼠的遗传物质遭到损伤，细胞内 P53 蛋白含量增加，诱导细胞进入 G$_1$ 期，使骨髓瘤细胞周期阻滞在 G$_0$/G$_1$ 期，抑制其增殖，表明龙葵碱有一定的遗传毒性和生殖毒性。

有研究报道，龙葵碱可导致青蛙胚胎畸胎、多胚胎；龙葵碱对昆明孕鼠的 LD_{50} 为 44.721mg·kg^{-1}，龙葵碱有胚胎毒性，有可能导致胚胎的死亡；龙葵碱可诱导叙利亚仓鼠颅面畸形和脑膨出。龙葵碱可导致小鼠胚胎神经管不闭合而出现露脑畸形。

>>> 参考文献

[1] 梅全喜，张志群，林慧，等. 龙葵治疗肿瘤的药理作用与临床应用研究进展

[J].中国药房，2012，23（39）：3735-3737.

[2] Mei QX，Zhang JC，Lin H，*et al*. Advance in the Research of Pharmacological Function and Clinical Application of HERBA SOLANI NIGRI in Tumor Therapy [J].*Medicinal Plant*，2013，4（6）：73-76.

[3] 王胜惠，从云峰，梁明，等.龙葵90%醇提取物对荷瘤肝癌小鼠生存时间及肉瘤瘤重影响[J].黑龙江医学，2005，29（6）：421-422.

[4] 季宇彬，王胜惠，高世勇，等.龙葵碱对H_{22}荷瘤小鼠肿瘤细胞膜唾液酸和封闭度的影响[J].中草药，2005，36（1）：79-81.

[5] 季宇彬，万梅绪，高世勇，等.龙葵碱对S_{180}小鼠红细胞膜唾液酸和封闭度的影响[J].中草药，2006，37（7）：1052-1053.

[6] 季宇彬，万梅绪，高世勇，等.龙葵碱对荷瘤小鼠红细胞免疫功能的影响[J].中草药，2007，38（3）：412-414.

[7] 季宇彬，王胜惠，高世勇，等.龙葵碱对H_{22}荷瘤小鼠细胞膜流动性和膜蛋白水平的影响[J].中草药，2005，36（2）：239-241.

[8] 季宇彬，王宏亮，高世勇.龙葵碱对肿瘤细胞膜ATP酶活性的影响[J].哈尔滨商业大学学报(自然科学版)，2005，21（2）：127-129.

[9] 季宇彬，王宏亮，高世勇.龙葵碱对荷瘤小鼠肿瘤细胞DNA和RNA的影响[J].中草药，2005，36（8）：84-86.

[10] 赖亚辉，刘良，董莉萍.龙葵浓缩果汁对S_{180}荷瘤小鼠的抑瘤效应[J].中国预防医学杂志，2005，6（1）：28-29.

[11] 聂巧珍，韩伊林，苏秀兰.激光照射联合龙葵多糖对荷瘤小鼠肿瘤细胞凋亡的影响[J].内蒙古中医药，2007，26（7）：40-42.

[12] 聂巧珍，韩伊林，苏秀兰.激光照射联合龙葵多糖对荷肝癌小鼠免疫细胞的影响[J].内蒙古中医药，2007，26（9）：38-39.

[13] 聂巧珍，韩伊林，苏秀兰.激光照射联合龙葵多糖对荷瘤小鼠肿瘤增殖的影响[J].内蒙古中医药，2007，26（10）：37-39.

[14] 季宇彬，高世勇，邹翔，等.龙葵碱对HepG2细胞内caspase-3及Bcl-2蛋白含量的影响[J].陕西中医学院学报，2006，29（4）：36.

[15] 季宇彬，高世勇，汲晨锋，等.龙葵碱对HepG2人肝癌细胞NAT酶动力学常数的影响[J].中国药理学通报，2008，24（9）：1187-1191.

[16] 高世勇，邹翔，王宏亮，等.龙葵碱对HepG2细胞内[Ca^{2+}]i的影响[J].

哈尔滨商业大学学报（自然科学版），2007，23（5）：513-516，519.

［17］高世勇，邹翔，汲晨锋，等.龙葵碱诱导 HepG2 细胞凋亡的观察［J］.哈尔滨商业大学学报（自然科学版），2007，23（6）：644-650.

［18］高世勇，许龙波，季宇彬.龙葵多糖对红细胞 CR1 数量及 $S_{180}A$ 和 H_{22} 荷瘤小鼠机体红细胞免疫力的影响［J］.中国药学杂志，2011，46（18）：1405-1411.

［19］王向涛，孙桂超，徐昶儒，等.龙葵多糖对荷瘤小鼠脾指数和胸腺指数的影响［J］.哈尔滨商业大学学报（自然科学版），2014，30（5）：513-516.

［20］唐朝辉，张岩，李娜，等.澳洲茄边碱提取纯化工艺及其抗肿瘤作用的研究［J］.中国中药杂志，2011，36（16）：2192-2195.

［21］丁霞，高思国，李冠业.龙葵不同提取部位体外抗肿瘤作用的研究［J］.时珍国医国药，2011，22（5）：1244-1246.

［22］高思国，卢爱民，丁霞.龙葵石油醚部位体外抗肿瘤作用及物质基础的研究［J］.医药导报，2011（S）：1244-1246.

［23］李敏，高思国，丁霞.龙葵正丁醇提取物诱导人肝癌细胞 SMMC-7721 凋亡的研究［J］.中药材，2012，35（10）：1657-1660.

［24］陈培丰，潘磊，高聚伟，等.龙葵正丁醇萃取物对肝癌 H_{22} 荷瘤小鼠的抑瘤作用及其免疫功能的影响［J］.中国中医药科技，2013，20（2）：141-142.

［25］Lin MH, Tseng HC, Wang CJ, *et al.* Induction of Autophagy and Apoptosis by the Extract of *Solanum nigrum* Linn in HepG2 Cells［J］. *Agricultural and Food Chemistry*, 2007, 55（9）：3620-3628.

［26］Hsu JD, Kao SH, Tu CC, *et al. Solanum nigrum* L. Extract inhibits 2-Acetylaminofluorene-induced Hepatocarcinogenesis through Overexpression of Glutathione S-Transferase and Antioxidant Enzymes［J］. *Agricultural and Food Chemistry*, 2009, 57（18）：8628-8634.

［27］Yang MY, Hsu LS, Peng CH, *et al.* Polyphenol-Rich Extracts from *Solanum nigrum* Attenuated PKC α-Mediated Migration and Invasion of Hepatocellular Carcinoma Cells［J］. *Agricultural and Food Chemistry*, 2010, 58（9）：5806-5814.

［28］Wang HC, Chung PJ, Wu CH, *et al. Solanum nigrum* L. polyphenolic extract inhibits hepatocarcinoma cell growth by inducing G_2/M phase arrest and apoptosis［J］. *J Sci Food Agric*, 2011, 91（1）: 178-185.

［29］Ji YB, Gao SY, Ji CF, *et al.* Induction of apoptosis in HepG2 cells by solanine and Bcl-2 protein［J］. *J Ethnopharmacol*, 2008, 115（2）: 194-202.

［30］李明慧, 孙世顷, 曹亮, 等. 龙葵甾体类生物碱对 S_{180} 及 Lewis 肺癌移植瘤小鼠的影响［J］. 中国天然药物, 2008, 6（3）: 223-226.

［31］黄越燕, 朱琦峰, 周燕, 等. 龙葵生物碱体外抑制肿瘤细胞增殖作用的实验研究［J］. 亚太传统医药, 2012, 8（9）: 31-33.

［32］高聚伟, 潘磊, 陈培丰. 龙葵氯仿提取物对人肺腺癌 A549 细胞凋亡的影响［J］. 浙江中西医结合杂志, 2013, 23（5）: 342-344.

［33］梅全喜, 董鹏鹏, 李红念, 等. 鲜龙葵果治疗肿瘤的药理学基础与临床应用研究进展［J］. 时珍国医国药, 2016, 27（7）: 1713-1716.

［34］陈培丰, 潘磊, 高聚伟. 龙葵提取物对荷 Lewis 肺癌小鼠肿瘤组织细胞周期调控相关蛋白及凋亡的影响［J］. 浙江中医药大学学报, 2014, 38（3）: 243-249.

［35］陈培丰, 高聚伟, 潘磊. 龙葵氯仿及正丁醇提取物对 Lewis 肺癌移植瘤增殖及其血清 IFN-γ、IL-2 和 IL-4 含量的影响［J］. 中华中医药学刊, 2014, 32（8）: 1799-1802.

［36］金旺, 高聚伟, 潘磊, 等. 龙葵正丁醇提取物对 Lewis 肺癌移植瘤生长的影响［J］. 山西中医学院学报, 2015, 16（1）: 24-26.

［37］郑戴波, 高聚伟, 潘磊, 等. 龙葵氯仿提取物对荷瘤鼠肿瘤生长及脾和胸腺指数的影响［J］. 浙江中西医结合杂志, 2015, 25（6）: 531-533.

［38］陈来, 李姗姗, 金德忠, 等. 中药龙葵提取物澳洲茄碱对肺癌细胞抑制作用［J］. 时珍国医国药, 2015, 26（2）: 333-334.

［39］李丽, 邹明雷. 龙葵 80% 乙醇浸膏对 Lewis 肺癌小鼠侵袭转移的影响［J］. 临床医学, 2015, 35（3）: 114-115.

［40］Zhang F, Yang R, Zhang G, *et al.* Anticancer function of alpha-solanine in lung adenocarcinoma cells by inducing microRNA-138 expression［J］. *Tumour Biol*, 2016. 37（5）: p. 6437-6446.

［41］常乐, 刘艺. 龙葵多糖对人胃癌 MGC-803 细胞增殖的影响［J］. 牡丹江医学院学报, 2012, 33（4）: 24-26.

［42］张卫东，孙睿，李莉，等.龙葵碱对人胃癌 MGC-803 荷瘤小鼠癌细胞钙黏蛋白表达的影响［J］.安徽农业科学，2013，41（30）：11965-11966.

［43］Ding X，Zhu FS，Yang Y，*et al*. Purification，antitumor activity in vitro of steroidal glycoalkaloids from black nightshade（*Solanum nigrum* L.）［J］. *Food Chemistry*，2013，141（2）：1181-1186.

［44］王蔚，陆道培.龙葵总提取物对多发性骨髓瘤 U266 细胞株的作用［J］.北京大学学报（医学版），2005，37（3）：240-244.

［45］郝敬全，刘璇，温少瑾，等.龙葵总碱对骨髓瘤细胞凋亡及 NF-κB 表达的影响［J］.湖南中医杂志，2013，29（9）：126-129.

［46］季宇彬，刘家源，高世勇.龙葵碱对乳腺癌 MCF-7 细胞微管系统的影响［J］.中草药，2012，43（1）：111-114.

［47］季宇彬，袁会成，高世勇，等.龙葵多糖细胞毒活性物质基础研究［J］.中草药，2011，42（11）：2275-2278.

［48］孙海波，高世勇，季宇彬.龙葵糖蛋白对 MCF-7 细胞内［Ca^{2+}］i 的影响［J］.哈尔滨商业大学学报（自然科学版），2011，27（6）：772-775，784.

［49］张新红，朱佳，徐水凌.龙葵碱通过线粒体途径诱导人乳腺癌 MCF-7 细胞凋亡［J］.中国药学杂志，2014，49（16）：1404-1409.

［50］Huang HC，Syu KY，Lin JK. Chemical Composition of *Solanum nigrum* Linn. Extract and Induction of Autophagy by Leaf Water Extract and Its Major Flavonoids in AU565 Breast Cancer Cells［J］. *Agricultural and Food Chemistry*，2010，58（15）：8699-8708.

［51］Heo KS，Lee SJ，Ko JH，*et al*. Glycoprotein isolated from *Solanum nigrum* L. inhibits the DNA-binding activities of NF-κB and AP-1，and increases the production of nitric oxide in TPA-stimulated MCF-7 cells［J］. *Toxicology in Vitro*，2004，18：755-763.

［52］胡兵，安红梅，沈克平，等.龙葵对人结肠癌 RKO 细胞黏附、移动和侵袭的影响［J］.中药材，2013，36（6）：958-961.

［53］张桃，谢铭，贺新媛，等.龙葵碱对人结肠癌鸡胚移植模型血管生成的影响［J］.重庆医学，2015，44（2）：155-157，160.

［54］Lee SJ，Lim KT.150kDa glycoprotein isolated from *Solanum nigrum* Linne stimulates caspase-3 activation and reduces inducible nitric oxide production in

HCT-116 cells［J］. *Toxicology in Vitro*，2006，20：1088-1097.

［55］Heo KS，Lee SJ，Lim KT. Cytotoxic effect of glycoprotein isolated from *Solanum nigrum* L. through the inhibition of hydroxyl radical-induced DNA-binding activities of NF-kappa B in HT-29 cells［J］. *Environmental Toxicology and Pharmacology*，2004，17：45-54.

［56］李健，韩增胜，李青旺.龙葵多糖抗肿瘤和免疫调节作用的研究［J］.安徽农业科学，2008，36（33）：14589-14590，14632.

［57］房昭，杨爱莲，高福云，等.龙葵碱诱导人宫颈癌细胞 HeLa 凋亡的体外实验研究［J］.华西药学杂志，2010，25（3）：266-268.

［58］贾艳菊，代玲，张灿.龙葵生物碱诱导 HeLa 细胞凋亡的研究［J］.动物医学进展，2010，31（8）：51-54.

［59］徐俊鸿，高卓维，黄景彬，等.龙葵鲜药对人鼻咽癌细胞 CNE-1 增殖抑制和凋亡的影响［J］.黑龙江中医药，2015，58（3）：61-63.

［60］李志雄，梁蔚波，唐晖，等.龙葵碱对前列腺癌 LNCaP 及 Du145 细胞系的作用及机制［J］.广东医学，2013，34（8）：1153-1156.

［61］王英秀，孙洪伟，杨龙龙，等.龙葵碱诱导胰腺癌细胞 Panc-1 凋亡的实验研究［J］.肝胆胰外科杂志，2012，24（5）：411-414.

［62］Lv C，Kong H，Dong G，*et al*. Antitumor efficacy of alpha-solanine against pancreatic cancer in vitro and in vivo［J］. *PLoS One*，2014，9（2）：p. e87868.

［63］Wang Y，Wu J. α-Solanine Modulates the Radiosensitivity of Esophageal Cancer Cells by Inducing MicroRNA-138 Expression［J］. *Celluar Physiology and Biochemistry*，2016：996-1010.

［64］Wang L，Sun QQ，Zhang SJ，*et al*. Inhibitory effect of alpha-solanine on esophageal carcinoma in vitro［J］. *Exp Ther Med*，2016，12（3）：1525-1530.

［65］Lu MK，Shih YW，Chang Chien TT，*et al*. alpha-Solanine inhibits human melanoma cell migration and invasion by reducing matrix metalloproteinase-2/9 activities［J］. *Biol Pharm Bull*，2010，33（10）：1685-1691.

［66］王春霞，田莉，田树革，等.龙葵果提取物的体外抑菌效果［J］.湖北农业科学，2012，51（17）：3748-3750，3754.

［67］朱明，薛志琴，宫海燕，等.维吾尔药龙葵果提取物的抑菌实验研究［J］.
中国民族民间医药，2009，18（22）：21-22.

［68］Chen Y，Li SY，Sun F，*et al*. In vivo antimalarial activities of glycoalkaloids isolated from Solanaceae plants［J］. *Pharmaceutical Biology*，2010，48（9）：1018-1024.

［69］腾飞，袁长鹏，王萍.龙葵果提取物抗氧化活性测定及酚类活性成分分析［J］.安徽农业科学，2014，42（19）：6217-6219.

［70］陈凤清，刘宗彬，高金秋，等.龙葵果实功能成分及抗氧化酶的比较研究［J］.白城师范学院学报，2015，29（2）：9-13.

［71］Kenny OM，McCarthy CM，Brunton NP，*et al*. Anti-inflammatory properties of potato glycoalkaloids in stimulated Jurkat and Raw 264.7 mouse macrophages［J］. *Life Sci*，2013，92（13）：775-782.

［72］Ji-Sun Shin，K.-G.L. α-Solanine Isolated From *Solanum tuberosum* L. cv. Jayoung Abrogates LPS-Induced Inflammatory Responses Via NF-κB Inactivation in RAW 264.7 Macrophages and Endotoxin-Induced Shock Model in Mice［J］. *Cellular Biochemistry*，2016，117（10）：2327-2339.

［73］严珂，周细根，罗勇，等.龙葵水煎剂对小鼠的镇痛作用［J］.实用临床医学，2012，13（8）：15-16.

［74］Perez RM，Perez JA，Garcia LM，*et al*. Neuropharmacological activity of *Solanum nigrum* fruit［J］. *Journal of Ethnopharmacology*，1998，62：43-48.

［75］叶聚荣，林大杰，陈文雄，等.龙葵的降压作用［J］.中药通报，1984，9（1）：35-36.

［76］赖亚辉，马中春，刘良北.龙葵浓缩果汁对小鼠细胞免疫调节作用实验研究［J］.中国预防医学杂志，2004，5（6）：65-67.

［77］刘良，王春梅，姜虹，等.龙葵浓缩果汁和龙葵口服液抗二氧化硫致咳作用实验研究［J］.吉林医学院学报（自然科学版），1996，16（4）：3-4.

［78］刘颖姝，刘芳萍，李昌文，等.龙葵对四氯化碳致小鼠急性肝损伤的保护作用［J］.中国兽药杂志，2012，47（9）：15-17.

［79］杨云，胡筱希，周凌凌，等.龙葵多糖对CCl₄致急性肝损伤小鼠的保护作用研究［J］.中成药，2014，36（12）：2602-2605.

［80］吴军，陈晨，王宇环.龙葵提取物对小牛血清白蛋白所致大鼠实验性肾炎

的影响［J］.时珍国医国药，2009，20（5）：1236-1237.

［81］赖亚辉，马忠春，闫慧毅，等.龙葵果的急性毒性和遗传毒性试验［J］.癌变.畸变.突变，2005，17（1）：54-55，58.

［82］聂晶，赵燕丽，张冬，等.龙葵遗传毒理的实验研究［J］.中医药学报，1999，27（2）：57-58.

［83］季宇彬，吴盼，郎郎.龙葵碱的毒理学研究进展［J］.中草药，2009，增刊：29-31.

［84］周晓.龙葵有效成分的提取分离及抗肿瘤作用的研究［D］.太原：山西中医药大学，2019.

［85］刘燕玲，吴美玲，胡莹，等.基于加权基因共表达网络分析（WGCNA）探讨龙葵抗肺腺癌功能基因模块及生物标记识别研究［J］.中草药，2019，50（24）：6073-6083.

第四章　鲜龙葵果的临床应用

　　运用鲜药治病是中医学的特色之一。中医临床应用鲜药治疗一些常见疾病及疑难杂症具有悠久的历史，且古人早就提倡"中药鲜用"及"生者尤良"的理念。可见，鲜药的临床应用历史久远，且具有丰富的使用经验，值得深入探讨。近年来的临床研究表明，鲜药应用于治疗各种肿瘤多能取得显著疗效，鲜龙葵果应用于肿瘤治疗取得显著疗效就是鲜药应用的一个成功范例。

　　鲜龙葵果味苦、微酸微甘，性寒；有小毒，具有清热解毒、消肿散结、消炎利尿、生津止渴之功效，用于热性气管炎、咽炎、胃炎、肝炎、尿路感染、小便不利、肿瘤。外敷或外洗治疗头痛、脑膜炎、耳鼻眼疾；捣碎外敷，可消肿止痛，治疗胃痛、胃胀；煎汁漱口治疗牙龈肿痛。现代药理药化研究表明，龙葵鲜果中含有的龙葵碱具有显著的抗肿瘤作用，而鲜龙葵果中抗肿瘤有效成分龙葵总碱要比干龙葵果高很多，干龙葵果中龙葵总碱含量要比龙葵全草高很多。因此，现代临床主要应用鲜龙葵果治疗多种癌症，包括用于肝癌、肺癌、膀胱癌、鼻咽癌、胃癌、大肠癌、骨髓癌、乳腺癌等多种恶性肿瘤，均取得较好的疗效。除了癌症的应用外，鲜龙葵果和龙葵（全草）还广泛应用于妇科疾病如崩漏（子宫出血）、宫颈糜烂、带下、外阴炎、女阴湿疹等；呼吸系统疾病如慢性阻塞性肺炎、支气管炎、支气管哮喘等；消化系统疾病如慢性乙型病毒性肝炎、慢性腹泻、菌痢等；泌尿系统疾病如慢性前列腺炎、血尿症、泌尿系统感染、尿毒症、尿结石等；血液系统疾病如过敏性紫癜、血虚眩晕等，以及高血压、癌症胸腹水、口腔溃疡、眼带状疱疹、甲沟炎、老年丹毒、银屑病、狼疮性肾炎、脓肿、跌打扭伤、毒虫咬伤等，均取得了较好的治疗效果。

第一节 癌 症

龙葵为传统民间广泛应用的中草药，无论是古代中医药典籍记载还是现代药理研究及临床应用，均表明其用于癌症的治疗有显著疗效；近年来的研究证明其主要抗肿瘤成分是其所含的龙葵碱（包括澳洲茄碱、澳洲茄边碱等）。龙葵碱含量以果实为高，且鲜果的含量比干果更高。鲜龙葵果含有丰富的龙葵生物碱和龙葵多糖，这些都是其发挥抗肿瘤作用的有效成分，其中龙葵果所含的抗肿瘤有效成分澳洲茄边碱、澳洲茄碱等龙葵生物碱的含量高于全草 8 ~ 10 倍，而鲜龙葵果中的有效成分含量比干果更高，已被广泛应用于各种肿瘤的防治并取得显著效果。鲜龙葵果具有显著的抗肿瘤作用，其作用机制主要为：抑制肿瘤细胞生长、诱导肿瘤细胞凋亡、促进肿瘤细胞死亡、干扰肿瘤细胞周期、调节免疫等。近年来有大量的临床报道称，应用鲜龙葵果单味水煎液及其复方制剂，或用鲜龙葵果加水果绞成果汁内服治疗肝癌、肺癌、鼻咽癌、膀胱癌、胃癌、大肠癌、骨髓癌、乳腺癌等多种恶性肿瘤，取得较好疗效。

鲜龙葵果用于肿瘤的临床常用组方有以下几个：①鲜龙葵果 20g，生晒参 10g，黄芪 30g，石斛 10g，桑寄生 10g。适应证：配合肺癌、胰腺癌、肝癌、乳腺癌、胃癌、宫颈癌、大肠癌、食道癌、鼻咽癌等大部分实体瘤放化疗期间应用，每日一剂，服用 21 天停 10 天为一个疗程，连续服用 2 ~ 3 个疗程。②鲜龙葵果 20g，党参 20g，黄芪 30g，白术 20g，茯苓 15g，怀山药 15g，麦芽（炒）45g，陈皮 15g，甘草 10g。适应证：大肠癌患者，每日一剂，服用 21 天停 10 天为一个疗程，连续服用 2 ~ 3 个疗程。③鲜龙葵果 30g，党参 20g，茯苓 15g，山楂 20g，谷芽 10g，陈皮 15g，甘草 10g。适应证：晚期肿瘤患者，每日一剂，21 天为一个疗程，需服用 3 个疗程。

实际临床应用中以鲜龙葵果配伍各种名方治疗肿瘤较为普遍，常见的有鲜龙葵果配小承气汤用于肝癌、大肠癌，处方为鲜龙葵果 30g，大黄 10g，厚朴、枳实、白芍、柴胡各 12g，甘草 8g。每天 1 剂，水煎至 150mL，饭后服用。亦有鲜龙葵果配右归饮治疗肝癌，处方为鲜龙葵果 30g，熟地黄 20g，山药 15g，山茱萸 10g，枸杞子 15g，炙甘草 6g，杜仲 15g，肉桂 3g，附子 15g。煎煮水提浓缩配制成合剂，每次 30mL，每天 3 次。鲜龙葵果配葶苈汤用于肺癌胸腹水，组方为鲜龙葵果 20g，葶苈子 10g，猪苓 30g，茯苓 20g，泽泻 10g，芫花 6g，薏苡仁 30g，海藻 9g，车前子 20g，车前草 20g，赤小豆 9g，桑白皮 9g，赤芍 15g。

每日 2 次，连服 3 周。因此，鲜龙葵果应用于肿瘤的治疗是以鲜龙葵果为主药，根据患者的情况再辨证配伍其他中药复方煎服应用的。

鲜龙葵果应用于癌症的治疗在民间一般是采用煎汁、捣碎外敷，亦可和果汁、菊苣汁各半饮服（维吾尔药材标准）。研究表明，鲜龙葵果有效成分在长时间高温煎煮时会出现水解而损耗。因此根据龙葵果药理药化研究，借鉴民间用法，采用多种临床使用方法疗效均较好。主要有：①遵医嘱（根据医生处方调配），与其他中药饮片配方一起煎服；②用鲜龙葵果单独（加适量水）榨汁，加入其他煎好的汤剂中一起服用；③配合新鲜水果榨汁，结合服药时间同其他中药汤剂先后服用。

鲜龙葵果为主的中药复方主要应用于以下几种癌症的治疗。

一、肝癌

肝癌是常见的恶性肿瘤。最新研究显示，近几年肝癌发病率呈上升趋势，每年约有 11 万人死于肝癌，占全世界癌症死亡人数的 45%。目前肝癌的主要治疗方法为手术治疗、介入治疗及放疗。绝大多数患者就诊时已属于中晚期，手术切除率很低，如果进行介入治疗及放疗，又会给身体带来一系列损伤及不良反应。近年来研究表明，鲜龙葵果用于治疗肝癌取得了较好的疗效。抗肿瘤作用研究表明，龙葵、鲜龙葵果及提取物、活性部位或活性成分（龙葵碱）能提高小鼠血清中 TNF-α、IL-2、IL-6 及 IL-8 的水平，可能是龙葵发挥抗肿瘤作用的机制之一。药理研究发现，龙葵碱能够通过诱导细胞凋亡和自噬两种不同的机制来抑制肝癌 HepG2 细胞增殖，从而发挥其抗肿瘤作用；能够显著减轻模型小鼠 2-乙酰氨基芴（AAF）诱发的肝损伤，并且还能够降低 AAF-亚硝酸钠诱发的肝癌小鼠的死亡率；龙葵及鲜龙葵果的水提取物和多酚提取物可通过影响 PKC-α 的表达从而抑制 HepG2 细胞的转移和侵袭，可以作为治疗原发性肝癌的辅助药物；鲜龙葵果中所含的龙葵多糖可以延长 H_{22} 荷瘤小鼠的生存时间，促进淋巴细胞增殖，提高抗肿瘤的免疫功能。以上研究表明，鲜龙葵果及其有效成分可以通过不同的机制发挥抗肝癌药理活性。

目前，关于中药鲜龙葵果及其制剂联合化疗或介入方法治疗肝癌的报道较多，主要应用有鲜龙葵果合剂、龙葵汤剂、龙葵片等，具体介绍如下。

黄东彬等介绍了以鲜龙葵果为主药的鲜龙葵果合剂对晚期肝癌患者生存质量及免疫功能的影响，观察鲜龙葵果合剂（鲜龙葵果 30g，党参 20g，白术 20g，茯苓 15g，怀山药 15g，谷芽 10g，陈皮 15g，甘草 10g）对晚期肝癌患者的疗效。病例纳入标准：①符合原发性肝癌诊断；②无法手术的患者；③分期标准为 Ⅱb ~ Ⅲb 期；④预计生存期 >3 个月，KPS≥60 分；⑤肝功能分级 Child B 级以上；⑥临床资料收集检查结果完整，依从性好。排除标准：①妊娠及哺乳期妇女；②既往已接受抗肿瘤治疗（包括介入治疗、局部放疗等）有效未超过 3 个月者；③合并有心、脑血管及肝、肾和造血系统等严重原发疾病；④依从性差者。选取符合标准的患者 40 例，随机分成两组，观察组和对照组各 20 例。治疗方法：根据患者病情及体质，给予护肝、支持治疗、纠正电解质，予甲地孕酮以增进食欲，同时根据需要给予止吐、止痛等对症处理。治疗周期为 21 天，共 3 个疗程。观察组在对照组治疗基础上加用鲜龙葵果合剂治疗。比较两组患者临床症状积分、肝功能变化、KPS 评分、免疫功能变化。结果表明，两组临床症状积分均呈下降趋势；两组肝功能分级均有改善，观察组治疗前后比较有显著性差异（$P<0.05$）。观察组患者治疗后 KPS 评分明显升高（$P<0.05$）；两组间比较有显著性差异（$P<0.05$）。观察组患者 NK 细胞、$CD4^+/CD8^+$ 较治疗前明显增高，治疗前后有明显差异（$P<0.05$）；两组间比较有显著性差异（$P<0.05$）。在最佳支持治疗基础上，联合使用具有"扶正抗癌"作用的中药鲜龙葵果合剂，此合剂由鲜龙葵果和参苓白术散化裁而成。鲜龙葵果含有丰富的具有抗癌作用的龙葵碱，有明显的细胞毒作用和抗核分裂作用，是抗癌的主药；参苓白术散起到协同龙葵抗肿瘤的作用，参苓白术散中诸药合用，健脾疏肝、理气渗湿、扶正祛邪，提高机体免疫功能，可以明显改善晚期肝癌患者的腹痛腹胀、纳差尿少等临床症状，提高肝功能，进而改善患者生存质量。

黄东彬等还收集了原发性肝癌患者，纳入标准：①按照全国肝癌治疗规范明确诊断为原发性肝癌；②肝功能 Child 分级为 A 级或 B 级；③预计生存时间在 3 个月以上；④生存质量 Karnofsky 功能状态（KPS）评分在 80 分以上，术前数字分级法（NRS）评分 <3 分；⑤术前患者无严重肝、肾、心、肺、脑疾病，无长期阿片类药物应用史；⑥符合肝癌介入治疗的适应证；⑦中医临床辨证属肝火瘀血者。排除标准：①合并有心、脑血管及肝、肾和造血系统等严重原发性疾病；②依从性差者；③肝功能 Child 分级为 C 级或预计生存时间在 3 个月以下。共 49 例随机分成对照组（24 例）和治疗组（25 例），对照组给予常规介入治疗，出现疼痛的患者按照世界卫生组织推荐的"三阶梯止痛原则"给予药物镇痛。使用镇痛药盐酸羟考酮缓释片期间注意监测呼吸抑制、便秘、呕吐等不良反应，若

有不良反应，对症处理。治疗组在对照组治疗基础上于围手术期（介入治疗前 2 天至治疗后 5 天）予龙葵承气汤内服，同时给予心理干预。以鲜龙葵果为主药的龙葵承气汤（鲜龙葵果 30g，厚朴、枳实、白芍、柴胡各 12g，大黄 10g，甘草 8g），水煎，于饭后 30 分钟服下，每天 1 剂，可根据患者具体情况进行加减。治疗后进行疼痛评估及心理评估［填写 Zung's 焦虑自评量表（SAS）和抑郁自评量表（SDS），评价患者焦虑和抑郁的情况］。结果两组疼痛程度比较：治疗组轻度疼痛 16 例（64.0%），中度疼痛 8 例（32.0%），重度疼痛 1 例（4.0%）；对照组分别为 4 例（16.7%）、15 例（62.5%）和 5 例（20.8%），两组间比较有显著性差异（$P<0.05$）。治疗后 SAS 及 SDS 评分：治疗组 SAS 为 45.26 ± 4.56，SDS 为 42.86 ± 7.58；对照组分别为 53.31 ± 5.53、57.33 ± 4.53，两组间比较有显著性差异（$P<0.05$）。提示以鲜龙葵果为主药的龙葵承气汤联合心理干预可明显缓解患者的疼痛及焦虑抑郁等负面情绪。方剂中鲜龙葵果清热解毒、利水消肿，并有抑制肿瘤细胞作用；白芍养阴柔肝止痛；大黄泄热通肠，凉血解毒，逐瘀通经；柴胡疏肝解郁，配伍白芍养血柔肝；厚朴消痰下气除满；枳实散痞破气消积；甘草健脾和中，调和诸药。诸药合用，共奏清下热结、除满消痞、疏肝止痛之功。

黄东彬等又研究了以鲜龙葵果为主药的龙葵承气汤内服对 TACE 术（肝癌肝动脉栓塞化疗）所致肝纤维化及免疫功能的临床疗效。病例按中华放射学会介入组制定的标准，符合介入治疗化疗栓塞的住院病例 40 例，按入院顺序随机分为治疗组、对照组。治疗组 22 例，对照组 18 例。治疗方法：治疗组为常规 TACE 加龙葵承气汤，介入前 2 天开始服药至介入后 5 天，4 周后再使用 1 次，每次为 1 个疗程，观察期为 3 个疗程，治疗同时给予护肝治疗。对照组，单纯 TACE。采用放免法观察治疗前后血清肝纤维化 4 项指标，治疗前后细胞免疫（T 细胞亚群和 NK 细胞）状态的变化。治疗组治疗后血清纤维化指标透明质酸（HA）明显降低，差异有统计学意义（$P<0.05$），肝胆酸（CG）、三型前胶原肽（PC3）、层黏蛋白（LN）无明显升高或稍降低；对照组治疗后 HA、CG、PC3、LN 均升高，两组间差异有统计学意义（$P<0.05$）。治疗组患者 NK 细胞、$CD4^+/CD8^+$ 较治疗前明显增高，治疗前后有明显差异（$P<0.05$）；而对照组 NK 细胞治疗前后变化不大，$CD4^+/CD8^+$ 则较治疗前下降，但无明显差异（$P>0.05$）。两组比较，治疗前后治疗组与对照组 NK 细胞、$CD4^+/CD8^+$ 相比有显著性差异（$P<0.05$）。龙葵承气汤由主药鲜龙葵果和小承气汤化裁而来，由龙葵果、大黄、厚朴、枳实、赤芍、柴胡、甘草组成。现代药理学证明，龙葵果含有抗癌成分，有明显的细胞毒

作用和抗核分裂作用，有助于癌症的治疗，防止转移和复发。龙葵承气汤对抗介入治疗所致的肝纤维化有一定改善作用，并具有提高患者细胞免疫功能的作用。

李叶枚等选取经临床、B超、CT检查确诊，无腹水及远处转移，肝功能Child A级，肿瘤直径5.5～16cm，平均8.59cm，预计生存期≥3个月的中晚期肝癌患者48例，并随机将患者分为两组，治疗组和对照组各24例。治疗方法：在进行常规放射治疗的基础上，治疗组加用精制龙葵汤水煎服，将精制龙葵汤加水适量，煎至150mL，分2次口服，每天1剂，疗程20天。观察临床症状、KPS评分、不良反应等指标。结果，近期疗效：治疗组完全缓解1例，部分缓解16例，有效率为70.8%；对照组完全缓解1例，部分缓解15例，有效率为66.6%，两组有效率比较无统计学差异性（$P>0.05$）。症状改善程度：治疗组显效8例，有效11例，稳定3例，无效2例，症状缓解率为79.1%；对照组显效3例，有效10例，稳定7例，无效4例，症状缓解率为54.1%，两组症状缓解率比较有统计学差异（$P<0.05$）。KPS评分：治疗组KPS评分提高率为75.8%，对照组为47.1%，两组比较有统计学差异（$P<0.05$）。不良反应：治疗组发生乏力、恶心、呕吐2例；对照组9例，两组比较有统计学差异（$P<0.05$）。精制龙葵汤由鲜龙葵果、黄芪、槲寄生、西洋参等组成。近年来的研究证明，鲜龙葵果主要抗肿瘤成分是其所含的龙葵碱（包括澳洲茄碱、澳洲茄边碱等），可通过多个环节促进细胞凋亡、抑制细胞恶性增殖而发挥抗肿瘤作用；槲寄生有多种抗肿瘤作用及免疫调节作用；生晒参可以增强机体抵抗力，发挥免疫调节作用；黄芪有抗肿瘤作用，具体为提高机体免疫功能、抑制肿瘤细胞增殖、促进肿瘤细胞凋亡、抑制肿瘤血管生成及逆转化疗耐药性、增加化疗效果等作用。全方具有扶正祛邪、生津益气、健脾和胃、清热解毒等功效，可提高患者的机体免疫功能及抗癌能力，减轻放疗的不良反应。

徐振杰等选取71例肝癌介入术后患者，采用常规治疗加龙葵承气汤，观察龙葵承气汤对肝癌介入术后患者并发症及肝功能的影响。纳入标准：①经病理证实的肝癌中晚期（Ⅲ期～Ⅳ期）经介入治疗的患者；②无法耐受或不接受手术及放化疗的患者；③均为住院患者；④预计生存期3个月以上；⑤知情同意并签署知情同意书者。排除标准：①过敏体质或对本药已知成分过敏者；②合并心脑血管病、肝肾及造血系统等严重疾病；③原发性肝癌多次介入治疗、转移性肝癌及术后复发性肝癌者。观察组37例，男22例，女15例，年龄20～70岁，平均（53.8±10.2）岁；对照组34例，男21例，女13例，年龄21～68岁，平均（53.2±9.7）岁。观察组介入术后，在姑息性对症支持治疗基础上给予鲜龙葵果为主药的龙葵承气汤，处方：鲜龙葵果 30g，大黄 10g，厚朴、枳实、白芍、柴胡各 12g，甘草 8g。每天 1 剂，水煎至 150mL，饭后服用，持续到术后 7 天。结果治疗后第 3、7 天，观察组肝功能指标明显下降，总有效率 86.5%，对照组58.8%，且观察组恶心、呕吐、腹胀、发热及便秘等症状的发生率明显低于对照组。研究表明，龙葵承气汤中主药鲜龙葵果含有丰富的龙葵生物碱和龙葵多糖，这些抗肿瘤成分在抗肿瘤方面具有多靶点、多效性的特点，毒副反应少，有助于癌症的治疗，防止转移和复发。说明以鲜龙葵果为主药的龙葵承气汤能减轻化疗的并发症，同时又可以提高机体免疫力、延长生存时间、提高生活质量，并有一定的保肝作用。

赵晓琴等用龙葵片（由龙葵、白英、田七粉、炮山甲组成，龙葵为主药）治疗原发性肝癌 32 例，3 次 / 天，5 片 / 次，3 个月为一个疗程。观察肝功能变化情况、AKP（血清碱性磷酸酶）、近期疗效与中位生存期的情况。治疗组第 1 个疗程后有 46.9% 的患者肝功能恢复正常，有 50% 的患者 AKP（血清碱性磷酸酶）恢复正常；第 2 个疗程后有 71.9% 的患者肝功能恢复正常，有 62.5% 的患者AKP 恢复正常；第 3 个疗程结束后有 81.3% 的患者肝功能恢复正常，有 78.1%的患者 AKP 恢复正常；能明显恢复肝癌患者肝细胞功能，提高中位生存期，有效率为 80.5%。表明龙葵片具有活血化瘀、扶正抗癌作用，对原发性肝癌表现出明显的治疗作用。龙葵碱有抗癌细胞核分裂的作用，可以诱导肿瘤细胞凋亡，可用于治疗恶性淋巴瘤、子宫颈癌、乳腺癌、肝癌、胃癌、肠癌、肛门癌等；穿山甲具有抗白血病作用；三七含人参皂苷、三七素、槲皮素等成分，也具有抗肿瘤作用。

龙葵补肾合剂可提高晚期肝癌患者的生活质量，减少并发症和毒副作用。吕苑忠等收集肝癌患者 120 例，治疗组 60 例给予口服龙葵合右归饮合剂（由龙葵30g，熟地黄 20g，山药 15g，山茱萸 10g，枸杞子 15g，炙甘草 6g，杜仲 15g，肉桂 3g，附子 15g 组成，经煎煮水提浓缩配制成龙葵补肾合剂），每次 30mL，每天 3 次；对照组 60 例行肝动脉化疗栓塞（TACE）治疗。考察两组患者生存期、生存质量、主要并发症和毒副反应。2 年期生存率：治疗组为 80%，对照组为 63.33%（$P<0.05$）；3 年期生存率：治疗组为 66.67%，对照组为63.33%（$P>0.05$）。3 年期生存质量改善率：治疗组为 60%，对照组为 23.33%（$P<0.01$）；近期疗效有效率：治疗组为 13.33%，对照组为 43.33%（$P<0.01$）；

并发症和毒副作用出现率：治疗组为 26.67%，对照组为 88.33%（$P<0.01$）。结果表明，2 年期治疗组的生存率明显高于对照组；3 年期两组患者的生存率无明显差异，但是治疗组生存质量明显优于对照组；治疗组近期疗效不如对照组，但是并发症和毒副作用出现率明显降低。龙葵归肝经，以清热解毒、活血消肿见长；右归饮，温补肾阳，龙葵补肾合剂以龙葵为主，与右归饮组成复方，驱邪与补虚扶正并重，治疗中晚期肝癌具有提高生活质量，减少并发症和毒副作用的优势。

张绍斌采用膈下逐瘀汤（龙葵、延胡索、八月札各 30g，蒲黄 12g，当归 15g，甘草 6g，川芎 10g，郁金 15g，赤芍 10g，三棱 15g，桃仁、枳壳各 12g，莪术 15g，红花 10g，五灵脂、香附各 15g）治疗原发性肝癌患者的疼痛，每日 1 剂，水煎至 150mL 后早晚各服 1 次。3 剂后，肝癌患者疼痛减轻，但夜间明显，联合颅痛定，夜间疼痛感减轻；续服 3 剂，疼痛感减轻，泛酸、嗳气症状缓解，停用颅痛定；继服 3 剂，疼痛基本消失，生命体征和病情趋于稳定，说明以龙葵、延胡索为主药的膈下逐瘀汤对肝癌疼痛有良好的治疗效果。

二、肺癌

肺癌是我国近年来发病率迅速增长的恶性肿瘤之一，分为小细胞肺癌、鳞癌、腺癌、腺鳞癌，其中非小细胞肺癌占 80%。大多数非小细胞肺癌患者在确诊时都已发展到了中晚期，失去手术机会，只能采用以联合化疗为主的综合治疗。尽管目前的常规化疗药物抑制或杀伤肿瘤细胞的作用值得肯定，但其毒副作用及多药耐药性难以克服，寻找安全、有效的治疗方案成为目前临床肿瘤治疗的一个热点。龙葵，特别是鲜龙葵果经证明含有抗癌成分龙葵碱，具有明显的细胞毒作用和抗细胞核分裂作用。药理实验证明，龙葵生物碱对人肺癌 A549 细胞具有显著的增殖抑制作用，且呈剂量依赖关系，并可使 A549 细胞形态发生显著变化，推测龙葵生物碱对肺癌细胞具有抑制作用。以下临床研究报道也表明，鲜龙葵果治疗肺癌及其并发症肺癌胸腹水有较好的临床疗效。

黄东彬等报道了以鲜龙葵果为主药的鲜龙葵果合剂对 54 例非小细胞肺癌的治疗效果。纳入标准：病理活检确诊为非小细胞肺癌；按 2003 年 UICC 国际 NSCLC 分期标准属于Ⅲa～Ⅳ期的患者；年龄在 50 岁以上，预计生存期大于 3 个月；血常规、肝肾功能、心电图基本正常，无常规化疗的禁忌证；具有可测量的客观病灶指标；KPS 评分大于 60 分；既往经过正规抗肿瘤治疗者，至少要经过 4 周的准备期；如果纳入观察组则患者需选择不行化疗并愿意服中药；签署知情同意书。排除标准：活动性感染；孕妇或哺乳期妇女；合并重要脏器功能障碍，预计生存期小于 3 个月；血常规、肝肾功能、心电图不能达到常规化疗要求的标准；合并第二种进展期的恶性肿瘤；同时合并其他试验性药物或正参加其他的临床试验。选取符合标准的病例 54 例，治疗组 31 例，其中男性 17 例，女性 14 例，平均年龄为（64.7±8.6）岁；对照组 23 例，其中男性 13 例，女性 10 例，平均年龄为（64.5±8.8）岁。治疗组：鲜龙葵果合剂（鲜龙葵果 30g，党参 20g，白术 20g，茯苓 15g，怀山药 15g，谷芽 10g，陈皮 15g，法半夏 12g，甘草 10g）口服，治疗周期为 21 天 / 疗程 ×4 周期；对照组：研究期间不给予任何中药治疗（包括汤剂、口服和静脉用中成药）。分别在治疗 2 个疗程、4 个疗程结束后评价疗效和毒性反应。治疗 2 周期后，治疗组有效率为 12.90%，疾病控制率 65.42%。治疗 4 周期后，治疗组有效率 3.70%，疾病控制率 65.42%。治疗组 7 例Ⅰ度胃肠道反应，未见明显骨髓抑制、肝肾损害；对照组中Ⅱ度、Ⅲ度骨髓抑制有 8 例，Ⅰ度、Ⅱ度、Ⅲ度胃肠道反应有 23 例，明显肝损害者 1 例。结果提示鲜龙葵果合剂能够缩短非小细胞肺癌疾病进展时间，并且未见化疗引起的骨髓抑制、肝肾损害等严重毒副作用，说明以鲜龙葵果为主药的鲜龙葵果合剂治疗非小细胞肺癌相对安全、有效。

研究表明，龙葵及龙葵果等中药为中医药配合肺癌靶向治疗的核心处方，对于减轻肺癌化疗副作用具有重要意义。刘浩等运用无尺度网络方法对中医药配合肺癌靶向药物治疗规律进行研究，收集 120 张中医药配合肺癌靶向治疗处方，录入临床诊疗信息采集系统进行无尺度网络分析，归纳药物使用频次及配伍的关联度。结果提示，配合吉非替尼肺癌靶向治疗的 20 种常用中药，在 120 张处方中使用频次在 30 次以上，党参、黄芪、金荞麦、沙参、麦冬、龙葵、白英、甘草、黄精、红景天等 10 味中药使用频次均在 60 次以上，其中龙葵和龙葵果是 89 次，以上 10 味构成了用药网络的第一层次，即中医药配合肺癌靶向治疗的核心处方。研究表明，龙葵具有清热解毒、活血消肿、消炎利尿的作用，临床用于治疗疔疮痈肿、小便不利和肿瘤等；龙葵果内含有多种抗肿瘤活性成分，可通过多个环节促进细胞凋亡、抑制细胞恶性增殖等发挥抗肿瘤作用。金荞麦止咳散结且是治疗肺癌的专药，龙葵果、白英、甘草配合金荞麦可增强解毒抗癌功效。

谢远明等采用加味一贯煎治疗肺癌患者 106 例，其中原发性肺癌失去手术或多种慢性病不宜放化疗者 50 例，手术放化疗后复发并广泛转移 6 例，淋巴转移 10 例，骨转移 7 例，其他 43 例。治疗后总有效率 56.6%，治疗方法：龙葵、沙参、麦冬各 30g，枸杞子、川楝子、僵蚕、浙贝母各 15g，乌蛇、土鳖各 10g，蜈蚣 10 条，以上为基本方加减，每天 1 剂，水煎服，服 6 天停 1 天，4 周为 1 个疗程，一般 3 ～ 4 个疗程。治疗肺癌患者 106 例，完全缓解 3 例，部分缓解 21 例，稳定 36 例，无效 46 例，总有效率 56.6%。其中阴虚内热 66 例，完全缓解 2 例，部分缓解 12 例，稳定 22 例，无效 30 例；气阴两虚 40 例，完全缓解 1 例，部分缓解 9 例，稳定 14 例，无效 16 例。随访生存期最短 5 个月，最长 11 年，其中 5 个月 6 例，6 个月至 1 年 10 例，1 ～ 2 年 18 例，2 ～ 3 年 19 例，3 ～ 4 年 20 例，4 ～ 5 年 13 例，6 年 6 例，7 年 7 例，8 年 4 例，9 年 1 例，11 年 2 例。肺癌早期多为痰热毒瘀型或兼杂，晚期多见阴虚型、气阴两虚型，采用一贯煎加味治疗肺癌，以沙参、麦冬、生地黄、枸杞、川楝子、当归等益气养阴，以改善肺癌晚期阴虚、气阴两虚；龙葵、僵蚕、乌蛇、蜈蚣、䗪虫、浙贝母等化痰祛瘀，清热攻毒，散结消块，以治疗肺癌引起的痰热毒瘀。龙葵具有清热解毒、活血消肿、消炎利尿的作用，其所含龙葵生物碱对肺癌细胞增殖有显著的抑制作用。

李金平以中西医结合疗法治疗肺癌中晚期患者，治疗组和对照组各 30 例。治疗组处方：黄芪 30g，龙葵 20g，人参 7g，麦冬、熟地黄各 15g，五味子 12g，百部、川贝母各 9g，随证加减。每天 1 剂，水煎取汁 200 ～ 300mL，早晚分 2 次服。并用 NP 方案：诺维本 25mg/m²，第 1、8 天，静脉推注；顺铂 25mg/m²，第 1 ～ 3 天静脉滴注。同时给予水化、利尿等治疗，28 天为 1 疗程。治疗 2 疗程后，实体瘤疗效比较：总有效率治疗组为 53.3%（完全缓解 3 例，部分缓解 11 例），对照组为 33.3%（完全缓解 2 例，部分缓解 8 例），2 组比较差异有显著性意义（$P<0.05$）。治疗组恶心呕吐、白细胞减少、血小板减少的发生率较对照组低。方中龙葵清热解毒散结，其药用部位龙葵果中所含生物碱具有抑制肿瘤细胞生长、诱导肿瘤细胞凋亡作用，配合西药化疗，对肺癌患者肿瘤瘤体有缩小和稳定作用，且能显著改善临床证候，减轻化疗的毒副反应，提高患者生存质量。

肺癌引起的癌性胸腹水是肺癌中晚期常见的并发症之一，近年来有学者以龙葵葶苈汤联合顺铂腔内治疗肺癌癌性胸水，取得较好的疗效。刘永叶等以龙葵葶苈汤联合顺铂腔内治疗肺癌癌性胸水 22 例，临床疗效显示治疗组胸水控制总有效率和癌细胞转阴率分别达 87.0% 和 92%，同时能明显改善胸痛、呼吸困难等临床症状，并能提高卡氏（KPS）评分。

佟丹江观察口服龙葵葶苈汤同时胸腔内灌注顺铂治疗肺癌引起胸水 23 例的疗效。结果表明，观察组治疗总有效率为 87%，癌细胞转阴率为 91.3%，均明显优于对照组（仅给予顺铂治疗，$P<0.01$），同时能明显改善患者胸痛、呼吸困难等临床症状。

吴钜凌等介绍了龙葵葶苈汤内服联合顺铂（DDP）胸腔内灌注化疗治疗 44 例肺癌大量恶性胸腔积液的临床疗效及其对患者免疫功能的影响，其中实验组 21 例（包括鳞癌 8 例，腺癌 9 例，其他 4 例），对照组 23 例。治疗方法：两组均予 DDP 胸腔内灌注，实验组加予龙葵葶苈汤口服。龙葵葶苈汤组方：龙葵 20g（用鲜龙葵果更好），葶苈子 10g，猪苓 30g，茯苓 20g，泽泻 10g，芫花 6g，薏苡仁 30g，海藻 9g，车前子 20g，车前草 20g，赤小豆 9g，桑白皮 9g，赤芍 15g。每日 2 次，连服 3 周，评价临床疗效和细胞免疫功能。结果治疗 3 周实验组客观有效率为 85.71%，CD3、CD4 及 CD8 阳性 T 细胞百分比明显升高（$P<0.05$），胃肠道反应及血液学毒性总发生率为 19.04%。龙葵葶苈汤中龙葵具清热解毒、利水消肿之功，临床上可用于治疗肺癌、乳腺癌等恶性肿瘤；葶苈子泻肺降气、祛痰平喘、利水消肿，可用于治疗恶性肿瘤所引起的胸腹积液等；茯苓、猪苓、薏苡仁、白花蛇舌草可渗湿利水。龙葵葶苈汤内服联合 DDP 胸腔内灌注可控制胸水发展，缓解症状，降低化疗不良反应发生率，提高机体免疫功能。

三、膀胱癌

膀胱癌是泌尿系统最常见的恶性肿瘤，发病率居泌尿系统恶性肿瘤的首位。张绍磊报道以膀胱内灌注加龙葵方预防膀胱癌复发，20 例浅表性膀胱癌患者行膀胱切除术，2 周后开始服用龙葵方，方法为龙葵 120g（或用鲜龙葵果 40g），去根首煎汁适量，复煎 1 次，2 次煎液混匀，分别于晚上睡前、次晨各服一半，每周 3 剂，连服 3 个月。所有患者术后每 3 个月行膀胱镜检查 1 次，连续 2 年；2 年后不复发，每 6 个月行膀胱镜检查 1 次，连续 1 年；3 年不复发，每 3 个月查尿液细胞学 1 次，每 6 个月行 B 超检查 1 次，5 年不复发停止随访。共治疗 20 例患者，其中 17 例获 6 个月至 5 年随访：3 年以上 12 例（60%），2 年 3 例（15%），1 年 2 例（6%）；3 例患者分别在术后 6、10、20 个月复发，复发率 15%，其中 2 例拒绝全膀胱切除，仅行部分切除，术后分别于 5 个月、11 个月死于肿瘤转移，另 1 例患者行膀胱切除辅以化疗，后失访。膀胱内灌注同时配合龙葵方，兼有抗癌、止痛、利尿作用。龙葵方中龙葵、蛇莓、白花蛇舌草、白英等治疗癌肿，防止复发；泽泻、木通治疗水肿、小便不利等，对早期浅表性肿瘤效果显著，同时可预防膀胱癌术后复发。

谢启梅等以龙葵为主药治疗膀胱癌，在肿瘤患者治疗中，对通便泄热症状，以龙葵配黄芩、蚤休、半枝莲、白花蛇舌草、火麻仁等治疗；对发热、口干咽燥、便干黄赤症状，以龙葵、金银花、板蓝根、石斛、白花蛇舌草、栀子、虎杖等治疗；遇胸闷咳喘、咯吐浓痰血痰者，以龙葵、杏仁、大贝母、半枝莲、桃仁、冬瓜仁等治疗。结果表明，以龙葵为主药配方治疗膀胱癌患者的各种症状均获得良好的效果。龙葵可以通过各种机制抑制干扰肿瘤细胞，并可以调节细胞免疫，以改善膀胱癌患者引起的各种副反应。

四、鼻咽癌

鼻咽癌是我国高发肿瘤之一，广东、广西、福建等华南地区为高发地区。中药治疗鼻咽癌验方在华南地区流传广泛，对于鼻咽癌的治疗确有疗效，其中有文献资料介绍该方以龙葵为主药，辅以土贝母、山豆根、山慈菇、白花蛇舌草、半枝莲、七叶一枝花、木芙蓉、薜荔果等，全方具有清热解毒、消肿排脓、凉血止血之功效，适用于治疗鼻咽癌。现代临床报道，多以鲜龙葵果作为主药配成中药方剂治疗鼻咽癌，取得良好疗效，具体介绍如下。

邬晓东等研究了以鲜龙葵果为主药的鲜龙葵果合剂对鼻咽癌患者的疗效。选取 68 例病例（标准为病理组织学和 CT 检查确诊，分期按《鼻咽癌新分期的研究》执行；按卡氏评分标准 N≥70 分，为无严重心、肝、肾功能异常者），随机分为治疗组和对照组。对照组单纯放射治疗，连续放疗，每周 5 次，连续 7 周为 1 个疗程。治疗组 35 例，其中男 29 例，女 6 例。治疗组在进行鼻咽癌放射治疗（放射治疗同对照组）的基础上，以鲜龙葵果合剂（鲜龙葵果 10g，黄芪 30g，生晒参 10g，槲寄生 20g，玄参 15g，麦冬 15g，沙参 15g）在放疗期间每天煎服，连服 7 天 / 周；放疗结束半年内每周连服鲜龙葵果合剂为主的中药，煎服汤剂 6 天，停 1 天；放疗结束半年以后减为 3 剂 / 周，坚持 2 年以上。经治疗，治疗组完全缓解率、部分缓解率分别为 91.4% 及 78.8%，3 年、5 年生存率分别为94.3%、80%，临床症状改善率为 88.6%，并且中药加放疗组比单纯放疗组毒副反应轻。鲜龙葵果含有丰富的龙葵生物碱和龙葵多糖，这些都是其发挥抗肿瘤作用的主要有效成分，其含量明显高于干龙葵果及其他药用部位。结果表明，以鲜龙葵果为主药的鲜龙葵果合剂能减轻鼻咽癌患者放疗副反应并改善预后，在改善临床症状、减轻鼻咽癌患者放疗副反应方面有显著疗效。

刘方颖等采用以鲜龙葵果为主药的精制龙葵汤配合放疗治疗鼻咽癌，纳入标准为：经病理和 CT 检查确诊的鼻咽癌患者，诊断均符合《中国常见恶性肿瘤诊治规范（鼻咽癌）》标准。患者治疗前心、肺、肝、肾功能正常，无远处转移，卡氏评分均≥70 分，预计生存时间≥3 个月。选取 118 例，随机分为治疗组 60 例，对照组 58 例。主要治疗方法为：在放疗的基础上，加用中药龙葵汤煎服，处方组成为鲜龙葵果 15g，生晒参、槲寄生各 10g，黄芪 30g。每天 1 剂，加适量水浓煎至 150mL，连续服药 20 天。观察两组放疗按时完成率、急性口咽黏膜放射副反应、治疗前后外周血象等指标。结果发现，两组肿瘤灶完全消除率虽无显著性差异，但治疗组的放疗完成率为 96.6%，优于对照组的 79.3%；治疗组的口咽黏膜放射副反应中Ⅰ、Ⅳ发生率分别为 41.7%、10.0%，而对照组的分别为 20.7%、25.9%，差异有统计学意义；治疗组的血白蛋白、白细胞、血小板等外周血象情况均优于对照组（均 $P<0.05$）。提示以鲜龙葵果为主药的龙葵汤配合放疗治疗鼻咽癌能提高放疗疗效，减轻急性口咽黏膜放疗副反应，对骨髓功能起到一定的保护作用，且具有减毒增效作用。

五、胃癌

胃癌是源自胃黏膜上皮的恶性肿瘤，占全部恶性肿瘤的第 3 位，占消化道恶性肿瘤的首位，占胃恶性肿瘤的 95%。大体分为早期胃癌、进展期胃癌（中、晚期胃癌）。根据组织学分型，主要分为普通类型和特殊类型。普通类型包括乳头状腺癌、管状腺癌、低分化腺癌、黏液腺癌、印戒细胞癌；特殊类型包括腺鳞癌、鳞癌、类癌、未分化癌、胃溃疡癌变。近年来，治疗胃癌的主要方法是术后辅助化疗及晚期患者姑息疗法。据报道，鲜龙葵果治疗胃癌有较好的疗效，能提高机体免疫力，改善全身症状，通过中西医结合治疗能提高疗效、减轻化疗毒副作用。

刘凤春等观察了以鲜龙葵果为主药的鲜龙葵果合剂联合化疗对 40 例中晚期胃癌患者生存质量及免疫功能的影响。具体方法：40 例胃癌患者（乳头状腺癌、管状腺癌、低分化腺癌、黏液腺癌、印戒细胞癌）给予至少 2 疗程化疗，同时辅以龙葵合剂为基础方的中药治疗。鲜龙葵果合剂处方组成：鲜龙葵果 30g，党参

20g，白术 20g，茯苓 15g，怀山药 15g，谷芽 10g，陈皮 15g，甘草 10g。通过自身前后对照，观察治疗前后体力活动情况（KPS）及生活质量（QOL）评分、细胞免疫（T 淋巴亚群 CD3$^+$、CD4$^+$、CD4$^+$/CD8$^+$）指标的变化。结果发现，患者经过联合治疗后，KPS 评分为 77.46 ± 8.02，与治疗前的 72.35 ± 5.58 相比稍有提高（P>0.05），QOL 评分中症状 / 副作用部分评分有所增加（P<0.05），CD3$^+$、CD4$^+$、CD4$^+$/CD8$^+$ 等免疫功能指标升高（P<0.05）。龙葵合剂中所用鲜龙葵果为小叶多花龙葵、二级半干寒地带生长的保鲜果，经现代药理研究证明鲜龙葵果含有丰富的抗肿瘤有效成分澳洲茄边碱、澳洲茄碱等龙葵生物碱，其有明显的细胞毒作用和抗核分裂作用。表明以鲜龙葵果为主药的龙葵合剂联合化疗可以减轻中晚期胃癌化疗的毒副作用，改善免疫功能，维持患者较好的生活质量，提高疗效。

杨舒瑾通过辨证分型，以中药复方联合西药治疗晚期胃癌，主要分为瘀毒内阻、痰湿凝结、脾胃虚寒、气血两亏等 4 种证型，共同作为治疗组（20 例）。纳入标准：①年龄 51 ~ 77 岁。②辨证分型：瘀毒内阻、痰湿凝结、脾胃虚寒、气血两亏。③知情同意，签署知情同意书。排除标准：①其他疾病、证候或合并症。②已接受相关治疗并可能影响效应观测指标。③伴有可能影响效应指标观测、判断的其他生理或病理状况。④严重心、肝、肾损害影响药物代谢。⑤特征人群（孕妇、哺乳期、精神病、病情危笃或疾病晚期）。如纳入前正在接受药物治疗，经过洗脱期后符合纳入标准，不视为排除病例。根据证型分别采用不同的方剂治疗，其中证属瘀毒内阻型采用中药方剂失笑散加用龙葵为主药，包括蒲公英、龙葵、藤梨根、铁树叶、仙鹤草各 30g，五灵脂、生蒲黄、当归、延胡索、桃仁、赤芍各 10g，白屈菜、藕节、玉竹各 20g。痰湿凝结、脾胃虚寒、气血两亏等证型分别服用海藻玉壶汤合二陈汤、附子理中汤、十全大补汤。连续治疗 2 周后，治疗组完全缓解 1 例，部分缓解 8 例，稳定 10 例，无效 1 例，总有效率 95.00%。结果表明，加用龙葵配伍失笑散的复方，对于瘀毒内阻型晚期胃癌有一定的疗效。

六、大肠癌

大肠癌（又称结肠癌）是常见的消化道恶性肿瘤，可发生在结肠的任何部位。药理研究发现，龙葵提取物可以抑制结肠癌细胞增殖，进而抑制结肠癌细胞黏附、移动及侵袭，提示其可能具有抑制结肠癌转移的作用。从龙葵中分离得到了糖蛋白类成分，经体外试验发现，糖蛋白类成分能够通过调节抗凋亡因子诱导结肠癌细胞 HT-29、HCT-116 凋亡，从而抑制这 2 种细胞株的增殖，提示鲜龙葵果中的糖蛋白类成分可能是其抗结肠癌的药效物质之一。同时临床研究报道也表明，以鲜龙葵果为主药的鲜龙葵果合剂对大肠癌化疗引起的副反应有显著疗效。

黄东彬等观察了以鲜龙葵果为主药的鲜龙葵果合剂联合化疗对 47 例中晚期大肠癌患者的疗效。所有病例均经病理证实，病例类型包括管状腺癌、黏液腺癌、鳞状细胞癌、乳头状腺癌，临床分期：Dukes C ~ D 期，KPS 评分≥60 分，无合并心、脑血管、肝、肾和造血系统等严重原发疾病，预计生存期≥3 个月。根据中晚期大肠癌病机多为脾胃虚弱、癌毒淤积的特点，所有患者在给予常规化疗的基础上，加用自拟鲜龙葵果合剂（基本方为鲜龙葵果 30g，党参、白术各 20g，茯苓、怀山药、陈皮各 15g，谷芽、甘草各 10g），每日 1 剂，服 20 天后停服 10 天，共服用 60 天。结果发现，虽然治疗后患者的 KPS 评分、QOL 评分与治疗前并无显著差异（均 $P>0.05$），但 QOL 评分中的症状 / 副作用部分治疗后为 36.8 ± 8.9，优于治疗前的 33.8 ± 7.3（$P<0.05$），治疗后 T 细胞亚群 $CD3^+$、$CD4^+$、$CD4^+/CD8^+$ 等指标增加（$P<0.05$）。说明以鲜龙葵果为主药的鲜龙葵果合剂具有抗癌解毒、健脾、益气和胃功效，其联合化疗能有效减轻中晚期大肠癌患者的恶心呕吐、纳差腹胀等消化道反应，改善免疫功能，增加患者的体重，提高患者的生存质量。

七、骨髓癌

骨髓癌的西医治疗主要有手术和化学治疗，但容易引起机体免疫力下降，抗病能力下降。中医治疗骨髓癌主要采用"中药扶正抗癌排毒疗法"，其特点是不手术、不放疗、不化疗、不住院，无毒副作用，疗效确切。对正在化疗的患者，用此疗法可减轻放化疗的毒副作用，减毒增效；对手术后的患者，用此疗法，可预防复发、转移扩散。以中医药治疗来控制肿瘤继续复发转移，通过传统中草药龙葵结合现代西医疗法，对治疗骨髓癌有显著疗效。现代药理实验也表明，鲜龙葵果总提取物对多发性骨髓瘤 U266 细胞有体外细胞毒作用，其作用机制可能是诱导 U266 细胞凋亡。

聂甜等观察了龙葵果总提取物联合 VAD 方案对 60 例多发性骨髓瘤患者的疗效及安全性。具体方法：随机分成两组，每组各 30 例，治疗组进行龙葵果总提取物口服联合 VAD 治疗；对照组只进行 VAD 治疗。结果：治疗后疗效比较，治疗组总有效率为 93.33%，对照组为 60.00%；两组骨髓瘤细胞比例、免疫球蛋白（M 蛋白）、β2 微球蛋白、血沉比较，均有统计学意义（$P<0.05$）；治疗后 WBC、AST、血清钙、ECG 及毒副反应比较，无显著性差异（$P>0.05$）。说明龙葵果总提取物联合 VAD 方案能有效减轻多发性骨髓瘤患者的肿瘤负荷，消瘤体，消癌肿，减低血清 M 蛋白的含量，提高疗效，并且无明显毒副反应。

八、乳腺癌

乳腺癌是严重影响妇女生命健康及生活质量的常见恶性肿瘤之一。目前临床以手术治疗为主，术后化疗、放疗是辅助治疗乳腺癌的主要手段。化疗对于恶性肿瘤杀伤力较强，见效较快，但其在杀灭肿瘤细胞的同时也不可避免地损伤了患者体内的正常细胞，引发一系列不良反应，影响临床治疗效果，降低患者生存质量。药理研究表明，鲜龙葵果提取物可通过诱导细胞凋亡和自噬，抑制 AU565 细胞的增殖。龙葵果中提取的糖蛋白对人乳腺癌细胞 MCF-7 具有细胞毒作用和诱导凋亡作用。鲜龙葵果中的活性成分龙葵碱（62）可以诱导人乳腺癌 MCF-7 细胞凋亡。临床上采用中西医结合方法，应用中药鲜龙葵果方辅助乳腺癌化疗取得了良好的临床效果。

付春利等观察了以鲜龙葵果为主药的精制龙葵汤对乳腺癌化疗患者的疗效。纳入标准：①均经乳腺彩超、CT、X 线钼靶、病理活检等检查确诊为乳腺癌；②已行乳腺癌手术（改良根治术或保乳手术），适合化疗；③对化疗药物无过敏史者，按规定时间顺利完成 4 个疗程即可纳入研究。排除标准：①男性乳腺癌，儿童期（<18 岁）乳腺癌，妊娠哺乳期乳腺癌；②同时患有两种或两种以上肿瘤；③在治疗前已伴有心、肝、肺、肾功能衰竭，不能坚持完成化疗者；④健康状况评分标准（KPS 评分标准）<60 分者；⑤参考 WHO 化疗不良反应标准分级标准：白细胞、血小板、粒细胞、血红蛋白在毒性反应分级得分为 IV 级者。选取符合以上标准的乳腺癌患者 60 例，治疗组和对照组各 30 例。方法是采用化疗联合精制龙葵汤（鲜龙葵果 30g，黄芪 50g，石斛 10g，桑寄生 10g，生晒参 10g），1 剂 / 日，水煎分服，3 周为 1 个周期，治疗 4 个周期。比较两组患者化疗前后的血常规、肝功能、肾功能、胃肠道反应等指标。结果表明，对照组患者化疗后有效率为 83.3%，治疗组为 86.6%，两组患者近期疗效比较，差异无统计学意义（$P>0.05$）；治疗组患者治疗后 KPS 评分显著下降，与治疗前比较差异具有统计学意义（$P<0.05$）；两组患者化疗后均出现白细胞减少、血小板减少、恶心呕吐、

肝功能异常等毒副反应，但对照组患者毒副反应发生率较治疗组高，差异具有统计学意义（P<0.05）。治疗后肝功能、肾功能、胃肠道反应等指标均有明显改善。药理实验证明，龙葵汤的主药龙葵果含有丰富的活性成分龙葵碱，可以诱导人乳腺癌 MCF-7 细胞凋亡。龙葵汤具有益气养血、滋阴清热、扶正祛邪之功效，用于辅助化疗，能显著减少乳腺癌患者化疗过程中出现的骨髓抑制等不良反应，改善患者生存质量。

李雅玲等以中药龙葵复方结合西医化疗治疗晚期乳腺癌患者 46 例。具体方法：46 例患者中，只有局部复发患者 8 例行局部广泛切除术加植皮术；其余患者均应用化疗加内分泌治疗（ER 阳性患者），加中药治疗。中药治疗主要采用扶正祛邪、辨病与辨证相结合的方法，中药方组成：黄芪、党参、炒白术、茯苓等健脾益气；天冬、天花粉、玄参、枸杞子、女贞子等滋阴润燥；当归、川芎、白芍、何首乌等养血生血；仙灵脾、山萸肉等温肾壮阳，固摄先天，同时又加入白花蛇舌草、蛇六谷、龙葵、苦参等清热解毒作为抗癌之用。本组 46 例患者，均经 2 年以上随访，结果：2 年生存率 56.5%（26 例 /46 例），在存活 2 年的 26 例患者中，完全缓解及部分缓解 22 例，治疗有效率达 47.8%，且能坚持全疗程治疗，比国内报道的未加用中药治疗的缓解率提高 4% ~ 27%；而且在化疗过程中出现的如恶心、呕吐、贫血等症状亦有明显缓解。龙葵提取物具有抑制乳腺癌细胞 AU565 增殖，龙葵碱具有诱导乳腺癌细胞 MCF-7 的作用，以龙葵为主药的中药复方联合化疗，不仅能有效治疗和缓解乳腺癌，还可以提高晚期乳腺癌患者生存质量，减轻化疗引起的毒副反应。

九、其他肿瘤

鲜龙葵果除了对肝癌、肺癌、膀胱癌、鼻咽癌、胃癌、大肠癌、骨髓癌、乳腺癌等有显著的疗效外，对于宫颈癌、食道癌、颈淋巴癌、胰腺癌等癌症也表现出良好的治疗效果。一系列药理实验证明，鲜龙葵果及其提取物对宫颈癌细胞、黑色素瘤细胞及一些恶性肿瘤细胞也具有一定的对抗作用。Li J 等通过体内药理实验考察了龙葵生物碱对人宫颈癌 HeLa 细胞的增殖抑制作用，实验结果提示，鲜龙葵果中的生物碱类成分也是其抗宫颈癌的药效物质之一。也有研究表明，龙葵总碱具有较强的抑制基质金属蛋白酶 -9（MMP-9）基因 mRNA 的表达作用，显示其具有一定的抗肿瘤转移作用，这也是其治疗恶性肿瘤的作用机制之一。因此，龙葵（尤其是龙葵鲜果中所含龙葵生物碱）对于宫颈癌、食道癌、颈淋巴癌、胰腺癌等恶性肿瘤均有一定的临床疗效。

管静等应用以鲜龙葵果为主药的鲜龙葵果合剂（鲜龙葵果 30g，党参 20g，白术 20g，茯苓 15g，山药 15g，谷芽 10g，陈皮 15g，甘草 10g）治疗晚期肿瘤患者。纳入标准：①经病理证实的中晚期（Ⅲ期~Ⅳ期）恶性肿瘤患者；②年龄在 20 岁以上，预计生存期大于 3 个月；③血常规、肝肾功能、心电图基本正常，无常规化疗的禁忌证；④有可测量的实体瘤灶（原发或转移灶）；⑤ KPS 评分大于 60 分；⑥既往经过正规抗肿瘤治疗者，至少要经过 4 周的准备期。排除标准：①活动性感染；②孕妇或哺乳期妇女；③合并重要脏器功能障碍，预计生存期小于 3 个月；④同时合并其他试验性药物或正参加其他的临床试验。共筛选符合标准的病例 145 例，其中治疗组 71 例，包括支气管肺癌 21 例、胃肠道癌 16 例、原发性肝癌 15 例、乳腺癌 9 例、其他肿瘤 10 例；对照组 74 例。对照组治疗方法：根据患者病情及体质，给予维生素、微量元素、氨基酸、脂肪乳、白蛋白等支持治疗、纠正电解质，予甲地孕酮以增进食欲，同时根据需要，给予止吐、止痛等对症处理。治疗组治疗方法：在对照组治疗基础上加用以鲜龙葵果为主药的鲜龙葵果合剂治疗，治疗周期为 21 天，共 3 个疗程。观察两组治疗前后生存质量、KPS（体力状况评分）、体质量及总生存期等指标。治疗 3 个疗程后，患者生存质量、KPS、体质量均有提高，生存期明显延长。两组治疗前后生存质量：治疗组 18 例好转（25.4%），对照组 9 例好转（12.2%）；KPS 评分：治疗组总提高数 35 例（49.3%），对照组 22 例（29.7%）；体质量变化情况：治疗组体质量增加 23 例（32.4%），稳定 30 例（42.3%），下降 18 例（25.4%），对照组体质量增加、稳定、下降分别为 11 例（14.9%）、27 例（36.5%）和 36 例（48.6%）；生存期：治疗组为（182.60 ± 19.84）天，对照组为（106.91 ± 16.53）天。本研究中所应用的鲜龙葵果合剂是根据中晚期肿瘤患者多有脾胃虚弱兼瘀毒内阻的发病机理而组方。鲜龙葵果合剂方中所用鲜龙葵果是抗癌的主药，含有丰富的具有抗癌作用的龙葵碱和多糖，有明显的细胞毒作用和抗核分裂作用。参苓白术散起到协同龙葵抗肿瘤的作用，方中以党参、白术、茯苓健脾益气，配伍淮山药、谷芽，佐以陈皮醒脾和胃，行气化湿，甘草健脾和中，调和诸药。诸药合用，补其中气，渗其湿浊，行其气滞，恢复脾胃受纳与健运之职，促进胃肠正常消化吸收，提高机体免疫功能。在最佳支持治疗基础上，联合使用具有"扶正抗癌"作用的中药龙葵合剂，可以明显提高患者机体免疫力，对多种恶性肿瘤患者生存质量具有一定的改善作用。

　　早期也有学者研究报道，用中药鲜龙葵果制成煎剂或注射剂，采用口服煎剂、肌肉注射等方法，共治疗癌症 95 例，包括宫颈癌 52 例、食道癌 34 例、乳腺癌 2 例、肺癌 2 例、肝癌 3 例、颈淋巴癌 2 例，收到良好的治疗效果，未见任何毒副反应。

　　近年来，江门市人民医院肿瘤科等单位应用以鲜龙葵果为主药的精制龙葵汤（鲜龙葵果为主，配以生晒参、槲寄生、黄芪等），每天 1 剂；水煎服，早晚各 1 次，饭后 20 分钟服用，10 天为 1 个疗程，每个疗程结束后休息 5 天再继续下一疗程治疗。连续服用 4 ~ 6 个疗程，观察治疗各种肿瘤（包括胰腺癌、肝癌、乳腺癌、肺癌、胃癌、宫颈癌、鼻咽癌等）患者 20 多例，可明显改善患者的生存质量，延长患者生存期。

第二节　其他应用

一、妇科疾病

　　近年来，应用龙葵制剂，如龙葵洗剂、龙葵合剂、龙葵膏等治疗妇科方面疾病，取得显著疗效。龙葵和鲜龙葵果应用于妇科疾病，主要有崩漏（功能性子宫出血）、宫颈糜烂、带下、外阴炎、女阴湿疹等，具体介绍如下。

（一）崩漏

　　崩漏是妇科常见病，西医又称功能性子宫出血，主要是脾肾气虚、阴虚内热、瘀血内阻、邪热内盛、脾肾气虚、气不摄血、冲任不固，导致血出不止。阴虚内热或邪热内盛均可灼伤血络，致崩中漏下。临床上应用龙葵制剂治疗崩漏收到良好的治疗效果。

　　李明英等筛选 19 ~ 48 岁的功能性子宫出血（崩漏）患者 40 例（月经淋沥不止 7 天以上的 28 例，月经量多如崩的 12 例）。治疗方法：用龙葵草、旱莲草、人参、益母草等药物，水煎浓缩、醇化，浓缩制成龙葵草合剂。所选患者给予龙葵草合剂每次 20mL，口服 3 次 / 天，7 天为 1 疗程。结果：显效者 24 例（3 天内止血），有效者 12 例（7 天内止血），无效者 4 例（7 天以上不止血），总有效率为 90%。龙葵草含有多种生物碱，有类似可的松作用，能降低毛细血管通透性，加强凝血作用。龙葵草合剂可能是通过调节神经内分泌功能、改善毛细血管通透性、促使血管收缩、加强凝血作用、促进血管正常修复而起到止血作用的。

朱敏英观察了龙葵煎剂对崩漏患者的临床疗效，具体方法：治疗组服用龙葵煎剂，1剂/天，服用两剂出血未停止的，加服1剂，出血均停止；对照组采用西医常规治疗，用大量雌激素止血，如出血量很多，注射雌二醇，至出血停止后再减量，每次减量不超过原量的1/3，共维持21天。治疗组共26例，治愈22例，显效4例；对照组共24例，治愈16例，显效8例。并且治疗组具有明显的减少出血的疗效，服用2剂后（2天）出血量明显减少，服完3剂后（3天）出血基本停止。

（二）宫颈糜烂

有学者以龙葵膏外用涂敷宫颈糜烂处，对于宫颈糜烂面的治疗有良好疗效。将龙葵洗净切成段，加水煮，熬成糊状，即成龙葵膏。具体用法：将宫颈糜烂面分泌物擦净，用带线的棉球蘸上龙葵膏，对准宫颈糜烂处置入（棉球的线头露在阴道外），24小时后，患者自行取出。每周上药1~2次，8次/疗程。

（三）带下

临床单用霜后龙葵熏洗疗法治湿热白带疗效显著。具体方法：药用霜后龙葵全秧，洗净切寸段250g，放盆内加凉水1500~2000mL，水沸后煮20分钟，局部先熏后洗约30分钟，药液凉后加温继用，1剂/天。患者用7剂后，所有症状全部消失。愈后23年至今未见复发。龙葵经过霜打后，寒凉气味越发浓厚，清热解毒、消肿散结、凉血除温、利尿止痒等功能比夏秋季采摘的龙葵更加优胜。临床单用其熏洗治带下、尿急尿频、阴痒及男子浊症均有不同疗效。

（四）外阴炎

非特异性外阴炎是妇科常见疾病，临床主要表现为外阴皮肤、如膜痉痒、疼痛、烧灼感，于活动、性交、排尿及排便时加重。杨柳新等采用龙葵马齿苋洗剂治疗非特异性外阴炎，取得了较好的疗效。方法：将240例非特异性外阴炎女性患者随机分为两组，每组各半。治疗组给予龙葵马齿苋洗剂熏洗治疗，将龙葵、防风、百部、马齿苋、苦参各30g，龙胆草、黄柏、川椒、苍耳子、车前子、白鲜皮、薄荷各20g，加水煎汤，过滤去渣，趁热先熏后洗再坐浴，2次/天，每次30分钟；对照组局部应用抗生素治疗。结果治疗组患者总有效率为96.7%，对照组患者总有效率为 85.8%。

（五）女阴湿疹

外阴湿疹是指发生于外阴部及肛门的一种具有多形性皮疹及渗出倾向、伴剧烈瘙痒、易反复发作的皮肤炎症。庞超等采用龙葵马齿苋洗剂熏洗治疗 126 例女阴湿疹患者，取得了满意的疗效。龙葵马齿苋洗剂药物组成及治疗组的熏洗方法与治疗外阴炎方法相同。对照组用派瑞松软膏涂于病灶处，早晚各 1 次，7 天为 1 疗程。2 个疗程后，治疗组 70 例，治愈 33 例，有效 31 例，无效 6 例，总有效率 91.4%；对照组 56 例，治愈 7 例，有效 32 例，无效 17 例，总有效率 69.6%。

二、呼吸系统疾病

呼吸系统疾病是一种常见病、多发病，主要病变在气管、支气管、肺部及胸腔，病变轻者多咳嗽、胸痛、呼吸受影响，重者呼吸困难、缺氧，甚至呼吸衰竭而致死。近年来研究报道表明，龙葵在治疗呼吸系统疾病，如支气管炎、支气管哮喘、慢性阻塞性肺炎等疾病方面有明显疗效。

（一）慢性阻塞性肺炎

慢性阻塞性肺病，简称慢阻肺，包括慢性支气管炎、肺气肿、肺心病。彭景钦等将确诊为慢性阻塞性肺病稳定期的 76 例患者随机分为 2 组，其中治疗组 38 例予以口服龙葵六君煎汤剂联合西医抗炎、化痰、舒张气道等常规治疗；对照组 38 例予以西医抗炎、化痰、舒张气道等常规治疗。结果治疗 180 天后，治疗组和对照组圣乔治呼吸问卷评分显著低于治疗前，同期治疗组圣乔治呼吸问卷评分显著低于对照组；治疗组和对照组肺功能指标 FEV1、FEV1% 均显著高于治疗前，同期治疗组与对照组 FEV1、FEV1% 比较，二者差异无统计学意义（$P>0.05$）。治疗组肿瘤坏死因子 -α 水平、气道细菌菌落计数评分均低于对照组。提示龙葵六君煎汤剂联合西医常规治疗可以有效提高慢性阻塞性肺病稳定期患者生存质量及肺功能，降低肿瘤坏死因子 -α 水平及气道内的细菌负荷，改善生存质量。龙葵六君煎符合慢阻肺患者稳定期的病机特点，由龙葵、熟地黄、党参、当归、白术、法半夏、陈皮、茯苓、炙甘草组成，方中以寒润的熟地黄滋培肾水，辛润的当归大补气血，党参、白术、茯苓、炙甘草健脾益气，恢复已衰脏腑功能，陈皮、法半夏燥湿化痰，龙葵止咳祛痰平喘以逐邪；诸药配合，共奏滋肾健脾益肺、化痰止咳平喘之功。

（二）支气管炎及支气管哮喘

支气管炎为支气管黏膜的炎症，临床上分为急性支气管炎和慢性支气管炎，本病在中医学上根据外感咳嗽、痰饮辨证施治。支气管哮喘是以阵发性而带有哮鸣音的气喘为主要表现，常伴有咳嗽，严重者可持续性发作，在中医学上称为"哮喘"。近年来，临床上主要运用龙葵制剂治疗慢性支气管炎及支气管哮喘。王铭观察龙葵酊治疗 52 例慢性气管炎患者的疗效，其中单纯型 16 例，喘息型 36 例。方法为：鲜龙葵果 3.5kg 洗净，60% 乙醇浸渍 15 ~ 20 日，倾取上层液，过滤。龙葵果榨出浆液后将籽烘干粉碎成末，加水煮沸制成龙葵酊。每天 3 次，每次 10 ~ 20mL，10 天为一疗程。治疗 1 ~ 3 个疗程后，近控 47 例（近控率 90.4%），其中单纯型 15 例，喘息型 32 例。

龙葵合剂对慢性气管炎患者也表现出良好的治疗效果。龙葵合剂用龙葵全草（鲜）3 两或（干）1 两，桔梗 3 钱，甘草 1 钱，制成浸膏压片。4 ~ 6 片 / 次，3 次 / 天，10 天为一疗程。副作用：少数病例有咽痛、头痛。疗效：治疗 335 例，近控 43.5%，显效 33.1%，好转 15.8%。

研究发现，将龙葵地上部分与甘草研粉，炼蜜为丸，治疗慢性气管炎 111 例，结果总有效率为 77.5%，显效率为 32.5%，临控率 12.5%，其疗效与病情轻重及是否合并有肺气肿有关。对单纯虚寒型疗效较高，有效率 84.2%，显效率 43.2%；对痰浊阻塞型疗效明显降低，有效率 50.0%，显效率 18.7%。

刘良等观察龙葵止咳冲剂对 150 例急慢性气管炎患者的治疗作用，发现其有显著的止咳、平喘、祛痰作用。具体方法是口服龙葵止咳冲剂 3 次 / 天，每次 40mL，10 岁以下儿童减半，7 天为一疗程，治疗期间不用其他镇咳药。结果治愈率为 74.3%，有效率为 95.2%。

有研究表明，从龙葵全草中提取有效成分制成片剂，即龙葵平喘片，对支气管哮喘有良好的疗效。临床试验观察对象涉及各个年龄阶段的支气管哮喘患者共 244 例，病程 10 年以下的患者 126 例，10 ~ 20 年 88 例，20 年以上的 30 例。方法是口服龙葵平喘片，5 片 / 次，每天 3 次，小儿酌减。治疗 10 天后，近控 52 例，显效 32 例，有效 84 例，总显效率 34.4%（近控 + 显效），总有效率 68.8%（近控 + 显效 + 有效）。244 例患者根据病因分类：过敏型 95 例，感染型 2 例，混合型 147 例。其中以混合型哮喘居多，其显效率 34%，有效率 70%；过敏型哮喘显效率 37.4%，有效率 66.3%。

（三）恶性胸腔积液

恶性胸腔积液是肺癌患者最常出现的并发病变，其根本原因是肿瘤细胞对胸膜的直接侵犯或转移，导致胸膜层的毛细血管内压、胶体渗透压、毛细血管通透性和胸腔内压的改变，使异常液体积聚胸腔。恶性胸腔积液使肺扩张受限、肺容量减少而引发肺不张和反复感染，临床常见症状为胸闷、呼吸困难、心悸、紫绀等，严重影响生活。由于恶性胸水较常出现于手术不能治愈、放化疗失效的晚期肿瘤患者，胸腔穿刺引流胸水是唯一能暂时缓解症状的治标方法，但反复抽液能造成电解质紊乱，影响预后。中医药治疗恶性胸腔积液具有较好疗效，而且毒副反应少，能更好地改善患者生活质量，延长寿命。

我国历代医学文献中虽未见"胸腔积液"或"胸水"一词，但从临床表现分析，胸腔积液当属中医学"支饮"范畴。历代医家中以张机论"饮"最为详尽，他按症状与病位划分，指出饮者有四，即痰饮、悬饮、溢饮及支饮。近代中医学教材常将胸腔积液分属悬饮，《金匮要略》曰："饮后水流在胁下，咳唾引痛，谓之悬饮。"可见悬饮症状以"咳唾引痛"为主，但弥患恶性胸水的病人，疼痛不属必然症状，反之，气短、喘速、不能平卧却是最常见的，曰："咳逆倚息，气短不得卧，其形如肿，谓之支饮。"可见支饮一病与胸腔积液症状较为相近，故胸水应属"支饮"。

《金匮要略》中与支饮论治相关的条文包括："膈间支饮，其人喘满，心下痞坚，面色黧黑，其脉沉紧，得之数十日，医吐下之不愈，木防己汤主之。虚者即愈，实者三日复发，复与不愈者，宜木防己汤去石膏加夜茶芒硝汤主之。""心下有支饮，其人苦冒眩，泽泻汤主之。""支饮胸满者，厚朴大黄汤主之。""支饮不得息，葶苈大枣泻肺汤主之。""呕家本渴，渴者为欲解，今反不渴，心下有支饮故也，小半夏汤主之。"其中以葶苈大枣泻肺汤一条，与胸腔积液呼吸困难最为相似。尤恰曰："不得息，肺满而气闭也。"阐释了气闭为"不得息"的主要病机。

以下将介绍各老专家在葶苈大枣泻肺汤的基础上进行加减，治疗恶性胸腔积液的经验。

1. 张代钊教授（中日友好医院中医肿瘤科主任医师、博士研究生导师，北京中医药大学教授）治疗恶性胸腔积液经验

基础方：葶苈子 15g，大枣 20g，苦参 10g，龙葵 15g，车前子 15g。

张老认为肿瘤发展是导致恶性胸腔积液的主要成因，故应在葶苈泻肺利水的基础上加强抗癌祛毒。张老治疗恶性胸水常用葶苈子、苦参和龙葵，以抗癌利湿。除上述外，车前子也是张老经常用来治疗恶性积液的中药，车前子甘、淡，微寒，归肺、肝、肾、膀胱经，《本草约言》曰："虽利小便而不走气，实与茯苓同功。"车前子利水而不伤正，对晚期癌症，体虚力弱患者最为适宜。

2. 郁仁存教授（北京中医医院主任医师，中国中西医结合学会肿瘤专业委员会副主任委员）治疗恶性胸腔积液经验

郁仁存教授善用葶苈大枣泻肺汤合泻白散加减治疗恶性胸腔积液。

基础方：葶苈 15g，大枣 10g，桑白皮 10g，地骨皮 10g，龙葵 30g。

郁仁存教授热衷学习，善纳各家之长为己用，多年前曾向一位同道学习泻白散治疗小儿胸水经验。清代医家莫枚士曰："宋钱乙作泻白散，桑白皮、地骨皮、甘草、粳米四味，全取此方，而变而轻之。桑、骨轻于葶苈，甘、米轻于大枣。近人以泻白，治不得正立之症，与泻肺治不得正卧意亦相近。"可见泻白散与葶苈大枣泻肺汤药物配伍意义相若，故临床上，郁仁存教授治疗恶性胸腔积液，常将二方合用，增强清热泻肺功效。此外，恶性胸腔积液有别于一般炎性胸腔积液，属器质性病变，单纯治以清热泻肺，难见佳效，故临床上，郁仁存教授常在清热泻肺的基础上，针对癌肿，参用抗癌解毒之剂。郁仁存教授认为龙葵味苦、微甘、性滑、寒，无毒，能清热散血、利水消肿，其有效成分龙葵生物碱具抑制肿瘤细胞增殖、诱导肿瘤细胞凋亡、影响细胞膜活性、细胞毒及免疫增强等作用，故对治疗恶性胸、腹水尤为合适，若配合健脾益气、抗癌祛毒的药品，疗效颇佳。

3. 朴炳奎教授（博士生导师，全国中医肿瘤医疗中心主任）治疗恶性胸腔积液经验

朴炳奎教授善用葶苈大枣泻肺汤合龙葵椒目汤加减治疗恶性胸腔积液。

基础方：葶苈 15g，大枣 10 枚，龙葵 15g，椒目 10g。

椒目为花椒之子，性寒味辛，又兼苦味，善苦泄肺气，降逆祛饮。《长沙药解》曰："椒目，泄水消满，《金匮》己椒葶苈丸用之治肠间有水气腹满者，以其泄水而消胀也。"《赤水玄珠》中载椒目散一方，以椒目一味，治水泛于肺，肺得水而浮，故喘不得卧。方中椒目协葶苈，泻肺利水，降逆平喘，二味配合使用，祛水力宏。龙葵于方内既起祛毒抗癌之效，亦助葶、椒泻肺利水；大枣甘、温，起健脾利水之效，全方四药，配伍精练，起泻肺抗癌、健脾祛饮的作用。

4. 孙桂芝教授（中国中医科学院广安门医院肿瘤科教授、主任医师、博士生导师）治疗恶性胸腔积液经验

临床上，孙老根据恶性积液部位的不同，治疗法则亦有所不同，在上者，宜宣肺利水；在中者，宜健脾利水；在下者，应温肾利水。治疗恶性胸肺积液组方如下：

葶苈大枣泻肺汤合瓜蒌椒目汤合防己黄芪汤加减。

基础方：葶苈 15g，大枣 10 枚，瓜蒌 15g，椒目 6g，防己 10g，黄芪 30g，龙葵 15g，半边莲 15g。

瓜蒌性寒，味苦。《本草正义》曰："清热滑润，空松而不坚实，故能疏达胸膈，开通癖塞。"于方内与葶苈起宣肺之功，又胸膜满布躯体感觉神经，如肋间神经和膈神经，故胸膜转移除了出现胸腔积液外，亦常出现胸肋部疼痛，《名医别录》曰："主胸痹。"仲景治疗结胸满痛、胸痹心痛亦多用瓜蒌，可见瓜蒌作用于胸膈，能宽胸化痰，宣痹定痛。瓜蒌配椒目，即椒目瓜蒌汤，出于《医醇賸义》，主治："悬饮者，水流胁下，肝气拂逆，肺失清肃，咳而引痛也。"椒目、防己为泄水的要药，诸药合用能起宣肺利水之效，尤适用于恶性胸腔积液伴胸胁疼痛的患者。孙老认为临床上与龙葵合用，可增加抗癌利水功效。

以上是各老中医在治疗恶性胸腔积液时的常用配伍，我们发现诸家除习用葶苈大枣泻肺汤治疗恶性胸水外，配伍具备抗癌利水功效的中药非常重要，其中龙葵一药尤为诸家垂青。

吴钜凌等研究龙葵葶苈汤内服联合顺铂（DDP）胸腔内灌注化疗治疗肺癌大量恶性胸腔积液的临床疗效及其对患者免疫功能的影响，将患者 44 例随机分为实验组（龙葵葶苈汤口服 +DDP 胸腔内灌注）21 例和对照组（单纯 DDP 胸腔内灌注）23 例，治疗 3 周后比较两种方案治疗恶性胸腔积液的临床疗效、对患者细胞免疫功能的影响及 DDP 灌注化疗的毒副反应。结果发现实验组客观有效率（ORR）为 85.71%，对照组为 43.48%；实验组治疗后 CD3、CD4 及 CD8 阳性 T 细胞百分比明显升高（$P<0.05$），而对照组无明显变化（$P>0.05$）；实验组胃肠道反应及血液学毒性总发生率为 19.04%，对照组为 60.87%。龙葵葶苈汤内服联合 DDP 胸腔内灌注可显著提高肺癌大量恶性胸腔积液的临床疗效，降低化疗不良反应发生率，提高患者机体的细胞免疫功能。

三、消化系统疾病

龙葵具有清热解毒、利尿消肿、抗癌之功效。其含茄碱，具有阿托品样作用，可对抗胃肠道绞痛。对于消化系统疾病有较好疗效，可用于治疗肝炎、慢性腹泻、菌痢等，但其具体机制尚不明确。

（一）慢性乙型病毒性肝炎

李光伦统计发现，有学者运用以龙葵为主药的处方可治疗乙肝、肾癌、恶性葡萄胎，并收到良好的治疗效果。

龙葵清肝汤配合干扰素拉米夫定治疗慢性乙型病毒性肝炎近期疗效显著，该方能够增加人体的免疫功能，具有清热解毒、活血化瘀、疏肝理气的功效，保护肝脏。谢慧臣等将确诊为慢性乙型病毒性肝炎的患者 180 例，随机分治疗组 100 例和对照组 80 例。给予干扰素 5×10^6 单位肌注，隔日 1 次，拉米夫定 100mg，肌注，每天 1 次，疗程半年。治疗组在对照组治疗的基础上，加用龙葵清肝汤（以龙葵为主药）煎服，每日 1 剂，半年为 1 个疗程。结果治疗组临床疗效优于对照组，两组比较有显著性差异（$P<0.05$）；治疗组乙肝病毒标志物及肝功能复常率均优于对照组，两组比较有显著性差异（$P<0.05$）。

（二）慢性腹泻

戴明喜根据个人用药经验总结了龙葵治疗慢性腹泻的方法，鲜龙葵 30 ~ 50g，煎服，热性腹泻加白糖，寒性腹泻加红糖，寒热并存者加红白糖。笔者用此方从 1998 ~ 1999 年共治疗慢性腹泻 48 例，除 2 例中断治疗外，其余全部治愈。其中患者曾某，男,68 岁，慢性腹泻病程近 5 年，每日 4 ~ 5 次，得温则缓，便中有黏液。曾服各种中西药时腹泻可暂缓解，停药即复如故。治疗方法：用鲜龙葵 40g 加红糖适量，煎水大半碗服，每日早晚各一次。7 天后患者大便已减少至每日 1 ~ 2 次，成形，无黏液；继服 20 天后，症状消失而痊愈。

（三）菌痢

高连昌等以鲜龙葵煎服治疗菌痢收到良好的治疗效果。龙葵煎剂：以鲜龙葵 60 ~ 90g 为宜，水煎冲红糖 15 ~ 30g，2 ~ 3 次 / 天。治疗 73 例大便为脓血样便的菌痢患者。其中 61 例单服龙葵全草，9 例因血痢较多或纯血加服鬼见愁、地锦草各 100g；2 例儿童因口服龙葵煎剂困难，配用合霉素注射；1 例因失水较重，先服龙葵，止痢后输液。多数患者服用 2 ~ 3 次即愈。

四、泌尿系统疾病

泌尿系统的疾病主要表现在泌尿系统本身，如排尿改变、尿的改变、肿块、疼痛等，但亦可表现在其他方面，如高血压、水肿、贫血等。泌尿系统疾病的性质多数和其他系统疾病类似，包括先天性畸形、感染、免疫机制、遗传、损伤、肿瘤等；但又有其特有的疾病，如肾小球肾炎、尿石症、肾功能衰竭等。龙葵及其制剂可用于治疗泌尿系统疾病，如前列腺炎、急性肾炎、血尿症、尿毒症、尿结石等。

（一）前列腺炎、急性肾炎

前列腺炎是男性前列腺的常见疾病，分急性和慢性两种。急性前列腺炎以膀胱刺激症状和终末血尿、会阴部疼痛为主要症状，但临床较少见；慢性前列腺炎以排尿延迟、尿后滴尿，或滴出白色前列腺液，或引起遗精、阳痿、早泄等为主要症状。临床研究资料表明，龙葵主要用于治疗慢性前列腺炎。徐振刚介绍了龙葵栓对慢性前列腺炎患者的疗效。具体方法：将门诊患者 79 例随机分组，治疗组 58 例运用龙葵栓，对照组 21 例运用野菊花栓，30 天为一疗程。结果治疗 1 个疗程后，治疗组治愈 25 例，显效 21 例，有效 7 例，无效 5 例，总有效率 91.5%；对照组治愈 6 例，显效 5 例，有效 6 例，无效 4 例，总有效率 80.9%。两组疗效对比，治疗组明显优于对照组（$P<0.01$）。

慢性前列腺炎是男性常见病，其发病机制尚不完全明了，中医学认为湿热和肾虚是主要诱因。治疗应以清除缠绵之湿热、化除日久之窟滞为治疗大法。龙葵栓主要由龙葵、木鳖子、草河车等组成，具有清热利湿、通利下焦、活血化瘀之功效，制成栓剂后使药物直达病所，对慢性前列腺炎疗效显著。

张维芳等采用龙葵栓肛门给药治疗慢性细菌性前列腺炎 150 例，治疗组给予龙葵栓，1 枚 / 天，于临睡前置肛门内，另外服用男康片 4 片 / 次，3 次 / 天。结果治疗 20 天后，治疗组 78 例湿热型患者中总有效者为 70 例（有效率 89.7%），51 例瘀滞型患者中总有效者 48 例（有效率 94.1%），21 例肾亏型患者中总有效者 12 例（有效率 57.1%）；对照组相应的三型患者的总有效率分别为 74.1%、74.5%、28.6%。两组的疗效比较，湿热、瘀滞两型的效果均有显著性差异，提示龙葵栓对湿热型及瘀滞型慢性细菌性前列腺炎有良好的治疗效果。

据介绍，龙葵为维医药中较常用的抗炎药之一，对急性扁桃体炎、前列腺炎、急性肾炎引起的炎症均有治疗作用。迪利夏提·沙德穆罕默德等用龙葵果和其他中药制成复方煎汤后服用，并制成糖浆剂同服，结果加龙葵果的治疗组比不加龙葵果的对照组效果更佳，急性扁桃体炎、前列腺炎、急性肾炎治疗组总有效率分别为 100%、94.73%、95.65%。

（二）血尿症

夏海岩等选取年龄 9 ~ 68 岁血尿患者共 30 例，病程 1 个月至 30 年。其中包括 IgA 肾病 7 例，紫癜性肾炎 4 例，慢性肾炎隐匿型 4 例，慢性肾炎普通型 4 例，慢性肾盂肾炎 4 例，慢性尿路感染 3 例，肾性高血压血尿 2 例，肾囊肿 2 例。均经检查排除泌尿系统结石、肾结核、肾肿瘤、创伤所致的血尿。具体方法：龟板龙葵汤（龟板 9g，生地黄 12g，山萸肉 9g，黄精 12g，女贞子、墨旱莲各 15g，炮山甲 9g，龙葵、马鞭草、生地榆、蒲黄各 30g），根据症状加减方，每日 1 剂，每剂煎 2 次，共取 400mL，饭后半小时分 2 次口服，1 个月为 1 疗程。结果 30 例患者，治愈 20 例（血尿症状消失），好转 8 例（尿红细胞数较治前降低大于 50%），总有效率为 93.3%。

（三）泌尿系统感染

泌尿系统感染是肾盂肾炎、膀胱炎、尿道炎等泌尿系统炎症的总称，中医称"淋证"。治疗本病当以清热利湿、滋养肝肾为主，而龙葵具有清热解毒、利尿作用，对本病有较好疗效。颜英娜以龙葵煎剂治疗 30 例急慢性泌尿系统感染的患者，疗效甚好。患者年龄为 14 ~ 58 岁，其中急性泌尿系统感染 22 例，慢性泌尿系统感染反复急性发作 8 例。患者均有尿频、尿急、尿痛、小便淋沥不尽等症状，其中 24 例伴有腰痛，26 例伴有畏寒发热。方法：在服用前停用其他药物，龙葵蔗糖煎剂每次 100mL，3 次 / 天，5 天为 1 疗程，治疗后尿频、尿急、尿痛和小便淋沥不尽等症状均消失，体温正常，尿常规检查为阴性，其中有 21 例服 2 疗程，4 例服 3 疗程，3 例服 4 疗程，2 例服 6 疗程，对慢性泌尿系感染患者经随访未再复发。

也有学者采用龙葵以水煎煮治疗泌尿系统感染，疗效显著。龙葵鲜品 60g（干品 30g）用水煎服，1 剂 / 天。结果见效 4 例，治愈 6 例，治疗失败 1 例，总有效率为 90.9%。

（四）尿毒症

据报道，单味龙葵干品 30g（鲜品 60g），水煎服，1 剂 / 天，1 个月为 1 个疗程。1 例经 1 个疗程显效，2 例经 2 个疗程显效。经治疗后症状明显减轻 1 例，消失 2 例，Scr 均下降≥30%。随访 1 年无复发。

（五）湿热型尿结石

有学者介绍，龙葵 30g（干品），金钱草 30g，冬葵子 15g，海金沙 15g，鸡内金 15g，王不留行 15g，怀牛膝 12g，乌药 10g，煎服；共治 4 例湿热型尿结石患者，经治疗后，症状消失，尿石排出。

五、其他疾病

（一）过敏性紫癜

刘蕤用自拟方剂龙葵败毒汤治疗过敏性紫癜 30 例，其处方组成：龙葵子 12g，路路通 10g，鱼腥草 15g，蒲公英 10g，漏芦根 10g，净甘松 10g，生甘草 6g。临床痊愈 14 例，显效 9 例，有效 5 例，无效 2 例，总有效率 93%。过敏性紫癜病是毒热内蓄，肺肾亏虚，气血不洁所致。以清肺败毒、益肾化湿为治则，施以方剂"龙葵败毒汤"，有清血败毒、泻火利湿之效。

（二）血虚眩晕

张所文观察了龙葵糖浆治疗血虚眩晕 30 例，疲劳过度 10 例，单纯性水肿 2 例的临床疗效。服用龙葵糖浆每日 3 次，每次 20 ~ 30mL，儿童酌减，温开水送下，50 例患者一般服药后在 3 ~ 6 天内均痊愈。并且该研究团队发现龙葵糖浆对血虚眩晕、疲劳过度引起的一系列病症有缓解和治疗作用，龙葵浸膏和丸对咽喉肿痛、疮疖脓肿确有疗效，其干品煎服和片剂具有降压、利尿效果。

（三）高血压

福建农学院和福建中医药大学附属医院收集 58 例原发性高血压患者，治疗期中不用其他降压药物，服用福建省中医研究所自制龙葵丸，10 ~ 20 丸 / 天，分 1 ~ 2 次服用，每疗程 10 天。治疗后，显效者 11 例（19%），有效者 22 例（38%），稍效者 9 例（15.6%），无效者 16 例（27.6%），总有效率 72.6%。并可改善头晕、头痛、失眠、肢麻等伴随症状。

高血压是我国中老年人多发疾病，分为原发性高血压和继发性高血压，其发病原因很多。原发性高血压分为肝火亢盛、阴虚阳亢、阴阳两虚、痰湿壅盛 4 种证型，而阴虚阳亢型属早中期阶段。纪莎等运用龙葵降压汤结合降压药治疗阴虚阳亢型原发性高血压 57 例，收到较好的临床疗效。龙葵降压汤处方组成：龙葵 30g，怀牛膝 15g，杜仲 15g，龙骨 30g，牡蛎 30g，生地黄 15g，茯神 15g，灵芝 30g，甘草 6g。水煎服，每天 1 剂。治疗组服用龙葵降压汤，并口服苯磺酸氨氯地平片，每天 1 次，8 周为 1 个疗程；对照组单用苯磺酸氨氯地平片。结果，治疗组显效 27 例，有效 25 例，无效 5 例，总有效率 91.23%。改善症状疗效：治疗组显效 28 例，有效 26 例，无效 3 例，总有效率 94.74%。提示龙葵降压汤治疗阴虚阳亢型原发性高血压，不仅能降低血压、改善临床症状、减少降压药的用量，而且能减轻靶器官损害，提高生活质量。

该课题组以自拟复方龙葵降压胶囊（由龙葵、怀牛膝、杜仲、龙骨、牡蛎、生地黄、茯神、灵芝等组成）配合非洛地平缓释片治疗阴虚阳亢型高血压 40 例，每天 4 粒，3 次 / 天；对照组仅服用与联合组同等剂量的波依定。治疗 4 周后，两组降压效果比较：治疗组显效 18 例，有效 17 例，无效 5 例，总有效率 87.5%；对照组显效 14 例，有效 17 例，无效 9 例，总有效率 77.5%，两组疗效比较差异有显著性（$P<0.05$）。改善临床症状疗效：治疗组显效 21 例，有效 16 例，无效 3 例，总有效率 92.5%；对照组显效 11 例，有效 16 例，无效 13 例，总有效率 67.5%，两组临床症状总有效率比较，治疗组明显优于对照组（$P<0.01$）。龙葵降压胶囊处方组成中龙葵俗称七粒扣，性苦寒，有清热活血益肝肾之功，民间常用于降血压；杜仲性甘温，有补肝肾、强筋骨、降血压功效，能治疗肝肾两虚、肝阳上亢而致的眩晕；牛膝有破血通经、引血下行之功，善入肝肾，能引诸药到达病所，又有引浮越之阳气下降之功，与杜仲配合，能解除上逆之火，配合龙骨、牡蛎重坠收敛之品，引血下行之功尤胜；龙骨、牡蛎平肝降逆，重镇潜阳；生地黄滋阴补肾；茯神补中安神；灵芝养心安神；生地黄清热凉血，养阴生津。诸药配合，有滋阴泻火、补益肝肾、破血通经、重镇潜阳的作用。

纪莎等又观察了复方龙葵胶囊联合非洛地平缓释片对高血压伴睡眠不良患者

的疗效，患者服用自拟复方龙葵胶囊（处方组成不变），每次 4 粒，3 次/天，并每日早餐前服用非洛地平缓释片 5mg。治疗 4 周后血压明显下降，治疗组共 40例，显效 19 例，有效 15 例，无效 6 例，总有效率为 85.0%。

（四）癌性胸腹水

据报道，有学者治疗癌症胸腹水患者 5 例，采用鲜龙葵 500g（或干品120g），水煎服，每日 1 剂，晚睡前、次晨各服一半。结果服药一周后，患者尿量日渐增多，腹胀、纳差、胸闷、气短等症状均有改善。有 4 例服药后未行穿刺放液，压迫症状缓解，其中 1 例肺癌胸水和 2 例肝癌腹水消失；有 1 例胃癌服药后，穿刺放液间歇期明显延长。

董明娥应用内金术茅汤加减治疗恶性腹水患者 56 例，取得较好疗效。56 例患者中包括原发性肝癌、胃癌、结肠癌、直肠癌、卵巢癌、宫颈癌、乳腺癌、淋巴瘤等。具体方法：治疗组同时口服内金术茅汤（半枝莲、白茅根、生黄芪、龙葵、丹参各 30g，鸡内金、白术、车前子各 15g，大腹皮、当归各 10g），随证加减。结果治疗组完全缓解 16 例，部分缓解 36 例，无效 4 例，总有效率 92.86%。

（五）口腔溃疡

口腔溃疡，又称为"口疮"，是发生在口腔黏膜上的表浅性溃疡，其诱因可能是局部创伤、精神紧张、食物、药物、激素水平改变及维生素或微量元素缺乏，以疼痛和周期性复发为特点。王建凯等运用自拟龙葵散治疗 64 例复发性口疮患者，龙葵散由新鲜龙葵果实 50g、白矾 30g 配制而成。将龙葵散外敷于溃疡处，每个溃疡面每次 0.1 ~ 1.0g，3 ~ 5 次/天；对照组口服左旋咪唑 25 ~ 75mg，维生素 C 0.2 ~ 0.3g，3 次/天；复合维生素 B1 ~ 3 片，3 次/天。结果治疗组 64 例，痊愈 48 例，显效 14 例，好转 1 例；对照组 38 例，痊愈 12 例，显效 21 例，好转 2 例，两组治愈率有显著差异（$P<0.01$）。

谷群英将 60 例口腔溃疡患者分成治疗组 30 例（以龙葵散涂撒溃疡面）和对照组 30 例（以冰硼散涂撒溃疡面），龙葵散由新鲜龙葵果实 500g、白矾 30g 配制而成。经治疗，溃疡直径明显缩小，视觉模拟评分明显降低，治疗组 30 例中13 例愈合，对照组 30 例中 5 例愈合。龙葵具有清热解毒、利水消肿之功，研究表明其具有抗菌、抗炎作用，加之白矾具有保护疮面及抑菌作用，制成龙葵散后共同发挥保护创面、抗炎、促愈合的作用，以治疗口腔溃疡。

（六）眼带状疱疹

鲜龙葵 20 ~ 30g，洗净捣烂外敷，每日换药 1 次，可治眼睑带状疱疹，合并其他眼部炎症给予相应的眼药水滴眼。治疗患者共 15 例 15 只眼，15 例 15 只眼全部痊愈；8 天治愈者共 6 例，6 只眼痊愈；10 天治愈者 7 例，7 只眼痊愈；18 天治愈者 2 例，2 只眼痊愈。

（七）甲沟炎

新鲜龙葵 1 棵，犁头草 3 ~ 5 棵，捣烂分 2 次用，或每次用料一半捣烂后外敷，每日更换 2 次，疗程 3 ~ 5 天或至痊愈，共治疗甲沟炎患者 30 例，疗效显著。3 天治愈者共 8 例，5 天治愈者共 10 例，7 天治愈者共 7 例，9 天治愈者共 2 例；另外 3 例分别在第 3 ~ 5 天配合抗菌素（青霉素、庆大霉素肌注或红霉素口服）治愈。

（八）老年丹毒

冯淑梅等采用龙葵外敷治疗老年丹毒，具体方法：龙葵鲜品 100 ~ 150g（干品 20 ~ 30g），洗净捣烂后外敷患处，每日 2 次，3 ~ 5 天即愈。干品 20g（鲜品 200g）水煎浸泡患处，3 次 / 天，每次浸泡 30 分钟，持续湿敷。局部皮肤破溃者给予黄连粉或云南白药局部外撒（湿敷后用），共治疗 22 例，7 天治愈率达到 90.91%。3 ~ 5 天治愈 17 例；7 天治愈 3 例；7 天后好转 2 例，加用青霉素治疗 10 天治愈。

（九）银屑病

采用龙葵银消片治疗银屑病 200 例，分成两组，治疗组口服龙葵银消片，10 粒 / 次，2 次 / 天；对照组口服郁金银屑片，5 粒 / 次，3 次 / 天。治疗组的疗效达到 48.19%，对照组的疗效为 44.19%，两者比较差异无显著性（$P>0.05$）。龙葵银消片治疗寻常型银屑病的疗效好、安全性高，达到了国内同类产品的效果。

（十）狼疮性肾炎

吴国庆等观察了白龙方加减治疗狼疮性肾炎 30 例。狼疮性肾炎发病基础是肾虚，热毒内侵是发病的诱因，热毒内蕴、瘀血停滞是贯穿疾病始终的特征性病机。白龙方以龙葵和白花蛇舌草为主要成分，取白花蛇舌草和龙葵清热解毒、消痈散结、利尿除湿、活血止痛之功效。处方组成：龙葵、荠菜、白花蛇舌草各15g，红景天6g，乌梢蛇9g，蜈蚣2条，紫草、瞿麦各10g。水煎取汁150mL/次，口服2次/天。1个月为1个疗程，连续服3个疗程。服用3个疗程后，完全缓解7例，显著缓解9例，部分缓解10例，无效4例，缓解率为53.3%，总有效率86.6%。

（十一）脓肿

取新鲜龙葵全草适量捣汁30～50mL，加入凡士林调膏外治，用上述制作方法外治引流脓液，每日换药1次，治疗多发性脓肿切口排脓术后久不收口，连用3天效果显著，继续换药10天治愈。

（十二）跌打扭伤

龙葵草有清热解毒、活血消肿的功效，对于跌打损伤有较好的效果。鲜龙葵叶1把，连须葱白7个，切碎，加酒酿糟适量，同捣烂敷患处，每日换药1～2次。

（十三）毒虫咬伤

据报道，取龙葵、六月雪鲜叶各30g，捣烂取汁内服，药渣外敷，连用2天，对于毒虫咬伤有明显的治疗效果。

参考文献

[1] Quanxi MEI，Jinchao ZHANG，Hui LIN，*et al*. Advance in the Research of Pharmacological Function and Clinical Application of HERBA SOLANI NIGRI in Tumor Therapy. *Medicinal Plant*，2013，4（6）：73-76.

[2] 梅全喜，张志群，管静.龙葵的临床应用研究进展［J］.亚太传统医药，2011，7（11）：168-170.

[3] 梅全喜，张志群，林慧，等.龙葵治疗肿瘤的药理作用与临床应用研究进展［J］.中国药房，2012，23（39）：3735-3736.

[4] 梅全喜，董鹏鹏，李红念，等.鲜龙葵果治疗肿瘤的药理学基础与临床应用

研究进展［J］.时珍国医国药，2016，27（7）：1713-1716.

［5］江苏新医学院.中药大辞典［M］.上海：上海科技出版社，1982.

［6］曾聪彦，张锦超，梅全喜，等.龙葵不同采收期及不同部位中澳洲茄碱与澳洲茄边碱的含量分析［J］.时珍国医国药，2015，26（6）：1480-1481.

［7］刘秋琼，梅全喜，张锦超，等.龙葵果保鲜技术对澳洲茄碱、澳洲茄边碱含量的影响［J］.中药材，2015，38（4）：727-729.

［8］郝军，周畅玓，马秉智，等.龙葵的化学成分及抗肿瘤药理活性研究进展［J］.中国药房，2015，26（31）：4433-4436.

［9］李明慧，孙世顷，曹亮，等.龙葵甾体类生物碱对 S_{180} 及 Lewis 肺癌移植瘤小鼠的影响［J］.中国天然药物，2008，6（3）：223.

［10］Lin HM，Tseng HC，Wang CJ，*et al*. Induction of autophagy and apoptosis by the extract of *Solanum nigrum* Linn in HepG2 cells［J］.*J Agric Food Chem*，2007，55（9）：3620.

［11］Yang MY，Hsu LS，Peng CH，*et al*. Polyphenol-rich extracts from *Solanum nigrum* attenuated PKC alpha-mediated migration and invasion of hepatocellular carcinomacells［J］.*J Agric Food Chem*，2010，58（9）：5806.

［12］Hsu JD，Kao SH，Tu CC，*et al*. *Solanum nigrum* L.extract inhibits 2-acetylaminofluorene-induced hepatocarcinogenesis through overexpression of glutathione S-transferase and antioxidant enzymes［J］.*J Agric Food Chem*，2009，57（18）：8628.

［13］Chen H，Qi XD. Study on the effect of polysaccharides from *Solanum nigrum* Linn on cellular immune function in tumour-bearing mice［J］.*Afr J Tradit Complement Aitern Med*，2013，10（4）：41.

［14］黄东彬，管静.龙葵合剂对晚期肝癌患者生存质量及免疫功能的临床研究［J］.时珍国医国药，2013，4（7）：1676-1678.

［15］黄东彬，管静.龙葵承气汤内服配合心理干预对肝癌介入治疗患者疼痛和情绪的影响［J］.新中医，2014，46（10）：156-158.

［16］黄东彬，管静.龙葵承气汤对肝癌 TACE 术后肝纤维化指标及免疫功能的临床观察［J］.新中医，2016，48（5）：211-213.

［17］李叶枚，刘方颖，商健彪.精制龙葵汤配合姑息性放疗治疗中晚期肝癌临床观察［J］.中医学报，2010，25（8）：7.

［18］徐振杰，管静.龙葵承气汤对肝癌介入术后患者并发症及肝功能的影响
　　　［J］.新中医，2015，47（8）：2017-209.

［19］赵晓琴，曾祥法.龙葵片对原发性肝癌治疗作用的临床研究［J］.辽宁中
　　　医杂志，2002，29（11）：671.

［20］吕苑忠，孔庆志，熊振芳.龙葵补肾合剂治疗中晚期肝癌临床疗效观察
　　　［J］.湖北中医杂志，2009，31（11）：7.

［21］张绍斌.膈下逐瘀汤治疗肝癌疼痛［J］.实用医学杂志，2015，29（8）：
　　　174-175.

［22］黄越燕，朱琦峰，周燕，等.龙葵生物碱体外抑制肿瘤细胞增殖作用的实
　　　验研究［J］.亚太传统医药，2012，8（9）：31.

［23］黄东彬，管静.龙葵合剂治疗中晚期非小细胞肺癌 54 例临床观察［J］.内
　　　蒙古中医药，2013，（16）：21-22.

［24］刘浩，林洪生.基于无尺度网络分析中医药配合肺癌靶向治疗用药与处方
　　　规律［J］.中华中医药学刊，2015，33（7）：1671-1673.

［25］谢明远，张长富.加味一贯煎治疗肺癌症 106 例［J］.陕西中医，2002，
　　　23（4）：302.

［26］李金平.中西医结合治疗中晚期肺癌 30 例临床观察［J］.光明中医，
　　　2008，23（3）：313-314.

［27］刘永叶，谢晓冬，刘大为，等.龙葵葶苈汤联合顺铂腔内治疗肺癌癌性胸
　　　水 55 例临床研究［J］.中医药学刊，2005，23（S）：135.

［28］佟丹江.龙葵葶苈汤联合顺铂腔内治疗肺癌癌性胸水 55 例临床研究［J］.
　　　承德医学院学报，2010，27（2）：147.

［29］吴钜凌，顾亮.龙葵葶苈汤治疗肺癌大量恶性胸腔积液及对患者细胞免疫
　　　功能的影响［J］.中国中医急症，2014，23（2）：242-243.

［30］张绍磊.膀胱内灌注加龙葵方预防膀胱癌复发的疗效观察［J］.现代中西
　　　医结合杂志，2008，17（3）：427.

［31］谢启梅，谢军荣.龙葵在肿瘤治疗中的应用［J］.江西中医药，1996，27（2）：
　　　52-53.

［32］梅全喜.鼻咽癌的最新研究与对策［M］.北京：中国中医药出版社，2010.

［33］邬晓东，吴迪，徐立群，等.龙葵合剂辅助鼻咽癌放射治疗 35 例临床观察
　　　［J］.中药材，2013，36（8）：1378-1380.

［34］刘方颖，邓丽霞，李叶枚，等．龙葵汤对鼻咽癌放疗增效减毒作用临床研究［J］.新中医，2014，46（2）：155-157.

［35］刘凤春，朱鸿，李晶，等.龙葵合剂联合化疗对40例中晚期胃癌患者生存质量及免疫功能的临床研究［J］.中国保健营养.下旬刊，2014，（02）：705.

［36］杨舒瑾.辨证分型联合西药治疗晚期胃癌随机平行对照研究［J］.实用中医内科杂志，2015，29（6）：99-101.

［37］胡兵，安红梅，沈克平，等.龙葵对人结肠癌PKO细胞黏附、移动和侵袭的影响［J］.中药材，2013，36（6）：958.

［38］Heo KS，Lee SJ，Lim KT. Cytotoxic effect of glycoprotein isolated from *Solanum nigrum* L. through the inhibition of hydroxyl radical-induced DNA-binding activities of NF-kappa B in HT-29 cells［J］. *Environ Toxicol Pharmacol*，2004，17（1）：45.

［39］Lee SJ，Oh PS，Ko JH，*et al*. A 150-kDa glycoprotein isolated from *Solanum nigrum* L. has cytotoxic and apoptotic effects by inhibiting the effects of protein kinase C α，nuclear factor-kappa B and inducible nitric oxide in HCT-116 cells［J］. *Cancer Chemother Pharmacol*，2004，54（6）：562.

［40］Lee KT. Clycoprotein isolated from *Solanum nigrum* L. kills HT-29 cells through apoptosis［J］. *J Med Food*，2005，8（2）：215.

［41］Lee SJ，Lee KT. 150 kDa glycoprotein isolated from *Solanum nigrum* Linn stimulates caspase-3 activation and reduces indcible nitric oxide production in HCT-116 cells［J］. *Toxicol in Vitro*，2006，20（7）：1088.

［42］黄东彬，管静.龙葵合剂联合化疗对47例中晚期大肠癌患者生活质量和免疫功能的影响［J］.亚太传统医药，2012，8（10）：37-38.

［43］王蔚，陆道培.龙葵总提取物对多发性骨髓瘤U266细胞株的作用［J］.北京大学学报(医学版)，2005，37（3）：240.

［44］聂甜.龙葵总提取物联合VAD方案治疗多发性骨髓瘤的临床观察［D］.长沙：湖南中医药大学，2011.

［45］Huang HC，Syu KY，Lin JK. Chemical composition of *Solanum nigrum* Linn extract and induction of autophagy by leaf water extract and its major flavonoids in AU565 breast cancer cells［J］. *J Agric Food Chem*，2010，58（15）：8

699.

[46] Heo KS, Lim KT. Glycoprotein isolated from *Solanum nigrum* L. modulates the apoptotic-related signals in 12-Otetradecanoylphorbol 13-acetate-stimulated MCF-7 cells [J]. *J Med Food*, 2005, 8 (1): 69.

[47] 付春利, 方子文, 阮玲玲, 等. 龙葵汤在乳腺癌化疗中的临床应用 [J]. 亚太传统医药, 2014, 10 (18): 99-100.

[48] 李雅玲, 刘俊田. 中西医结合治疗晚期乳腺癌临床分析 [J]. 天津中医, 2001, (1): 19.

[49] Li J, Li QW, Feng T, *et al*. Aqueous extract of *Solanum nigrum* inhibit growth of cervical carcinoma (U14) via modulating immune response of tumor bearing mice and inducing apoptosis of tumor cells [J]. *Fitoterapia*, 2008, 79 (7, 8): 548.

[50] Li J, Li QW, Feng T, *et al*. Antitumor activity of crude polysaccharides isolated from *Solanum nigrum* Linn on U14 cervical carcinoma bearing mice [J]. *Phytother Res*, 2007, 21 (9): 832.

[51] Li J, Li QW, Gao DW, *et al*. Antitumor and immunomodulating effects of polysaccharides isolated from *Solanum nigrum* Linn [J]. *Phytother Res*, 2009, 23 (11): 1 524.

[52] Li J, Li QW, Peng Y, *et al*. Protective effects of fraction 1a of polysaccharides isolated from *Solanum nigrum* Linn on thymus in tumor-bearing mice [J]. *J Ethnopharmacol*, 2010, 129 (3): 350.

[53] 贾艳菊, 代玲, 张灿. 龙葵生物碱诱导 HeLa 细胞凋亡的研究 [J]. 动物医学进展, 2010, 31 (8): 51.

[54] Li J, Li QW, Gao DW, *et al*. Antitumor effects of total alkaloids isolated from *Solanum nigrum* in vitro and in vivo [J]. *Pharmazie*, 2008, 63 (7): 534.

[55] 杨仁德. 龙葵治疗脓肿久不收口 [J]. 中国民族民间医药杂志, 1999, 8 (39): 246.

[56] 长子县人民医院. 用中草药龙葵治疗癌症 95 例临床疗效观察 [J]. 山西医药杂志, 1975, 19 (1): 43-47.

[57] 管静, 余泽洪, 黄东彬, 等. 龙葵合剂治疗晚期恶性肿瘤 145 例临床观察

[J].中外健康文摘,2012,9(42):73-74.

[58] 李明英,邢建华,王庆兰.龙葵草合剂治疗功血临床及实验研究[J].中西药学报,1998,(4):36-38.

[59] 朱敏英.龙葵治疗崩漏症的临床观察[J].中国民族民间医药杂志,2004,13(68):163-164.

[60] 北京积水潭医院妇产科.龙葵膏治疗宫颈糜烂[J].赤脚医生杂志,1974,3(6):40.

[61] 刘耀弛.龙葵治带证[J].四川中医,1989,8(5):41.

[62] 杨柳新,庞超.龙葵马齿苋洗剂治疗非特异性外阴炎的疗效观察[J].中国药物经济学,2014,9(11):50-51.

[63] 庞超,杨柳新,刘海霞,等.龙葵马齿苋洗剂治疗女阴湿疹疗效观察[J].陕西中医,2012,33(12):1622-1623.

[64] 彭景钦,梁玉书,祝富利.龙葵六君煎对慢阻肺稳定期患者肺功能及生活质量的影响[J].云南中医中药杂志,2015,36(5):59-60.

[65] 彭景钦,梁玉书,祝富利.龙葵六君煎联合西医常规治疗慢性阻塞性肺疾病稳定期临床观察[J].新中医,2015,47(7):53-55.

[66] 王铭.龙葵酊治疗慢性气管炎52例疗效观察[J].新医学,1972,4(9):8.

[67] 广西省玉林县军民结合科研小组.龙葵合剂治疗慢性气管炎335例[J].新医学,1972,4(9):8.

[68] 慢性气管炎协助组临床组.龙葵治疗慢性气管炎111例临床疗效观察[J].中国医科大学学报,1977,27(3):78.

[69] 刘良,姜红,李沟,等.龙葵止咳冲剂治疗气管炎疗效观察[J].吉林医学院学报,1996,16(4):26-27.

[70] 常熟县人民医院内科.龙葵平喘片治疗支气管哮喘224例临床疗效观察小结[J].中成药,1978,1(1):23-24.

[71] 李光伦.龙葵治疗乙肝肿瘤举隅[J].中国中医急症,2005,14(6):70.

[72] 谢慧臣,杨强.龙葵清肝汤配合西药治疗慢性乙型病毒性肝炎临床观察[J].湖北民族学院学报,2008,25(2):54-56.

[73] 戴明喜.鲜龙葵治疗慢性腹泻48例[J].中国民间疗法,2001,9(1):45.

[74] 高连昌,姬贯一,陈修堂.龙葵治疗菌痢73例[J].山东医药,1977,21

（2）：33.

[75] 徐振刚.龙葵栓治疗慢性前列腺炎58例分析［J］.张家口医学院学报，2000，17（1）：83-84.

[76] 张维芳，杜俊宝，倪广林.龙葵栓外用为主治疗慢性细菌性前列腺炎150例［J］.浙江中医杂志，2000，41（8）：365.

[77] 迪利夏提·沙德穆罕默德，吾布力哈斯木·艾合买提，哈木拉提·吾甫尔.维药龙葵果抗炎作用的临床观察［J］.中国民族医药杂志，1999，5（4）：11-12.

[78] 夏海岩，宣文虎.龟板龙葵汤治疗血尿30例［J］.辽宁中医学院学报1999，1（3）：188.

[79] 颜英娜.龙葵蔗糖煎剂治疗泌尿系感染30例［J］.四川中医，1987，6（5）：14.

[80] 刘蕤.龙葵败毒汤治疗过敏性紫癜30例临床观察［J］.沈阳医学院学报，2000，2（1）：33.

[81] 张所文.龙葵糖浆治疗血虚眩晕等50例临床疗效观察［J］.辽宁中医杂志，1979，22（1）：23-24.

[82] 许文福，陈桂英，潘麟士，等.龙葵丸对高血压病的降压作用初步观察报告［J］.福建中医药，1963，8（3）：15-16.

[83] 纪莎，胡雯玲，曾茂贵.龙葵降压汤治疗阴虚阳亢型高血压病57例［J］.福建中医学院学报，2003，13（3）：7-8.

[84] 胡雯玲，纪莎.复方龙葵降压胶囊配合非洛地平缓释片治疗阴虚阳亢型高血压40例［J］.海峡药学，2010，22（7）：151-152.

[85] 纪莎，胡雯玲，林钧.复方龙葵胶囊联合非洛地平缓释片治疗高血压患者血压昼夜节律紊乱的临床观察［J］.中国药房，2011，22（12）：1077-1079.

[86] 张立忠，谢群卿.龙葵治疗癌性胸腹水5例［J］.新中医，1990，22（3）：37.

[87] 董明娥，李健.内金术茅汤治疗恶性腹腔积液56例［J］.陕西中医，2007，28（4）：396-397.

[88] 王建凯，高磊，张凤玲.自拟龙葵散治疗复发性口疮64例疗效分析［J］.河南中医药学刊，1999，14（5）：54.

［89］谷群英.龙葵散治疗口腔溃疡的临床研究［J］.中医学报,2012,27（164）:
102-103.

［90］向大斌.土家药龙葵外敷治疗眼睑带状疱疹［J］.中国民族医药杂志,
2004,4（2）:42.

［91］李孔雀,段永青.龙葵犁头草外敷治疗甲沟炎30例［J］.福建中医药,
1999,44（6）:19.

［92］冯淑梅,张新庆.龙葵外用治疗老年丹毒［J］.山东中医杂志,2001,20（2）:
124.

［93］章伟,戴尔红,张敏.龙葵银消片治疗寻常型银屑病的疗效观察［J］.中
国麻风皮肤病杂志,2011,27（1）:248.

［94］吴国庆,范伟.白龙方加减治疗狼疮性肾炎30例［J］.陕西中医,2010,
31（4）:398-399.

［95］容志航.北京市名老中医治疗肺癌的经验总结与临床研究［D］.北京:北
京中医药大学,2013.

［96］吴钜凌,顾亮.龙葵葶苈汤治疗肺癌大量恶性胸腔积液及对患者细胞免疫
功能的影响［J］.中国中医急症,2014,23（2）:242-243.